U0226399

长寿风险

及其管理的理论和实证分析

Theoretical and Empirical Analysis on
Longevity Risk and Its Management

郭金龙 周小燕 陆明涛◎著

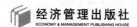

经济管理出版社
ECONOMY & MANAGEMENT PUBLISHING HOUSE

图书在版编目（CIP）数据

长寿风险及其管理的理论和实证分析/郭金龙，周小燕，陆明涛著 . —北京：经济管理出版社，2017. 8
ISBN 978 - 7 - 5096 - 5192 - 6

Ⅰ. ①长… Ⅱ. ①郭… ②周… ③陆… Ⅲ. ①长寿—风险管理 Ⅳ. ①R161. 7

中国版本图书馆 CIP 数据核字（2017）第 150094 号

组稿编辑：宋 娜
责任编辑：宋 娜 张 昕
责任印制：黄章平
责任校对：超 凡

出版发行：经济管理出版社
　　　　　（北京市海淀区北蜂窝 8 号中雅大厦 A 座 11 层　100038）
网　　址：www. E - mp. com. cn
电　　话：（010）51915602
印　　刷：玉田县昊达印刷有限公司
经　　销：新华书店
开　　本：720mm × 1000mm/16
印　　张：19. 5
字　　数：281 千字
版　　次：2017 年 8 月第 1 版　　2017 年 8 月第 1 次印刷
书　　号：ISBN 978 - 7 - 5096 - 5192 - 6
定　　价：88. 00 元

序　一

早在国际货币基金组织（IMF）2012 年发布的《全球金融稳定报告》中就界定了长寿风险的概念和范畴，并强调它将有可能带来十分巨大的金融影响。同时，由于缓解措施的实施效果通常长时间才能显现，因而报告中建议加强对长寿风险的关注，特别是政府应当承担起对长寿风险的管理责任。我国是人口老龄化进程较快的国家，加之未富先老、社会保障体系有待完善等特点，所面临的长寿风险更是不容乐观。

长寿风险不仅是保险业的特有风险，更是一种社会风险、金融风险。近几十年来，保险业越来越融入各国现代金融体系，发达国家的保险投资已成为其金融市场的一支重要力量，有些国家的保险资金更是具有呼风唤雨的力量，保险业俨然成为了金融体系的重要组成部分，因此有必要从金融的角度来对保险业进行探讨。金融的一项主要功能是在不确定的情况下实现时间、空间等维度的资源配置。长寿风险的有效管理可视为养老资源在生命周期内的合理配置，因此金融手段将是未来长寿风险管理的一个重要方式。《长寿风险及其管理的理论和实证分析》一书主要从金融保险视角对长寿风险进行研究，强调金融市场能够为长寿风险管理提供工具和方法，如企业和保险公司可以通过优化投资组合、进行保险或再保险以及资本市场转移等多种具体应对策略管理长寿风险；个人可以通过购买商业养老保险、购买长期护理保险、进行住房反向抵押、优化投资组合等多种方式管理面临的长寿风险。与此同时，本书作者还总结梳理了德国、日本等国家的长寿风险管理经验，特别是运用金融手段的管理经验，尤为值得我们学习与借鉴。

　　长寿风险及其管理是当今中国乃至全世界的一个重大理论与现实问题。本书探讨性地建立了中国长寿风险及其管理的理论体系，实证分析了我国的长寿风险及其管理状况，并结合国际上的理论研究和实践经验提出了有针对性的政策建议。本书研究视角新颖，研究成果具有创见性和前瞻性。希望它的出版能够丰富中国长寿风险及其管理的研究基础，可以为提高政府、保险公司、个人以及社会的风险管理能力提供决策参考，同时为拓展我国金融保险业发展空间提供有益的思路和借鉴，以促进我国人口老龄化社会的和谐稳定。

王国刚

中国社会科学院学部委员

金融研究所所长

2017 年 6 月

序 二

  人口老龄化是当前中国乃至全世界面临的一个重大问题，与之相关的金融风险、社会风险自然不容小觑。国家"十三五"规划纲要提出"加快金融体制改革"、"改革完善社会保障体系"、"积极应对人口老龄化"等重要内容，无一不与长寿风险密切相关。长寿风险是一种长期积累形成的重要风险，会制约我国社会养老保障体系的可持续运行、金融保险业的健康发展以及老龄化社会的和谐稳定。只有全面了解长寿风险、及时有效应对长寿风险，才能实现我国经济的长期稳定和社会的长久和谐。为应对我国人口老龄化加速的状况，改革完善我国养老保障体系刻不容缓。因此，《长寿风险及其管理的理论和实证分析》一书从理论与实证、国内与国际、商业养老保险与社会基本养老保险等多个维度研究分析了长寿风险及其管理的相关问题，有助于提升相关参与方长寿风险管理水平，提高全社会综合风险管理能力。本书实证分析了我国社会基本养老保险制度面临的长寿风险，并对延迟退休、提高社会保障基金收益率、提升商业养老保险比重等措施进行了可行性分析，为我国实施或将要实施这些政策的必要性与紧迫性提供了佐证。近年来，中央经济工作会议多次提出"降低社会保险费用"，如果降费成为一种常态，并且促进养老保障体系第三支柱发展的税收优惠政策陆续出台，商业养老保险将进入迅速发展阶段，因而保险公司同样会面临长寿风险。为推动商业养老保险有序健康发展，政府及保险监管部门、保险公司必须重视长寿风险及其管理的相关问题。

  本书作者能够把握时代脉搏，前瞻性地对长寿风险进行研究，探索我国长寿风险管理路径和政策，体现了其对人口老龄化问题的高度关注和对养老保险发展、养老保障体系改革的准确把握。本书选题具有战略性和前瞻性，研究视角新颖，研究内容深入，研究结论具有创见性，可以为学术界研究长寿风险提供重要的参考资料，也可以为政府决策部门、保险公司提供有益的决策参考和对策建议，更可以为普通民众了解、管理个人长寿风险提供较为全面的阅读材料。

郑秉文

中国社会科学院美国研究所所长

中国社会科学院世界社保研究中心主任

2017 年 6 月

前　言

随着经济全球化和各国工业化进程的不断推进，近年来世界经济社会发展极为迅速，许多国家的医疗和生活水平明显提升，因此人口平均预期寿命也大幅度增加。人口平均预期寿命的增加是人类文明和社会进步的重要体现，但也会因预期寿命的不确定性引致重大的长寿风险，进而对经济、社会、政治乃至文化等方面产生深远影响。那么长寿风险是什么、中国面临怎样的长寿风险及其管理的现状如何、国际上对于长寿风险有哪些管理经验、未来我国应该怎样管理长寿风险，等等，这一系列问题亟待解决。

长寿风险是长期积累形成、由于预期寿命非预期增加导致所积累财富不足的一种经济风险。新中国成立以来，随着我国经济社会的快速发展，人口预期寿命从新中国成立初期的男性 39 岁、女性 42 岁大幅增加到 2010 年的男性 72.38 岁、女性 77.37 岁，其间累积的长寿风险自然不容忽视。由于目前我国长寿风险及其管理的理论基础较为薄弱，实践经验较为缺乏，本书以国内外已有的研究成果为基础，探索如何建立中国长寿风险的理论体系，并在此理论体系指导下对我国的长寿风险状况进行实证分析；结合国际上对长寿风险及其管理的理论研究和实践经验，提出我国长寿风险管理和养老保障体系完善的政策建议，以期有助于提升政府、保险公司、企业和个人的长寿风险管理水平，提高全社会的综合风险管理能力，保持我国社会的长期稳定发展。本书包括五部分内容：第一部分为导论，主要阐述研究的背景、意义以及文献研究成果等；第二部分为理论框架；第三部分为实证分析，按照风险识别、风险评估、风险应对的步骤实证分析政府、企业、保险公司和个人分别面临的长寿风险并分析各风险主体可运用的风险管理方式以及目前其施行的可行性；第四部分为国际经验，主要梳理了英国、德国、美国、日本、智利等较早进入老龄化的国家面临的长寿风险及其管理理论和实践经验；第五部分为政策建议，主要是在理论、实证以及国际经验分析的基础上，探讨中国长寿风险管理存在的问题、未来发展的趋势和面临的挑战，并提出相关政策建议。

通过研究笔者得出以下结论：首先，人口平均预期寿命的增加是产生个体长寿风险和聚合长寿风险的根本原因，此外制度因素以及宏观经济发展也是产生长寿风险的重要因素。目前，长寿风险具体表现为个体长寿风险和聚合长寿风险的混合形式，并且存在个体长寿风险愈来愈严重的趋势。其次，养老保障体系是管理个体长寿风险的一种重要方式。人口老龄化程度加深致使养老保障体系面临聚合长寿风险，政府对养老保障体系进行改革是对其进行管理的重要手段，金融市场能够为长寿风险管理提供工具和方法。再次，我国政府和个人面临较为严重的长寿风险，保险公司面临的长寿风险较小，企业则没有长寿风险。并且，由于未充分认识长寿风险及其他因素的综合影响，各风险主体的风险管理方式基本以风险自留为主，并没有实现有效管理长寿风险的目的。从长寿风险管理的方式分析，政府通过在推迟退休年龄的同时，提高计发月数、提高资金的投资收益率的风险控制方式和风险转移方式管理长寿风险具有较强的可行性。保险公司提高保险资金收益率的风险控制方式在目前阶段具有较强可行性，但在未来，风险转移会成为长寿风险管理的主要方式。个人通过风险转移方式管理个体长寿风险也具有较大可行性。在国际经验方面，德国政府聚合长寿风险的管理经验以及美国、英国等国家通过风险转移方式管理长寿风险的经验都值得我国借鉴。最后，我国长寿风险管理目前存在未充分认识长寿风险、长寿风险管理意识较低、金融市场不发达、长寿风险管理方式较为单一、死亡率数据缺乏等主要问题；面临如何建立政府、保险公司、企业、个人四方合理参与长寿风险的分担机制，如何化解社会基本养老保险制度风险，做实个人账户的转轨成本、完善资本市场等主要挑战。总而言之，长寿风险管理是一项系统工程，无论是政府、企业、保险公司还是个人，都无法单独有效地管理长寿风险。

　　本书是在中国社会科学院创新工程重大研究项目"长寿风险管理与养老保障体系研究"的基础上形成的。其创新性主要体现在：构建了长寿风险及其管理的理论框架；全面实证分析了我国面临的长寿风险；梳理了英国、德国、美国、日本、智利这些国家的长寿风险管理经验等。但仍存在在理论框架、评估模型以及风险管理方式等方面研究不足的问题。课题组主要成员有中国社会科学院金融研究所的郭金龙研究员，中国社会科学院研究生院博士研究生、湖南省社会科学院经济研究所的周小燕博士，中国社会科学院金融研究所博士后、首都经济贸易大学经济学院的陆明涛博士。

　　由于本研究处于探索提升阶段，书中还存在不少错误与遗漏，恳请读者批评指正。期待关注中国长寿风险管理和养老保障体系的各界人士，能为中国长寿风险的管理和养老保障体系的完善出谋划策、贡献力量。

目　　录

第一章　导论 …………………………………………………………… 1

　第一节　研究背景及意义 …………………………………………… 1

　　一、研究背景 ……………………………………………………… 1

　　二、研究意义 ……………………………………………………… 7

　第二节　国内外研究现状 …………………………………………… 9

　　一、国外研究现状 ………………………………………………… 9

　　二、国内研究现状 ………………………………………………… 13

　　三、国内外研究评述 ……………………………………………… 16

　第三节　研究思路与方法 …………………………………………… 17

　　一、研究思路 ……………………………………………………… 17

　　二、研究方法 ……………………………………………………… 18

第二章　长寿风险管理与养老保障体系的理论和关系研究 ………… 19

　第一节　长寿风险及其管理的理论框架 …………………………… 19

　　一、相关概念 ……………………………………………………… 19

　　二、长寿风险识别 ………………………………………………… 24

　　三、长寿风险量化 ………………………………………………… 30

　　四、长寿风险应对 ………………………………………………… 39

　第二节　养老保障体系的理论及其发展 …………………………… 48

　　一、国外养老保障体系的一般理论及发展 ……………………… 48

　　二、中国养老保障体系的思想与实践 …………………………… 64

三、养老保障体系的概念及其发展 ················ 76

　第三节　长寿风险管理与养老保障体系的关系 ········ 80

　　一、养老保障体系是管理个体长寿风险的一种重要

　　　　方式 ·· 80

　　二、人口老龄化程度加深致使养老保障体系面临聚合

　　　　长寿风险 ······································ 81

　　三、政府对养老保障体系进行改革是管理聚合长寿风险的

　　　　重要方式 ······································ 82

　　四、金融市场能够为长寿风险管理提供工具和方法 ······· 83

第三章　中国政府面临的长寿风险实证分析 ············ 85

　第一节　政府面临的长寿风险识别 ················ 85

　　一、社会基本养老保险制度 ···················· 86

　　二、机关事业单位养老保险制度 ················ 89

　　三、长寿风险的最终承担者 ···················· 90

　第二节　政府面临的长寿风险评估 ················ 92

　　一、城镇职工基本养老保险制度中个人账户产生的长寿

　　　　风险评估 ······································ 93

　　二、城乡居民基本养老保险制度产生的长寿风险评估 ··· 100

　第三节　政府应对长寿风险的现状及其原因分析 ········ 106

　　一、政府应对长寿风险的现状 ·················· 106

　　二、长寿风险应对现状产生的原因 ·············· 108

第四章　中国企业与保险公司面临的长寿风险实证分析 ······ 109

　第一节　企业与保险公司面临的长寿风险识别 ········· 109

　　一、企业面临的长寿风险识别 ·················· 109

　　二、保险公司面临的长寿风险识别 ·············· 112

　第二节　企业与保险公司面临的长寿风险评估 ········· 119

　　一、模型构建 ································ 120

　　二、参数设置及数据来源分析 ·················· 121

三、数据测算及结果分析 ···················· 129

第三节 企业与保险公司应对长寿风险的现状及其原因

分析 ·································· 135

一、企业与保险公司应对长寿风险的现状 ·········· 135

二、长寿风险应对现状产生的原因 ·············· 135

第五章 中国个人面临的长寿风险实证分析 ············ 137

第一节 个人面临的长寿风险识别 ··············· 137

一、城镇居民个人面临的长寿风险识别 ··········· 138

二、农村居民个人面临的长寿风险识别 ··········· 143

第二节 个人面临的长寿风险评估 ··············· 145

一、城镇居民个人面临的长寿风险评估 ··········· 145

二、农村居民个人面临的长寿风险评估 ··········· 148

第三节 个人应对长寿风险的现状及其原因分析 ········ 151

一、个人应对长寿风险的现状 ················ 151

二、长寿风险应对现状产生的原因 ·············· 153

第六章 中国长寿风险应对的风险管理方式分析 ········ 157

第一节 政府应对长寿风险的方式分析 ············· 157

一、风险自留 ························· 157

二、风险控制 ························· 159

三、风险转移 ························· 163

第二节 保险公司应对长寿风险的方式分析 ·········· 166

一、风险控制 ························· 166

二、风险转移 ························· 172

第三节 个人应对长寿风险的方式分析 ············· 174

一、风险控制 ························· 174

二、风险转移 ························· 175

第七章　长寿风险管理与养老保障体系的国际比较研究 ………… 180

第一节　德国的长寿风险管理与养老保障体系分析 ………… 180

一、德国养老保障体系概述 ………………………………… 180

二、德国长寿风险管理状况分析 …………………………… 186

三、德国长寿风险管理经验总结 …………………………… 192

第二节　美国的长寿风险管理与养老保障体系分析 ………… 194

一、美国养老保障体系概述 ………………………………… 194

二、美国长寿风险管理状况分析 …………………………… 203

三、美国长寿风险管理经验总结 …………………………… 209

第三节　英国的长寿风险管理与养老保障体系分析 ………… 210

一、英国养老保障体系概述 ………………………………… 210

二、英国长寿风险管理状况分析 …………………………… 224

三、英国长寿风险管理经验总结 …………………………… 229

第四节　日本的长寿风险管理与养老保障体系分析 ………… 231

一、日本养老保障体系概述 ………………………………… 231

二、日本长寿风险管理状况分析 …………………………… 237

三、日本长寿风险管理经验总结 …………………………… 241

第五节　智利的长寿风险管理与养老保障体系分析 ………… 242

一、智利养老保障体系概述 ………………………………… 242

二、智利长寿风险管理状况分析 …………………………… 247

三、智利长寿风险管理经验总结 …………………………… 248

第八章　长寿风险管理存在的问题、挑战以及政策建议 ………… 250

第一节　中国长寿风险管理存在的问题及挑战 …………… 250

一、中国长寿风险及其管理的发展现状与趋势 ………… 250

二、中国长寿风险管理存在的主要问题 ………………… 252

三、中国长寿风险管理面临的挑战 ……………………… 254

第二节　国外长寿风险管理的政策经验 …………………… 257

一、针对政府的政策经验 ………………………………… 258

二、针对企业与保险公司的政策经验 ……………………… 260

三、针对个人的政策经验 …………………………………… 263

第三节　中国长寿风险管理的政策建议 ……………………… 264

一、推进政府有效管理长寿风险的政策建议 ……………… 264

二、推进保险公司有效管理长寿风险的政策建议 ………… 271

三、推进个人有效管理长寿风险的政策建议 ……………… 273

参考文献 ………………………………………………………… 275

第一章 导论

第一节 研究背景及意义

一、研究背景

（一）人口平均预期寿命的增加与人口老龄化程度的加深

人口平均预期寿命的增加既是衡量人口健康水平的主要指标，也是反映社会进步的重要因素。自 1949 年新中国成立和 1978 年改革开放以来，经济社会快速发展，医疗技术和生活水平不断提高，生存环境持续改善，社会保障体制逐步完善，使得我国人口平均预期寿命持续增加，国民的整体健康水平也大幅度提升。1981～2010 年公布的四次全国人口普查数据显示（见表 1-1），2010 年，我国人口平均预期寿命达到 74.83 岁，比 1981 年提高了 7.06 岁。其中，男性提高了 6.10 岁，女性提高了 8.10 岁，男女人口平均预期寿命的差值由 1981 年的 2.99 岁扩大到 2010 年的 4.99 岁。

表 1-1 　1981～2010 年中国人口平均预期寿命变化　单位：岁

年份	男性平均预期寿命	女性平均预期寿命	男女平均预期寿命	男女平均预期寿命的差值	男性平均预期寿命的延长	女性平均预期寿命的延长	男女平均预期寿命的延长
1981	66.28	69.27	67.77	-2.99	—	—	—

年份	男性平均预期寿命	女性平均预期寿命	男女平均预期寿命	男女平均预期寿命的差值	男性平均预期寿命的延长	女性平均预期寿命的延长	男女平均预期寿命的延长
1990	66.84	70.47	68.55	−3.63	0.56	1.20	0.78
2000	69.63	73.33	71.4	−3.70	2.79	2.86	2.85
2010	72.38	77.37	74.83	−4.99	2.75	4.04	3.43

资料来源：中国社会科学研究院. 中国人口年鉴 2012 ［M］. 北京：《中国人口年鉴》杂志社，2012.

　　未来我国社会经济发展的潜力仍然巨大，人口平均预期寿命的增加空间也依然可观。根据 2012 年联合国人口司的预测数据可知（见表 1 - 2），我国人口平均预期寿命在 2015~2020 年将达到 76.0 岁，在 2095~2100 年将进一步增加到 85.3 岁。

表 1 - 2　2010~2100 年中国人口平均预期寿命预测值　　单位：岁

年份	2010~2015	2015~2020	2020~2025	2045~2050	2095~2100
中国	75.2	76.0	76.7	79.9	85.3

资料来源：联合国. 世界人口展望：2012 年修订版 ［J］. 2012.

　　人口老龄化是人类社会发展中的阶段性产物，也是社会文明进步的主要体现，更是人口转变的一种必然趋势，世界各国或迟或早都会进入老龄化社会。人口平均预期寿命的增加和生育率的下降是造成人口老龄化，并使其程度加深的关键因素。我国自 1999 年进入老龄化社会以来，人口老龄化进程不断加快。2002~2012 年的短短十年，我国 65 岁及以上人口规模急剧扩大，增长幅度达到 35.6%，而同期 15~64 岁的人口增长率仅为 11.2%，致使老年抚养比也逐年快速递增，2013 年已经高达 13.1%（见表 1 - 3）。

表1-3 2002~2013年人口年龄结构与老年抚养比 单位：万人，%

年份	2002	2003	2004	2005	2006	2007	2008	2009	2010	2011	2012	2013
15~64岁人口数	90302	90976	92184	94197	95068	95833	96680	97484	99938	100283	100403	100582
65岁及以上人口数	9377	9692	9857	10055	10419	10636	10956	11307	11894	12288	12714	13161
65岁及以上占总人口比	7.3	7.5	7.6	7.7	7.9	8.1	8.3	8.5	8.9	9.1	9.4	9.7
老年抚养比	10.4	10.7	10.7	10.7	11.0	11.1	11.3	11.6	11.9	12.3	12.7	13.1

资料来源：中国统计年鉴2014［M］. 北京：中国统计出版社，2014.

根据2012年联合国人口司的预测数据可知（见表1-4），中国的人口老龄化程度将持续加深。2050年60岁及以上人口比重将上升至32.8%，其中80岁及以上的高龄人口占比为6.5%，这两项指标在2100年将分别达到34.3%和11.0%。

表1-4 2050年和2100年中国人口年龄结构预测值

年份	2050				2100			
年龄区间（岁）	0~14	15~59	60+	80+	0~14	15~59	60+	80+
占比（%）	14.7	52.5	32.8	6.5	15.2	50.5	34.3	11.0

资料来源：联合国. 世界人口展望：2012年修订版［J］. 2012.

（二）现行城镇职工基本养老保险制度的可持续性运行风险增大

我国现行城镇职工基本养老保险制度是由现收现付制的社会统筹部分和完全积累制的个人账户共同构成的。随着人口平均预期寿命的增加和人口老龄化程度的加深，这种制度的可持续性风险增大。2002年以来我国养老金支出规模增长迅猛（见表1-5），2013年年均增长率高达27.36%，远高于同期国内生产总值（Gross Domestic Product，GDP）

9.5%的年增长率，同时养老金支出占 GDP 的比重也上升至 3.48%。

表 1-5　2002~2013 年城镇职工基本养老基金

支出规模占 GDP 的比重

年份	养老基金支出规模（亿元）	养老基金支出规模增长率（%）	GDP（亿元）	GDP 增长率（%）	养老基金支出占GDP 的比重（%）
2002	2842.9	—	120332.7	—	2.36
2003	3122.1	9.82	135822.8	12.87	2.30
2004	3502.1	12.17	159878.3	17.71	2.19
2005	4040.3	15.37	184937.4	15.67	2.18
2006	4896.7	21.20	216314.4	16.97	2.26
2007	5964.9	21.81	265810.3	22.88	2.24
2008	7389.6	23.88	314045.4	18.15	2.35
2009	8894.4	20.36	340902.8	8.55	2.61
2010	10554.9	18.67	401512.8	17.78	2.63
2011	12764.9	20.94	473104	17.83	2.70
2012	15561.8	21.91	519470.1	9.69	3.00
2013	19819	27.36	568845.2	9.50	3.48

资料来源：中国统计年鉴 2013［M］．北京：中国统计出版社，2013．

随着我国社会保障体系的逐步完善，城镇职工基本养老保险制度的覆盖面在快速扩张，缴费人数从 1990 年的 5201 万人增加到 2013 年的 24177 万人，增加了 3.65 倍，但离退休人数的增长幅度更大，达到 7.33 倍，如表 1-6 所示。

表 1-6　1990~2013 年中国城镇职工

基本养老保险制度覆盖面情况　　　　　单位：万人

年份	1990	1992	1994	1996	1998	2000	2002	2004	2006	2008	2010	2012	2013
缴费人数	5201	7775	8494	8758	8476	10448	11129	12250	14131	16587	19402	22981	24177
离退休人数	965	1681	2079	2358	2727	3170	3608	4103	4635	5304	6305	7446	8041

资料来源：郑秉文．中国养老金发展报告 2013［M］．北京：经济管理出版社，2013．

如果剔除财政补贴，2012年中国城镇职工基本养老保险基金当期结余只有906亿元，比2011年减少了286亿元，其中有20个省份（包括新疆生产建设兵团）当期征缴收入小于当期基金支出，缺口共计1205.5亿元[1]，个人账户空账金额高达2.6万亿元，出现收支缺口的省份数也由2011年的14个激增至20个（见表1-7）。我国人口老龄化进程的加快和多数空账运行的城镇职工基本养老保险制度个人账户规模的增长，对社会保障长期资金的收支平衡和基金保值增值产生了巨大影响。

表1-7 2006~2012年城镇基本养老保险
个人账户基金变化和养老基金余额变化   单位：亿元

年份	2006	2007	2008	2009	2010	2011	2012
记账额	9994	11743	13837	16557	19596	24859	29543
做实账户基金规模	—	786	1100	1569	2039	2703	3499
空账额	—	10957	12737	14988	17557	22156	26044
养老基金余额	5489	7391	9931	12526	15365	19497	23941

资料来源：郑秉文. 中国养老金发展报告2012［M］. 北京：经济管理出版社，2012；中国养老金发展报告2013［M］北京：经济管理出版社，2013.

同时，社会保障基金的历年投资收益状况也不尽理想，易受国内经济环境，特别是资本市场的影响。从表1-8可知，我国社会保障基金的投资收益状况极不稳定：2007年的投资收益率达到43.19%；2008年，全球金融危机爆发，我国资本市场也遭受重创，当年社会保障基金亏损极其严重，高达393.72亿元，投资收益率为-6.79%；2009年，随着我国政府"4万亿"计划的实施，社会保障基金转而又获得了850.43亿元的投资收益。社会保障基金收益状况的急剧波动很大程度上也影响了未来城镇职工基本养老保险制度的可持续性，加剧了其面临的风险。

---

① 郑秉文. 中国养老金发展报告2013［M］. 北京：经济管理出版社，2013.

表 1 - 8 2001 ~ 2012 年中国社会保障基金历年投资收益情况

年份	投资收益额（亿元）	投资收益率（%）	通货膨胀率（%）
2001	7.42	1.73	0.7
2002	19.77	2.59	-0.8
2003	44.71	3.56	1.2
2004	36.72	2.61	3.9
2005	71.22	4.16	1.8
2006	619.79	29.01	1.5
2007	1453.5	43.19	4.8
2008	-393.72	-6.79	5.9
2009	850.43	16.12	-0.7
2010	321.22	4.23	3.3
2011	73.37	0.84	5.4
2012	645.59	7.01	2.6

资料来源：郑秉文. 中国养老金发展报告 2013 ［M］. 北京：经济管理出版社，2013.

总而言之，由于我国人口平均预期寿命继续增加和老年人口所占比例提高的趋势在短时期内不会改变，且随着我国经济进入"新常态"，若保持目前城镇职工基本养老保险制度不变，养老金支出占GDP 比重上升的趋势毋庸置疑，城镇职工基本养老保险制度的可持续运行风险也会随之上升。

（三）中国经济进入"新常态"与经济体制改革的深化

自 2008 年全球金融危机爆发以来，世界经济陷入衰退期，经济增长水平长期停滞于较低水平。尽管近年来世界经济开始复苏，但是仍存在一定的不确定性。发达经济体的经济复苏进程不均衡，而新兴经济体的增长普遍受制于其国内经济的不景气。在国际经济复苏不稳定、国内资源环境约束加强以及经济结构转型的多重压力之下，我国进入经济增速趋于潜在增长率水平、物价涨幅趋于适度较低水平、新增就业趋于稳定、经济结构趋于优化的"新常态"。经过对"后危机"时代的经济政策实施结果的持续调整与不断消化，2013 年我国 GDP 增长率为 7.7%，2014 年滑落至 7.4%，而 2015 年第一季度仅为

7.0%，整体经济仍然面临较大下行压力，未来经济增长也会趋于中低水平。

同时，中国共产党第十八届三中全会审议通过的《中共中央关于全面深化改革若干重大问题的决定》（以下简称《决定》）提出"经济体制改革是全面深化改革的重点，核心是处理好政府和市场的关系，使市场在资源配置中发挥决定性作用和更好发挥政府作用①"，可以预见，我国政府在今后社会经济发展中的直接干预作用会逐渐减弱，市场机制的作用将逐渐增大。与此同时，《决定》提出的"加快发展企业年金、职业年金、商业保险、构建多层次社会保障体系"以及中国共产党第十八次全国代表大会报告提出的"社会保障坚持全覆盖、保基本、多层次、可持续方针"，表明社会保障体系的目标主要是提供最基本的保障，这样一来，由政府主导的社会保障措施也会逐渐将责任重点转移至最基本的保障层面，企业、保险公司尤其是个人的责任将不断提高。

二、研究意义

（一）构建了长寿风险及其管理的理论体系

长寿风险是老龄化社会重要的风险之一。人口老龄化进程的加快致使长寿风险对我国政治、经济、社会、文化等方面的不利影响将越来越明显。因此，在分析长寿风险基本内涵的基础上，系统梳理长寿风险及其管理的历史发展脉络，回顾和总结国外长寿风险管理在理论和实践方面的研究进展，吸收其中有价值的概念、方法和理论，构建具中国特色的长寿风险管理理论是我国理论研究者不可推卸的责任。目前，国内对长寿风险及其管理的理论尚处于探索阶段：一方面，我国对与此有关的问题有较多研究，如老龄化的后果、养老金的缺口等；另一方面，针对长寿风险及其管理的专门研究仍然较少，并缺乏

---

① 中国共产党第十八届三中全会．中共中央关于全面深化改革若干重大问题的决定［Z］．2013．

一个完整的理论框架和体系。本书旨在借鉴国内外关于长寿风险及其管理的理论研究和实践经验，构建长寿风险及其管理的理论体系，为弥补我国在该领域研究的不足提供探索性的基础研究，也为我国社会养老保障体系建设、老龄化社会治理的相关政策和顶层设计制定提供一定的理论基础和决策依据。

（二）推动社会风险管理的专业化，提高政府风险管理的水平

长寿风险管理既是老龄化社会风险管理的核心内容，也是我国社会治理的重要方面。政府在社会养老保障体系建设中面临的长寿风险随着人口老龄化进程的加快越来越大，如果不预先进行有效防范与管理，势必会影响我国经济的可持续发展，乃至整个国家的长治久安。本书在纵向上致力于总结经验、分析现状、放眼未来；在横向上，既立足于长寿风险的管理，又着眼于现有社会养老保障体系的可持续发展以及老龄化社会治理。本书在为我国长寿风险及其管理提供系统的理论框架、整体思路以及专业化解决方案的同时，也将为政府制定全面协调的老龄化社会治理方案、推动社会风险管理的专业化、引导社会管理理论创新和实践创新、提高政府风险管理的水平做出积极的贡献。

（三）拓宽保险应用范围，引领保险研究不断开拓新领域

保险是风险管理的一种基本方式，也是极其重要的一种方式。它是可保风险事故发生前预防、事故发生时控制以及事故发生后经济补偿等一系列综合治理的过程。从历史演进的视角来看，在风险管理理论形成之前的很长一段时间里，保险都是管理企业和个人风险的主要方式，也是最早形成系统化理论，并在实践中得以广泛应用的风险管理方式，随着风险社会的到来越来越凸显其重要性。风险管理起源于20世纪30年代初期的美国，到20世纪80年代已经发展成为世界范围内具有国际性的风险管理运动。保险业是经营风险的特殊行业，它既不断探索风险的内涵与内在规律，从而进行风险分散和经济补偿；又培养并造就了大量了解多种风险特征及其变化趋势的专业风险管理人才。这些专业人才不仅能为现代社会各个领域提供专业化的风险管理方案，而且是促进保险业发展的最根本动力以及保险理论创新的最

重要源泉和基础。保险所具有的风险管理技术、精算技术、资产负债管理技术、产品和服务创新技术以及现代保险监管技术等方面的优势正是管理长寿风险的关键所在。从长寿风险管理的国外实践经验分析可知，保险业在精算技术、产品开发和供给、数据资料、客户服务和管理、基金管理等方面都具有其他行业不能替代的特殊作用。因此，对长寿风险及其管理理论和政策的研究，既有助于保险理论研究领域的拓展和创新，引领保险研究关注社会重大问题；又有助于拓宽保险应用范围，增强保险的风险管理功能，不断为保险业发展创造新空间和新机遇。

第二节　国内外研究现状

一、国外研究现状

（一）长寿风险及其管理的综合分析

Rechard 等（2010）提出，目前全球长寿风险敞口巨大，随着人口老龄化的发展和金融风险意识的提升，对长寿风险进行管理的需求将会日渐增长，寿险公司将在其中发挥重要作用。然而，目前寿险公司承受长寿风险的能力有限，因此发展资本市场转移长寿风险将会大有可为，但是这些需要建立在有效的人口死亡数据和监管有效的基础上。国际货币基金组织（2012）在《全球金融稳定报告》中专门研究了长寿风险的金融影响，指出当前需要更多地关注长寿风险，不仅因为长寿风险会产生巨大的金融影响，而且因为对其有效的缓解措施需要在实施多年后才会见效；政府应对长寿风险可以采取多管齐下的政策：首先充分认清其所面临的长寿风险，其次通过新办法更好地分担政府、私人部门养老金提供者与个人之间的风险，如发展长寿风险转移市场、更好地提供与长寿有关的信息。

（二）长寿风险量化

死亡率的预测：合理预测死亡率是长寿风险量化的重要前提与关键指标。早期的死亡率预测模型由于死亡率发展较为稳定，主要以静态模型为主，包括广义线性模型（Forfar et al.，1988）、De Moivre 生存曲线模型（De Moivre，1729）、HP 模型（Helligman and Pollard，1980）、Carriere 模型（Carriere，1992）等。在考虑了时间变动因素后，出现了这些静态模型的动态扩展模型。随着死亡率数据的累积和预测模型研究的进一步深入，开始出现了一系列随机动态死亡率预测模型，大致可分为离散型和连续型两大类。1992 年，Lee 和 Carter 首先提出了预测死亡率的离散型随机模型Lee-Carter模型，之后 Renshaw、Haber man 和 Hatzoupoulos（1996），Renshaw 和 Harberman（2003），Li 和 Chan（2007），Delwarde 等（2007），Hainaut（2012）等多位研究人员对Lee-Carter 模型进行了进一步扩展与完善。2001 年，Milevsky 和 Promislow 首先提出了连续型随机死亡率预测模型，Dahl（2004）、Dahl 和 Moller（2006）、Miltersen 和 Persson（2005）、Hainaut 和 Devolder（2008）等多位研究人员随后对连续型随机死亡率预测模型进行了深入的研究与扩展。当然 Hyndman 和 Ullah（2007）、Cairns 等（2009）、Plat（2009）、Debon neuil（2010）等也对随机动态模型进行了较好的改善。除此之外，Pollard（1987）、Tuljapurkar 和 Boe（1998）、Wong-Fupuy和 Haberman（2004）、Booth（2006）、Pitacco 等（2009）、Giacometti R. 等（2012）等研究人员还探索了其他预测死亡率的模型。

长寿风险的影响评估：Impavido（2011）对某待遇确定型（DB 模式）养老金计划进行压力测试研究，结果显示，当使用的折现率为6%，平均预期寿命延长 3 年，待遇确定型养老金计划将额外增加8%的负债；当使用的折现率为2%，平均预期寿命延长 3 年，待遇确定型养老金计划将额外增加14%的负债。Olivieri 和 Pitacco（2003）提出了静态框架下运用破产概率方法量化长寿风险对年金业务的影响。Denuit 和 Frostig（2007）则在动态框架下运用 Lee-Carter 随机死亡率预测模型评估了长寿风险的影响。Olivieri 和 Pitacco（2008）同样采用破产概率方法进行研究，通过构建一个内部模型评估了长寿风险对年金业务资本需求的影响。Stevenset 等（2009）则通过类似方法评估了长寿风险对不同年金产品组合的影响。

长寿风险的定价：长寿风险的定价方法目前仍处于不断研究之中，并没有形成一种准确且有效的定价方法。同时，长寿风险定价的关键是进行合理的死亡率预测，当然也可以直接运用死亡率预测模型对长寿风险进行定价，如 Milevsky 和 Promislow（2001）在短期利率和死亡率密度相互独立的重要假设前提下，运用随机 Gompertz 模型和 Cox-Ingersoll-Ross 模型对长寿期权进行定价。除此之外，研究人员还将其他风险定价的方式经过合理改善后运用于金融和保险风险的定价。例如，Wang（2000，2002）在概率分布转换方法基础上提出 Wang 转换，在与 CAPM 模型、Black-Scholes 期权定价公式进行实证分析后得出 Wang 转换也可以对金融和保险风险进行定价；Lin 和 Cox（2005）运用 Wang 转换给长寿债券定价，计算出长寿风险的市场价格；Cox、Lin 和 Wang（2006）通过分析 Swiss Re（瑞士再保险公司）已经发行的长寿债券定价，指出这种方法也可对死亡率指数衍生证券进行定价；之后 Dowd 等（2006），Denuit、Devolder 和 Goderniaux（2007），Lin 和 Cox（2008）在此基础上进行了深入研究与进一步扩展。与此同时，Milevsky、Promislow 和 Young（2005），Young（2008），Bayraktar 等（2009）则运用瞬时 Sharpe 比率对长寿风险进行定价。Milevsky 和 Promislow（2001），Dahl 和 Moller（2005），Biffis（2005），Cairns、Blake 和 Dowd（2006a），Bauer、Boerger 和 Russ（2008）则将风险中性方法运用到死亡率指数衍生证券的定价之中。当然，长寿风险的定价方式还包括 Liao、Yang 和 Huang（2007）的信用分级技术（Credit Tranche Techniques），S. H. Li 和 C. Y. Ng（2011）基本无参数的"Canonical Valuation"方法，以及 Kim 和 Choi（2011）的"Percentile Tranching"方法等。

（三）长寿风险应对

长寿风险应对如同其他风险一样，其风险管理方式包括风险控制、风险转移、风险自留、风险规避等，但由于长寿风险独特的风险特征，风险规避和风险自留等消极管理方式的效用较低，因此风险控制，特别是风险转移将是未来管理长寿风险的主要方式。政府可以通过推迟退休年龄、提高缴费水平、降低待遇水平等风险控制方式来管理其面临的长寿风险。Blake（2008）提出保险公司可在一定条件下将长寿风险视为一种普通商业风险进行管理；Blake、Cairns 和 Dowd（2006）指出保险公司也可通过改变保险产品设计、提高保费、推迟领取年金的年龄、限制年金保险产品的购买年龄等方法控制其面临的长寿风险。除此之外，Huang、Yang、Wang 和 Tsai（2007），Kim（2007）提出可运用动态套期保值技术对冲长寿风险，即构造合适的死亡保险产品和年金保险产品资产组合；Milevsky 和 Promislow（2001）提出也可构造死亡保险产品和零票息债券的资产组合对冲养老保险产品中的长寿风险；Wang 和 Huang 等（2010）则提出在随机动态死亡率中嵌入免疫（Immunization）模型确定寿险年金产品的最优组合比率，并利用美国实际死亡率数据和保险产品数据进行实证分析，其结果表明这种方式的确可以有效降低寿险公司的长寿风险。当然，风险对冲技术也存在诸多缺陷，Blake 和 Burrows（2001）、Cowley 和 Cummines（2005）、Cox 和 Lin（2007）就提出，保险产品难以匹配、额外开支增加、经营风险加大等因素致使其难以实际操作。

保险和资本市场是风险转移的基本途径。Scotti（2007）详细探讨了作为长寿风险私营解决方案的年金，包括国际年金市场发展状况、年金与风险保护等多个方面，结果表明年金是应对长寿风险的有效方式之一。尽管通过发展年金市场应对长寿风险的需求日渐上升，但是目前的年金市场仍是不完全市场。Antolin（2006）从需求与供给两个方面探寻了年金市场并不发达的原因，其中需求方面的因素包括信息不对称造成的逆向选择、偿付能力监管和会计制度造成的监管要求等；供给方面的因素则包括同质化的产品、金融知识严重缺乏的风险主体等。经济合作与发展组织（Organization for Economic Co-operation and Development，OECD）的《保险与私人养老金委员会报告》（2005）指出，年金保险产品的供给受限于产品难以定价、风险资产难以匹配等因素。Linfoot（2010）指出，可从再保险的视角进行长寿风险融资；然而，Bauer（2006）却认为长寿风险的系统性风险特征会限制长寿风险的再保险需求；但 Richards 等（2004）则指出，不断增长的长寿风险再保险需求和不断改进的长寿风险量化方式会提高再保险公司的承保意愿。

由于传统的保险市场、再保险市场存在流动性不够、市场容量有限、交易透明性不高等一系列问题，众多研究人员与机构开始关注并研究利用资本市场转移长寿风险，这种方式具有使用成本不高且风险管理效果显著等优势。Edwadr 和 Szymanoski（1994）分析得出，可利用住房反向抵押产品转移长寿风险；Blake、Cairns、Dowd 和 MacMinn（2006）深入探讨了长寿债券，在考虑影响长寿债券设计的众多因素基础上，提出了多种形式的长寿债券；Blake、Cairns 和 Dowd（2006）研究了长寿期货与期权；而 Guy 等（2007）详细讨论了 q 远期合约这类长寿风险证券化衍生品。此外，世界银行、OECD、日内瓦协会等国际组织和机构也发布了多份相关的研究报告。

二、国内研究现状

（一）关于长寿风险及其管理的介绍或综述

笔者认为以往关于长寿风险及其管理方面的文献多集中于在简要介绍长寿风险的基础上，梳理和总结部分国外研究成果，结合中国实际提出一些缺乏系统性的政策建议。余伟强（2006）简要分析了长寿风险及其发展的现状，在讨论国外已经成功发行的巨灾债券和死亡率指数债券的基础上，引入长寿风险证券化的概念，提出可以通过发行长寿风险债券降低长寿风险影响的结论，这是国内首次针对长寿风险及其管理进行的定性研究。刘安泽、张东（2007）介绍了长寿风险的概念、背景及其对养老金计划的影响，提出可以通过长寿风险控制、再保险以及发行长寿债券等金融衍生工具应对长寿风险。陈秉正、祝伟（2009）则首次梳理了长寿风险的国际研究文献，全面介绍了长寿风险及其管理的研究历程，并分析了某些长寿风险管理的方式和长寿风险的定价方法，结合中国实际讨论了我国养老保险体系可能存在的长寿风险，最后提出了管理长寿风险的政策建议。陆坚、夏毅斌（2010）则认为发展年金保险市场是应对长寿风险的有效手段，指出在快速发展的资本市场中，制约企业年金发展的关键问题是如何逐步放开投资管制、扩大投资渠道以及提高投资回报率等。吴婷（2010）首先简述了从静态死亡率模型到动态死亡率模型以及其他死亡率预测技术发展历程，然后深入探讨了长寿债券的发展和定价，并重点介绍了死亡强度定价和 HJM 方法定价。艾蔚（2011）主要分析了现今长寿风险及其管理的发展情况，研究了包括长寿/死亡率风险相关风险证券化衍生品的设计与交易，以及交易市场建设等长寿风险管理工具创新与发展的动向。谢世清（2011）则从保险公司的角度系统梳理并比较了附保证变额年金、长期护理保险、反向抵押贷款和长寿风险证券化等应对长寿风险的创新方式。侯立平（2011）在评析长寿风险传统防控方式的基础上，提出了利用生物学信息和"死亡率雷达"预测死亡率，同时利用资本市场预防长寿风险等建议。郭金龙、周小燕（2013）从风险管理的视角梳理了长寿风险的国内外研究进展，同时根据中国实际探讨了目前我国长寿风险管理存在的问题并提出了相关政策建议。

（二）关于长寿风险的评估

黄顺林、王晓军、张颖（2007）运用中国人口死亡率最优模型和企业年金比率模型衡量了在三种不同年龄结构下企业年金所面临的长寿风险，并结合投资风险对企业年金所面临的风险进行了综合风险分析。研究结果显示，当其他风险都能被完全对冲时，未来死亡率降低造成的预期寿命延长会在较大程度上影响企业年金养老待遇目标的实现；评估期限越长则积累的长寿风险就越大；若考虑投资风险，投资风险对企业年金的影响大于长寿风险对企业年金的影响；企业年金的年龄结构越年轻，所面临的长寿风险就越大，但是通过合理的资产配置手段减小长寿风险影响的调整空间也越大。祝伟、陈秉正（2008）利用《中国人寿保险业经验生命表（1990－1993）》、《中国人寿保险业经验生命表（2000－2003）》数据，通过精算方法分析了死亡率的降低对个人年金产品价格变动的影响，得出投保年龄与长寿风险反向作用、利率与长寿风险反向作用等结论。傅亚平、王平（2009）提出长寿风险也会对年金保险产品的盈利性和稳定性产生较大的影响。尚勤、秦学志（2009）则指出如果其他金融风险均可有效对冲，那么长寿风险会显著增加退休年金的成本，同时严重影响寿险公司的偿付能力。韩猛、王晓军（2010）指出死亡率下降导致的长寿风险也会对我国企业职工基本养老保险产生重要影响。祝伟、陈秉正（2012）通过 Wang 转换量化个人年金所面临的长寿风险，其结果表明长寿风险会显著影响个人年金的纯保费。此类文献分析了长寿风险对企业年金、个人年金、企业职工基本养老保险等的影响，多数结论显示以上方面面临的长寿风险较为严重，应当及时予以管理。

刘安泽、张东、刘兵（2007）提出可将长寿风险的研究转化为死亡率降低趋势的研究，同时运用 Lee-Carter 模型预测了死亡率的未来发展趋势。杜鹃（2008）运用 Lee-Carter 模型和年金精算模型定量分析了我国保险公司面临的长寿风险，其结果表明现阶段我国保险业应对长寿风险的最佳路径包括调增保费、降低保额等。尚勤、秦学志和周颖颖（2008）基于我国保险市场和利率市场发展的实际情况，综合运用死亡强度服从 Omstein-Uhlenbeck 跳跃过程的长寿债券定价模型、双曲利率模型、Wang 变换对不完全市场中的长寿债券构建了定价模型，并根据我国经验生命表数据进行了实证分析。尚勤、秦学志（2009）通过构建死亡率和利率均随机变化的退休年金定价模型，在利用我国经验生命表数据且进行参数敏感度测试的基础上，不仅估算了模型的参数，也预测了我国未来人口死亡率的发展趋势，并且重点分析了死亡率的改善对退休年金精算现值的影响。蔡正高、王晓军（2009）首先利用 Lee-Carter 模型预测了我国的人口死亡率和预期寿命，其次结合国际上已发行的长寿债券化产品探讨了长寿风险债券化所需的基本条件，得出现阶段我国并未具备发行长寿债券的条件，但应该强化长寿风险及其管理的理论研究和实践探索。张颖、黄顺林（2010）基于我国死亡率历史数据，运用 Lee-Carter 随机死亡率模型和 AR（1）随机利息力模型详细分析了年金保险组合所面临的各种风险，其结果显示个体死亡率风险可以分散，但长寿风险与利率风险却无法分散，同时长寿风险尽管相较利率风险的影响较小，但仍不可忽视。韩猛、王晓军（2010）基于我国死亡率数据不丰富的实情，运用一个双随机模型对 Lee-Carter 模型中的时间项进行拟合，得到我国城市人口的死亡率存在明显下降趋势，漂移项的随机波动严重影响死亡率预测等重要结论。李志生、胡凯（2011）在综合考虑消费者的遗赠需求和长寿风险会对养老年金经济价值产生影响的背景下，通过构建适用于退休计划的最优年金化时间选择模型计算得出多种因素作用下的最优年金化时间，并且指出尽管养老年金有利于规避长寿风险，但养老年金保险费和保险金的给付机制也会给消费者带来短期内死亡的负面效应。

三、国内外研究评述

目前，国外有关长寿风险及其管理的研究成果较为丰富，学术界和研究机构综合运用定性、定量等多种方法研究了长寿风险的基本内涵、长寿风险管理方式、死亡率预测等多个方面，现今的研究热点包括死亡率预测模型的研究、长寿风险资本市场转移方式以及发展长寿转移市场等。这些文献从不同视角阐述了长寿风险及其管理，并在一定程度上加深了对长寿风险及其管理的认识与理解，但是仍然存在不少问题有待解决，包括长寿风险的基本内涵仍不丰富、死亡率预测仍不准确、长寿风险仍难以合理定价、长寿风险资本市场仍发展缓慢等。同时，这些研究也未系统化地对长寿风险及其管理的理论进行综合论述，并且这些研究更加关注保险公司、基金公司等市场微观主体的长寿风险管理行为，缺乏宏观层面的政策研究。

相较而言，国内关于长寿风险及其管理的研究起步更晚，所以研究成果不丰富，研究也不全面。我国自 2006 年余伟强发表《长寿风险的证券化探索》起才开始长寿风险及其管理的国内研究，早期的文献多停留在定性分析上，之后才出现少量定量研究，但也多集中于运用 Lee-Cater 模型，根据中国较少又不全面的死亡率历史数据预测我国未来的死亡率，并没有深入探讨这种模型在中国是否适合，对符合中国实际的死亡率预测模型研究甚少。除此之外，这些研究也未系统研究我国长寿风险及其管理状况，同时关于长寿风险的量化、长寿风险的具体风险敞口等关键问题也未进行全面和深入的探讨。

第三节 研究思路与方法

一、研究思路

本书的总体思路是通过总结、借鉴国内外已有研究成果和实践经验，在构建长寿风险及其管理的理论框架下，从政府、企业、保险公司和个人四个风险主体角度，根据长寿风险识别、量化、应对等基本风险管理步骤，实证分析我国面临的长寿风险及其管理状况，并探讨各个风险主体分别应对长寿风险的管理方式，同时梳理与总结英国、德国、美国、日本、智利这些较早进入老龄化国家的长寿风险及其管理的理论研究成果和实践经验，进而总体分析我国长寿风险及其管理的未来发展趋势、存在的问题以及我国面临的挑战等。最后，在实证分析结论的基础上，结合国外长寿风险管理的政策经验，根据中国实情提出适合我国长寿风险管理的政策建议。

本书以我国人口平均预期寿命增加、人口老龄化程度加深、现行城镇基本养老保险制度可持续性运行风险加大、中国经济进入"新常态"和经济体制改革深化为研究背景，在全面系统地总结长寿风险及其管理的相关理论研究成果和实践经验的基础上，探讨各个风险主体应对长寿风险的方法，同时总结长寿风险及其管理的国际经验，综合运用理论分析、比较分析、定性分析、定量分析和实证分析等多种研究方法，提出系统化的长寿风险管理的政策建议，为我国管理日益严重的长寿风险提供整体的政策思路和专业化的解决方案，也为推进我国社会养老保障体系的改革和完善、老龄化社会的治理以及社会风险的管理提供新思路。

二、研究方法

    本书首先运用文献研究法，梳理与总结长寿风险及其管理的理论演变与发展，构建长寿风险及其管理的理论框架；其次运用实证分析方法，分析我国政府、企业、保险公司和个人面临的长寿风险状况，运用宏观分析与微观分析相统一、规范分析与实证分析相结合的方法，重点探讨政府、企业、保险公司和个人管理长寿风险的方法，如风险控制、风险转移等；再次运用文献研究法，梳理英国、德国、美国、日本、智利的长寿风险及其管理经验；又次运用宏观分析和数据分析方法、定性分析与定量分析相结合的方法，分析中国所面临的长寿风险趋势、目前我国长寿风险管理存在的问题和所面临的挑战；最后综合运用理论研究和政策研究相结合的方法，根据中国实情提出我国长寿风险管理的政策建议。

第二章　长寿风险管理与养老保障体系的理论和关系研究

第一节　长寿风险及其管理的理论框架

一、相关概念

（一）风险与风险管理

"风险"这个词如今被人们广泛使用。从词源学上分析，这个词来源模糊并充满争议，其现代用法主要由保险理论和该词的法律定义所界定。20世纪60年代以来，有关风险的文献大量出现，不同学科从各自学科角度对其进行定义：管理学将风险定义为某种事件发生的不确定性，或是未来结果的变化性[①]；统计学、精算学、保险学等则将风险定义为某一事件造成破坏或伤害的可能性或概率；人类学、社会学却将风险认为是一种认知或理解的形式。

本书中的风险更多的是从保险学角度进行定义，即风险是未来损失的不确定性，其中损失主要指经济价值的减少，包括直接损失和间接损失，而不确定性是人们对损失客观性在主观上的一种心理反应。

---

① 许谨良，周江雄. 风险管理［M］. 北京：中国金融出版社，1998.

损失性和不确定性是风险的两个本质属性：若无损失性，则无"险"可言；同时，风险为一预期性概念，表明客观存在的损失只有可能性，而无必然性，从而风险具有不确定性特征。一般而言，风险可表示为事件发生的概率及其损失的函数：

$$R = f(p, h) \tag{2-1}$$

其中，R 表示风险程度，p 为事件发生的概率，h 为损失程度。风险因素、风险事件、风险损失、风险载体是构成风险的一般要件。风险因素是指能引起或促使风险事件发生，增加损失频率和扩大损失幅度的原因；风险事件是引起损失或损失增加的直接原因或外在原因；风险损失是指非故意的、非计划的和非预期的经济价值的减少；风险载体是指风险的直接承受体，或称为风险主体。风险因素引发风险事件，风险事件导致损失，进而风险载体承受损失。

由于风险是一种未来损失的不确定性，自然会对风险主体产生负面效应，由此带来各种损失，基于安全和经济的需要有必要对其进行管理，达到减少乃至消除风险所引致的经济损失的目的。广义的风险管理可以定义为：风险管理主体通过对风险的识别和衡量，在考虑种种不确定性和限制性后，运用合适的方式控制和处理风险，以求以尽量小的成本获得尽量大的安全保障和经济利益的行为。风险管理的主体可以是个人、家庭、政府、企业以及其他社会组织或机构，等等；风险管理强调风险主体的主动行为，即在风险管理过程中，需要首先对风险进行识别和衡量，在此基础上再运用合适的风险管理方式来控制和处理风险；风险管理的目的是控制和减少损失，以尽可能小的成本来换取最大的安全保障和经济利益。传统的风险管理大多运用于经济、金融领域，但是随着风险社会的到来，风险管理开始广泛应用于项目管理、信息安全、国家安全、政府管理等多个领域，同时越来越受到政府、企业、个人、社会组织和机构等多方面的关注与重视。

（二）长寿风险

1. 长寿风险的概念界定

从经济学视角分析，长寿风险为一个经济风险概念。美国国家经济研究局在 2006 年 8 月针对老龄化提出的金融创新报告中将其定义为"长寿风险就是活得时间太长，但储蓄太少、退休太早，以及钱花得太快"[①]。瑞士再保险公司研究报告指出，"长寿风险是指由于个人以及整个群体寿命延长却没有生活来源导致的日益拉大的经济资源差距"[②]。而学术界通常从个体和群体两个视角来分析长寿风险：个体层面的长寿风险，即个体长寿风险（Individual Longevity Risk）是指个人在其生存年限内的支出超过了自身所积累财富的风险；群体层面的长寿风险，即聚合长寿风险（Aggregate Longevity Risk）是指某个群体的平均实际生存年限超过了预期年限所导致的财务短缺风险。其中，个体长寿风险是非系统性风险，可通过多元化配置和风险汇聚技术进行风险分散；聚合长寿风险却是一种系统性风险，不适用于大数法则，因而无法运用风险汇聚技术进行风险分散。

而从精算角度分析，长寿风险一般定义为未来预期寿命不确定性所导致的风险，与死亡风险相类似。根据《欧洲偿付能力监管标准Ⅱ》的相关表述，死亡风险与长寿风险都来源于不确定风险，死亡风险主要是超预期死亡的各种可能状况，长寿风险则是超预期生存的可能状况。死亡风险的主要表现形式如图2-1所示[③]：

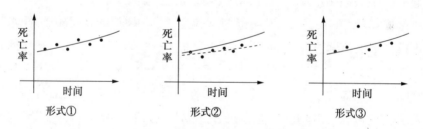

图 2 - 1　死亡风险的主要表现形式

资料来源：Emanno Pitacco, Michel Denuit, Steven Haberman, Annamaria Olivieri. Modelling Longevity Dynamics for Pensions and Annuity Business ［M］. Oxford University Press，2009：268 - 270.

---

① Olivia S. Mitchell, John Piggott, Michael Sherris. Financial innovation for an aging world ［EB/OL］. NBER Working Paper 12444. http：//www. nber. org/papers/w12444.

② 瑞士再保险公司. 年金：长寿风险的私营解决方案 ［J］. Sigma, 2007（3）.

③ Ermanno Pitacco, Michel Denuit, Steven Haberman, Annamaria Olivieri. Modelling Longevity Dynamics for Pensions and Annuity Business ［M］. OXFORD University Press, 2009：268 - 270.

·形式①：个体存活的时间高于或低于个体所属群体的平均寿命。基于群体的死亡概率，这可能导致实际死亡率在某些年份高于期望值，某些年份则低于期望值，但无明显的偏离趋势。形式②：一个群体的平均寿命与预期值存在差异。基于死亡概率，可能出现群体的实际死亡率系统性地高于或低于相关生命表中的死亡率。形式③：由于遭遇诸如病毒性流感、极端天气状况、自然灾害等事件，群体死亡率可能出现突然的跳跃。形式①可视为围绕预期死亡率上下波动的常见状况，死亡风险表现为随机波动风险，是寿险和非寿险行业中的传统风险，也是保险业经营的基础，常称为保险风险。它主要关注个体状况，个体相对于群体而言过小，因而个体状况改变所致的严重性降低，可通过风险转移、扩大样本等方式进行对冲与管理。形式②不同于围绕预期值上下波动，而是偏离预期值，因而具有系统性特征。它的出现不是源于相关死亡率模型的错误使用就是源于相关参数的基本假设的错误设定，前者为建模风险，后者为参数风险。而不确定风险通常是建模风险和参数风险的综合，意味着某种现象代表性指标的不确定性，如未来死亡率等。当某个群体的死亡率出现未预期的下降而产生不确定风险时，可称为长寿风险，需强调的是，此时长寿风险关注的是群体死亡率，从而无法通过风险汇聚（Risk of Pooling）技术进行管理。形式③可称为巨灾风险，即死亡概率短时间内突然上升的风险，与形式②一样，关注的是群体死亡率。较之长寿风险，其差异在于风险的时间跨度：巨灾风险是短期性，而长寿风险则是长期性。巨灾风险也同样无法运用风险汇聚技术进行管理，但可以通过风险分散、风险转移等风险方式实现有效管理。此外，关于长寿风险的解释还有多种，比如 Blake 和 Boardman 等（2009）提出，退休金计划的长寿风险主要由建模风险（Modeling Risk）、趋势风险（Trend Risk）和随机变化风险（Random Variation Risk）构成。Richard 和 Gavin 等（2010）则提出，长寿风险主要由波动风险（Volatility Risk）、死亡率水平风险（Mortality Level Risk）和死亡率趋势风险（Mortality Trend Risk）三个风险因素构成。总而言之，精算角度的长寿风险是指寿命的非预期增加引致的不确定性风险，主要体现为无法精确估测群体未来死亡率的趋势性发展状况，关注的是某一群体的风险。

综上所述，本书中的长寿风险定义为一种经济风险，是实际寿命高于预期寿命而导致所积累财富不足的风险，要从群体和个体两方面分别考虑。个体长寿风险是指，个体的实际寿命高于预期寿命，致使个体所积累财富无法满足超预期生存年限需求的风险，个人所面临的长寿风险即为此类风险；聚合长寿风险，又可称之为群体长寿风险，是指某一群体的实际寿命高于预期导致的相关计划或产品未来出现支付不足的风险，政府、企业和保险公司所面临的长寿风险为此类风险。

2. 长寿风险管理

长寿风险管理就是管理主体在对长寿风险进行识别和评估的基础上，同时考虑多种限制因素后，运用合适的风险管理方式控制和处理长寿风险，最后评估长寿风险管理效果的过程。具体的长寿风险管理方式包括风险自留、风险控制、风险转移等。

3. 长寿风险与人口老龄化

人口老龄化既是一种人口现象，也是一种社会现象。尽管人口老龄化的方向、程度和进程基于不同的国家和地区存在较大差异性，但是生育率的下降和预期寿命的增加是造成人口老龄化的两大关键因素已在一定程度上成为共识。人口老龄化是人口发展的必然趋势，也是一个因人口年龄结构老化引发社会经济结构和功能变化的过程，会导致影响社会、经济、政治等发展的多个因素产生不确定性，长寿风险就是其中因寿命不确定产生的重要风险之一。

长寿风险与人口老龄化存在一定关联，其影响和后果存在一定的相似之处。预期寿命的增加是造成人口老龄化和长寿风险的共同原因，而且长寿风险在宏观方面的影响也类似于人口老龄化所致的影响。但是，长寿风险与人口老龄化并不是同一概念，人口老龄化是人口结构的变化，是老年人占总人口的比重不断提高的过程；而长寿风险则主要表现在人口实际寿命相对于预期寿命的变动上。对待遇确定型退休金计划的影响进行具体分析可知，人口老龄化会不断提高现收现付制退休金计划中的赡养比，即越少的人负担越多的老年人养老支出，若维持替代率及其他条件不变，必然导致缴费率的不断上升，然而缴费率受到其他因素（如收入水平、经济发展水平等）制约并不会无限制上涨，从而人口老龄化会对现收现付制的待遇确定型退休金计划的精算平衡产生重要影响，使其未来有可能面临偿付能力不足的风险。而长寿风险根据其定义分析，主要体现在人口平均的预期寿命相对于实际寿命的变动上，实行基金积累制的待遇确定型退休金计划更易受到影响。如果所设定的计发岁月低于平均预期寿命，就会影响退休金计划的精算平衡，从而面临长寿风险。

（三）其他概念界定

人口平均预期寿命。本书中指同时出生的一批人，若按照某一时期各个年龄死亡率水平度过一生平均能够存活的年数，是综合反映人们健康水平的基本指标。

政府。本书中的政府包括中央政府和地方政府。

企业。本书中的企业仅指为本企业职工提供待遇确定型企业年金计划的企业。

保险公司。本书中的保险公司是指商业保险公司。

个人。本书中的个人是指愿意为自己提供养老经济保障的个人。

二、长寿风险识别

（一）长寿风险的风险主体

在学术研究及机构的报告中，政府、保险公司、企业和个人通常被视为长寿风险的四个主要风险主体，一般也以这四个风险主体为视角评估长寿风险，本书亦遵循此惯例。政府作为长寿风险的主体源自政府需要对社会保障体系，尤其是社会基本养老保险制度乃至整个社会的稳定承担最终责任，即政府面临的长寿风险将主要来自社会保障体系以及作为金融机构和个人面临的长寿风险"最后承担者"的角色这几个方面。实行待遇确定型（Defined Benefit 模式，简称 DB 模式）的公共养老金计划，若未来实际寿命高于预期，则政府必须配置大量额外资金以满足养老金计划的需要（见图 2-2）。目前，部分发达国家已经针对人口老龄化现象和长寿风险进行了养老金计划和社会保障体系的改革，通过改革制度设计、调整参数等，将部分原本由政府承担的长寿风险转移至个人、机构或是市场。但是，一旦个人年老以后耗尽自有资产仍然存活，便会依赖于社会保障体系以期满足基本的生存需要，因此政府仍然面临较大潜在长寿风险的可能，特别是实行社会主义制度的中国。美国智库"战略与国际研究中心"（CSIS）2012年发布的报告《平衡传统与现代：东亚地区退休养老前景》①，曾对"谁最应该为退休人员提供收入"这一问题，在新加坡、韩国、马来西亚、中国大陆、中国香港、中国台湾进行了问卷调查，结果显示，"政府"选项中，中国大陆的比例达63%，位列第一。此外，当提供年金保险产品的保险公司、提供退休金计划的企业或其他相关金融机构由于面临的长寿风险过大而发生偿付能力危机时，若这些机构为系统重要性机构，政府为了整个社会的稳定有可能最终承担长寿风险。美国政府在2008年金融危机中救助房利美（Fannie Mae）和房地美（Freddie Mac）的行为印证了这一预期。

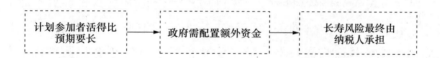

图 2 - 2　长寿风险对政府产生影响的示意图（待遇确定型养老金计划）

资料来源：A mature market：Building a capital market for longevity risk，瑞士再保险，2012.

　　企业作为长寿风险的风险主体源自企业需要为提供的待遇确定型的退休金计划承担责任，即企业面临的长寿风险来自企业提供的待遇确定型的退休金计划。在待遇确定型的退休金计划中，如果计划参加者的平均实际寿命高于预期寿命，企业提供的退休金计划的支出就会

① Jackson R. Howe N. and Peter T. Balancing Tradition and Modernity：The Future of Retirement in East Asia ［J］. Washington D. C.：Centre for Strategic and International Studies （CSIS），2012.

长寿风险及其管理的理论和实证分析

随之增加。通常情况下，企业退休金计划的负债容量比较庞大，从而这部分的额外支出会加重企业的财务负担，甚至会进一步影响企业资产负债表的平衡乃至整个企业的利润，抑或影响企业的股价并最终有可能造成企业破产（见图 2-3）。美国的国际商业机器公司（International Business Machines Corporation，IBM）、英国的英国航空公司（British Airways）也曾因此陷入困境。一些国际机构投资者和评级机构也已关注待遇确定型模式企业退休金计划中的长寿风险，并要求企业为此增加留存，致使企业的兼并和收购活动变得复杂。

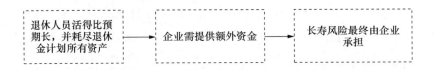

图 2-3　长寿风险对企业产生影响的示意图（待遇确定型养老金计划）

资料来源：A mature market：Building a capital market for longevity risk ［M］. Swiss Re，2012.

保险公司作为经营风险的特殊机构，对死亡率及其趋势的合理预估是进行保险产品定价的关键因素，从而天然地成为长寿风险的风险主体。保险公司面临的长寿风险主要来自所经营的年金保险产品、长期护理保险产品、住房反抵押保险产品等。例如，年金保险产品的定价依赖于死亡率假设、死亡率趋势假设和预定利率假设，并根据经验生命表进行精算；而经验生命表天然具有滞后性特征，这种特征会随着人口老龄化进程的加快愈加明显，因而当死亡率及其趋势假设的设定不合理或出现严重偏差时，就会额外增加年金保险产品的经营成本，且这种成本增加对资产负债表平衡较为重要，最终有可能影响整个保险公司的发展。与此同时，相关保险监管机构为了防范系统性长寿风险造成保险市场乃至金融市场的不稳定，也会发布相关监管文件迫使保险公司提取足够的准备金，这也会增加保险公司的经营难度。

个人作为长寿风险主体主要源自个人生命的不确定性，个人需对其年老以后的生活承担最终责任。个人面临的长寿风险主要来自超预期生存年限所需资金的不足。大多数从经济视角讨论个人生命与资产配置问题的研究，通常以个人的生命周期假说作为重要的假设前提，一个理性的个人会将全部收入在整个生命周期内进行合理的安排并进行合理消费。一般来说，个人在年轻时期的收入大于支出，可以进行储蓄；而年老以后收入减少甚至中断，但是支出却不会随之减少反而会有所增加。长寿风险的存在使得这个重要假设出现偏差，若个人的实际寿命超过预期寿命，个人就有可能面临所积累财富不足的风险。个人在超预期的生存年限中，其生活所需资金来源不外乎个人年轻时储蓄、年老后收入、家庭成员供给，或是社会基本养老保险制度提供的转移支付、已购买的年金养老保险产品提供的年金收入等，如果这些途径所获得的收入仍然无法满足个人在超预期生存年限中的生活需要，就有可能再求助于政府，获得政府救济，但这会导致个人生活水平的大幅下降甚至陷入贫困，进而影响社会的稳定，这在社会保障体系不完善且保障水平较低的国家尤其明显。

（二）长寿风险产生的原因

从长寿风险概念分析可知，人口平均预期寿命的增加是产生个体长寿风险和聚合长寿风险的根本原因。这种风险其实很早就已经存在，未在 20 世纪之前引起关注主要源于过去较长时期内人的寿命较短且预期寿命增加极为缓慢。在 1950～1955 年，世界人口平均预期寿命仅为 47 岁，1950 年中位数年龄仅为 23.5 岁，这个年龄一般仍处于财富积累阶段，寿命增加带来的正面效应更大。与此同时，民众普遍认同多生育，个人的长寿风险通过家庭管理方式足以得到有效管理，而当时的聚合长寿风险则很少或并不存在。

1888 年，德国建立了世界最早的社会保障体系，随后，这种体系在其他国家和地区相继普及。尽管各国基于不同的背景与实践目的，其社会保障体系特别是养老保险体系不尽相同，但是保障年老以后的基本生活需要都是基本目的之一，这在一定程度上较好地管理了个体长寿风险。然而 20 世纪 50 年代后，人口平均预期寿命的增加趋势大幅上升，1950 年世界人口平均预期寿命仅为 47 岁，2010 年增长至 69 岁，短短 60 年增加了 22 岁，而 40 年之后预期寿命预计达到 76 岁。

与此同时，老年人口比例也快速提高，2050 年，世界范围内 60 岁及以上人口占总人口比例预计达到 21%。当社会保障体系中的养老金计划为待遇确定型时，会根据精算原理在工资水平、工作年限、预期人员变动、工资增长率、死亡率、预定利率等参数假定基础上确定缴费水平和替代率，若死亡率假设出现偏差，那么这些退休金计划就会面临巨大的聚合长寿风险，因此制度因素是聚合长寿风险产生的重要因素之一。

2008 年金融危机之后持续低点的利率环境更是加大了长寿风险的影响和后果。长寿风险是与未来事件相关的风险，对其所致的经济影响估计自然需要折现处理。折现率①越低，长寿风险的经济成本现值越大。Impavido（2011）对某待遇确定型养老金计划进行压力测试研究，结果显示：当使用的折现率为 6% 时，平均预期寿命延长 3 年，待遇确定型养老金计划将额外增加 8% 的负债；当使用的折现率仅为 2% 时，平均预期寿命延长 3 年，待遇确定型养老金计划将额外增加 14% 的负债。低利率环境将导致长寿风险愈加严重，若无有效、及时的风险管理措施，长寿风险的后果可能难以承受。因此，宏观经济发展也是长寿风险产生的因素之一。

（三）长寿风险的特点

1. 长寿风险具有金融风险特性

寿命非预期增加所致的长寿风险会产生巨大的金融影响。一方面，它会导致未来生存成本的额外大幅增加。国际货币基金组织 2012 年 4 月的《全球金融稳定报告》显示，若 2050 年的人均寿命高于当前预期 3 年，那么原本巨大的老龄化成本将进一步增加 50%；对于美国的私人养老计划而言，寿命延长将使其负担的养老金负债增加 9% 左右。另一方面，它将会威胁金融稳定性。政府面临的长寿风险过大会影响公共账户的财务可持续性；同时会使存在长寿风险敞口的私人金融机构面临偿付能力不足的风险。长寿风险如果未尽早得到有效应对，将

---

① 基于会计准则和审慎监管目的，折现率一般采用长期政府债券的投资收益率，而目前的投资收益率正处于历史低点。

会对原本脆弱的私人和公共部门资产负债表产生巨大的负面效应，使其易受其他冲击的影响，并最终影响整体的金融稳定。此外，各类养老金计划、年金类产品本质上都属于金融产品，保险公司、投资公司、对冲基金等管理和投资这些产品的机构也大都为金融机构，因此长寿风险自然具有金融特征，可视为某一类金融风险。

2. 长寿风险具有系统性风险特性

Milevsky 等（2006）[1]指出，聚合长寿风险属于系统性风险，不满足大数定律，不可以通过分散化的方法来消除风险，这使得传统的风险管理方法无法发挥作用，增加了有效管理长寿风险的难度。瑞士再保险公司（2007）的报告也指出，长寿风险性质上是系统性风险，而作为风险缓和工具的传统投资组合多样化的方法无法有效管理长寿风险。

3. 长寿风险具有长期性风险特性

长寿风险的长期性特征主要体现在两个方面：一是长寿风险形成与发展的时间较长；二是有效管理长寿风险实施的措施发挥作用所需的时间较长。众所周知，长寿风险源于未来预期寿命的不确定性，那么风险主体所面临的长寿风险的持续期至少 20～30 年，甚至可能达到 50 年或以上。例如，某人在 25 岁时参加了一项养老金计划，那么长寿风险的影响从他加入这一养老金计划时就开始存在，若此人预计在 85 岁死亡，那么养老金计划中基于死亡率和预期寿命未来改善的假设需持续作用至少 60 年。长寿风险是经过较长时间逐步积累而成，其风险后果也需经过长时期的发酵才会展现，所以用于管理长寿风险的方式和措施也必须具备长期的可靠性和稳定性。

4. 长寿风险具有社会风险特性

人口老龄化是一种人口现象，同时也是一种社会现象。长寿风险是人口老龄化相关风险中的重要风险之一，它随着人口老龄化程度的加深而愈发严重，同时致使人口老龄化相关风险的综合管理越发困

---

[1] Milevsky M. A., Promislow S. D. and Young V. R. Killing the Law of Large Numbers: Mortality Risk Premiums and the Sharpe Ratio [J]. Journal of Risk and Insurance, 2006, 73 (4): 673-686.

难。长寿风险在宏观经济层面上对经济的影响类似于人口老龄化的影响，它同样会影响劳动力的规模和年龄构成、公共财政、公司的资产负债表、私人储蓄和投资、潜在经济增长等。一般来说，长寿风险会直接影响社会养老保障体系：例如，对于第一支柱的公共养老金计划，预期寿命的非预期增加使得待遇确定型养老金计划的未来负债大量增加，带给政府沉重的财务负担。而在现收现付体制下，随着人口老龄化的加剧，社会养老保障金的缺口将越来越大。同时，第二支柱的企业养老金计划或职业养老金计划等、第三支柱的私人养老金等也面临长寿风险，这些都会对社会保障体系的稳定性产生较大不利影响，最终波及整个社会的稳定发展。此外，若愈加严重的长寿风险没有得到有效管理，民众对于未来生活的担忧便会上升，进而会影响到社会的方方面面。

三、长寿风险量化

（一）死亡率的预测

从精算角度分析，长寿风险源于人口预期寿命的非预期变动，一般可通过死亡率或生存率进行衡量。尽管学术上仍未对能否合理预测死亡率趋势、能否合理量化长寿风险等问题达成共识，但大多数的研究都会或多或少对长寿风险进行量化分析。Stallard（2006）指出，现有人口死亡数据和继续发展的死亡率预测模型为量化长寿风险提供了必要条件。总而言之，如何准确估测未来人口死亡率及其趋势是量化长寿风险的关键，也是管理长寿风险的基本条件之一。

1. 静态死亡率预测模型

在20世纪50年代之前的较长时期内，死亡率及其变化趋势都比较稳定，从而研究人员主要运用静态死亡率模型对死亡率进行预测。静态死亡率预测模型一般情况下假定死亡率与年龄因素相关，并不受时间变动的影响，即研究人员可以根据死亡率的历史数据确定参数，不需要考虑未来死亡率趋势变动的不确定性。当然这些模型通常仅用于拟合历史死亡率数据，并不用于外推。早期的具有代表性的静态死亡率预测模型包括 De Moivre 生存曲线模型（De Moivre，1729）、Gompertz 模型（Gompertz，1825）、Makeham 模型（Makeham 1860）、Weibull 模型（Weibull 1939）、HP 模型（Helligman and Pollard，1980）、Carriere 模型（Carriere，1992）、考虑了时间因素的广义线性模型（Forfar et al.，1988）、HP 模型的动态扩展模型（Sithole，2000）以及 Thatcher 模型（Thatcher，1999）等。

（1）De Moivre 生存曲线模型（1729）。

$$\mu(x) = \frac{1}{\omega - x}, \ 0 \leq x < \omega \qquad (2-2)$$

其中，$\mu(x)$ 表示 x 岁人群的死力，ω 为极限寿命，x 表示年龄。模型在提出后曾得到广泛应用。

（2）Gompertz 模型（1825）。

$$\mu_x = \alpha e^{\beta x}, \ \alpha > 0, \ \beta > 0, \ x \geq 0 \qquad (2-3)$$

其中，$\mu(x)$ 表示 x 岁人群的死力，α 依据死亡率水平变动，β 代表随着年龄增加死亡率的增长率。Gompertz 指出，30 岁以后，死力随着年龄的增加呈现出几何级增长模式。此模型与经验数据拟合较好，对高龄人群的死亡率预测较为准确。

（3）Makeham 模型（1860）。

$$\mu_x = \alpha e^{\beta x} + \gamma, \ \alpha > 0, \ \beta > 0, \ \gamma \geq -\alpha, \ x \geq 0 \qquad (2-4)$$

其中，γ 是背景死亡率，是一个针对所有年龄层的人群设定的相同参数。Makeham 模型在 Gompertz 模型的基础上增加了一个常数项，是在年龄相对独立的假定下，适用于更低年龄层次人群的模型。

（4）Weibull 模型（1939）。

$$\mu(x) = \alpha x^{\beta}, \ \alpha > 0, \ \beta > 0, \ x \geq 0 \qquad (2-5)$$

Weibull 指出，死力随着年龄的增加呈现出幂函数增长模式，而非指数增长模式。

（5）Helligman-Pollard 模型（1980）。1980 年，Helligman 和 Pollard 注意到各年龄段死亡率变动的模式不同，针对各年龄阶段死亡率变动的差异性特征，提出了所有年龄间的静态死亡率模型，包含 8 个参数。

$$\frac{q_x}{p_x} = A^{(x+B)^C} + De^{-E(\ln x - \ln F)^2} + GH^x \qquad (2-6)$$

其中，A、B、C、D、E、F、G、H 为参数；q_x 表示 x 岁的人在一年内死亡的概率；p_x 表示 x 岁的人在一年内生存的概率；$A^{(x+B)^C}$ 描述婴幼儿的死亡状况，代表婴幼儿时期死亡率下降的趋势；$De^{-E(\ln x - \ln F)^2}$ 描述青年和成年人的死亡率变动状况，代表青少年和成人时期因意外死亡等略有向上凸起的部分；GH^x 描述老年人的死亡状况，代表中老年时期死亡率呈现几何级数递增趋势。Helligman 和 Pollard 利用战后澳大利亚的人口数据，根据 HP 模型估计死亡率曲线，得出了相对满意的拟合结果。

（6）Carriere 模型。Carriere（1992）提出了一个描述全年龄段的死亡率状况的模型，与 HP 模型具有一定相似性。

$$S(x) = \sum_{k=1}^{m} \psi_k S_k(x) , \sum_{k=1}^{m} \psi_k = 1 \qquad (2-7)$$

其中，ψ_k 表示某个年龄段死亡的概率。Carriere 将人的年龄分为三个阶段，即儿童时期、青年时期和老年时期，三个阶段分别运用不同的生存函数进行模拟。儿童时期适用 Weibull 生存函数，青年时期适用 Inverse-Weibull 生存函数，而老年时期则适用 Gompertz 模型，这个模型与 HP 模型相类似。

（7）Thatcher 模型（1999）。

$$\mu_x = \frac{\alpha e^{\beta x}}{1 + \alpha e^{\beta x}} + \gamma , \ \alpha > 0 , \ \beta > 0 , \ x \geqslant 0 \qquad (2-8)$$

该模型进一步提升了 Gompertz 模型的精确性，它对低年龄死亡率的估测结果与 Makeham 模型近似，但对高年龄人群的死亡率估测结果相差较大，Thatcher 模型的计算结果趋近于 $1+\gamma$。

2. 离散型随机死亡率预测模型

随着 20 世纪 50 年代后人口平均预期寿命的大幅增加，早期的静态死亡率预测模型得到进一步的深入研究，陆续出现一系列随机动态死亡率预测模型，主要包括离散型和连续型两大类。由于政府通常以年份、年龄、性别等基本指标公布人口死亡状况，从而最初促进了离散型随机死亡率预测模型（Discrete-Time Stochastic Model）的发展。Lee 和 Carter（1992）最先提出运用离散型随机模型估测人口预期寿命。Lee-Carter 模型相对来说比较简单且容易运用，但这是一个单因素模型，无法消除未来死亡率趋势的不确定性和相互影响，因而之后诸多学者都致力于进一步扩展和完善 Lee-Carter 模型。

（1）Lee-Carter 模型（1992）。1992 年，Lee 和 Carter 提出了一种预测未来死亡率的模型：

$$\log m(t, x) = \beta_x^{(1)} + \beta_x^{(2)} \kappa_t^{(2)} \qquad (2-9)$$

为确保模型的识别，对其中的参数 κ_t，β_x 施加约束条件：

$$\sum_t \kappa_t^{(2)} = 0, \sum_x \beta_x^{(2)} = 1$$

其中，$\beta_x^{(1)}$ 表示年龄组 x 的平均死亡率；$\beta_x^{(2)}$ 表示年龄组 x 的相对死亡率的速度；$\kappa_t^{(2)}$ 表示死亡率强度的变化率，该时间因子本质上被当作一个随机过程处理了预测。Lee 和 Carter 假设 $\beta_x^{(1)}$ 和 $\beta_x^{(2)}$ 关于时间恒定不变，并使用标准单变量时间序列模型预测 κ_t 的未来值。经检验指出 κ_t 服从一个带漂移项的随机游动过程。因而 κ_t 满足 $\kappa_t = \kappa_{t-1} + Q + \xi$，其中 ξ_t iid：$Nor(O, \alpha^2)$，Q 为漂移项。由于 κ_t 服从一个带漂移项的随机游动过程，故 $m_x(t)$ 也不是一个常数值，而是一个随时间而变化的随机过程。

（2）Brouhns、Denuit 和 Vermunt（2002）。Brouhns、Denuit 和 Vermunt（2002）为了克服参数估计上的困难，提出死亡人数 $D_{t,x}$ 服从泊松分布假设，并广泛应用到后续研究中。在此种假设下：

$$D_{t,x} \sim Possion(E_{t,x} m_{t,x})$$
$$\log m(t, x) = \beta_x^{(1)} + \beta_x^{(2)} \kappa_t^{(2)} \qquad (2-10)$$

其中，$E_{t,x}$ 为暴露人口数，死亡率模型与 Lee-Carter 模型一致。但是在泊松假设下，死亡人数的均值与方差相等，并同时假定每个时间、年龄组内部死亡率相等。

（3）Renshaw 和 Harberman（2003）。

$$\log m(t, x) = \beta_x^{(1)} + \beta_x^{(2)} \kappa_t^{(2)} + \beta_x^{(3)} \kappa_t^{(3)} \qquad (2-11)$$

其中，$\kappa_t^{(2)}$ 和 $\kappa_t^{(3)}$ 表示相应的时期效应。

（4）Renshaw-Harberman 模型（2006）。

$$\log m(t, x) = \beta_x^{(1)} + \beta_x^{(2)} \kappa_t^{(2)} + \beta_x^{(3)} \gamma_{t-x}^{(3)} \qquad (2-12)$$

其中，$\kappa_t^{(2)}$ 表示时期效应，$\gamma_{t-x}^{(3)}$ 表示队列效用，是关于出生年（t - x）的函数。Renshaw 和 Harberman 是最早在模型中考虑队列效用的，但这个模型在实际数据的模拟中，稳健性表现较差。

（5）Age-Period-Cohort 模型（2006）。

$$\log m(t, x) = \beta_x^{(1)} + n_a^{-1} \kappa_t^{(2)} + n_a^{-1} \kappa_t^{(3)} \qquad (2-13)$$

其中，n_a 代表样本年龄范围内的年龄组个数。

（6）Cairns-Blake-Dowd 原始模型（2006）。

$$\log\left(\frac{q_{x,t}}{1 - q_{x,t}}\right) = \kappa_t^{(1)} + \kappa_t^{(2)} (x - \bar{x}) \qquad (2-14)$$

其中，$q_{x,t}$ 表示 x 岁人在 t 年内死亡的概率，$\kappa_t^{(1)}$ 和 $\kappa_t^{(2)}$ 表示带漂移项的两变量随机游走，$\bar{x}$ 表示样本的年龄均值。这个死亡率模型适合拟合高年龄段（60 ~ 89 岁）。

（7）Cairns-Blake-Dowd 队列效用模型（2006b）。

$$\log\left(\frac{q_{x,t}}{1 - q_{x,t}}\right) = \kappa_t^{(1)} + \kappa_t^{(2)} (x - \bar{x}) + \gamma_{t-x}^{(3)} \qquad (2-15)$$

其中，$q_{x,t}$ 表示 x 岁人在 t 年内死亡的概率；$\bar{x}$ 表示样本的年龄均值；$\kappa_t^{(1)}$ 表示具有下降趋势的死亡率水平，反映死亡率随时间的改善程度；$\kappa_t^{(2)}$ 表示"坡度"系数，具有一个逐渐下降的漂移项，反映高龄死亡率的改善程度慢于低龄死亡率；$\gamma_{t-x}^{(3)}$ 表示队列效应，为出生年(t - x)的函数。

（8）Cairns-Blake-Dowd 队列效用和二次函数模型（2008）。

$$\log\left(\frac{q_{x,t}}{1 - q_{x,t}}\right) = \kappa_t^{(1)} + \kappa_t^{(2)} (x - \bar{x}) + \kappa_t^{(3)} \left[(x - \bar{x})^2 - \hat{\sigma}_x^2 \right] + \gamma_{t-x}^{(4)}$$

$$(2-16)$$

其中，$\hat{\sigma}_x^2$ 表示样本年龄方差；$\kappa_t^{(1)}$ 表示具有下降趋势的死亡率水平，反映死亡率随时间的改善程度；$\kappa_t^{(2)}$ 表示"坡度"系数，具有一个逐渐下降的漂移项，反映高龄死亡率的改善程度慢于低龄死亡率；$\kappa_t^{(3)}$ 表示无规律的"曲率"系数；$\kappa_t^{(3)} \left[(x - \bar{x})^2 - \hat{\sigma}_x^2 \right]$ 代表关于年龄的二次函数；$\gamma_{t-x}^{(4)}$表示队列效应，为出生年$(t-x)$的函数。

除了上述以 Lee-Carter 模型为基础的离散型随机死亡率预测的发展，这个阶段也出现了分析人口数据并预测年度人口死亡率的短期利率模型（Short-Rate Model）、P-Splines 模型以及离散市场模型（Discrete-Time Market Model）。

（9）样条函数模型（2004）。Currie（2004）采用 P-Splines 和 B-Splines 等样条函数方法调整死亡率。

$$\log m(t, x) = \sum_{i,j} \theta_{ij} B_{ij}(t, x) \qquad (2-17)$$

其中，$B_{ij}(t, x)$ 为事先确定的带常规空间节点的基础函数，θ_{ij} 为待估计参数，此方法会导致函数过度逼近。

（10）CMI 模型（1999）。此模型主要以英国 60 岁以上的退休公务人员为研究对象。基于英国死亡率变动较为平稳的实际情况，以及未来发达的医疗条件和完善的社会福利制度，假设未来死亡率改善幅度趋于平缓。

$$q(t+k, x) = q(t, x) \cdot R(t+k, x)$$

其中，t 为基础年；$q(t, x)$表示 t 年为 x 岁的人在未来一年内的死亡率；$q(t+k, x)$表示 t 年为 x 岁的人在 t+k 年时的死亡率；$R(t+k, x)$是 Reduction Factor 函数，表示 t 为基础年时，x 岁的人在 t+k 年时的死亡率改善幅度，具体表达式为：

$$R(t+k, x) = a(t, x) + [1-a(t, x)] \cdot [1-\phi(t, x)]^{k/20}$$

$$(2-18)$$

$$a(t, x) = \begin{cases} \upsilon & x \leqslant \theta \\ 1-(1-\upsilon)\dfrac{\lambda-x}{\lambda-\theta} & \theta \leqslant x \leqslant \lambda \\ 1 & x > \lambda \end{cases}$$

$$\phi(t, x) = \begin{cases} \alpha & x \leqslant \theta \\ \dfrac{(\lambda-x)\alpha+(x-\theta)\beta}{\lambda-\theta} & \theta \leqslant x \leqslant \lambda \\ \gamma & x > \lambda \end{cases}$$

其中，λ 表示生命表的极限年龄；$a(t, x)$表示根据基础年死亡率在 x 岁时的比率下限，$\phi(t, x)$ 表示由过去 20 年经验得出的 x 岁人的全部死亡率下降百分比；$0 < \upsilon < 1$，$0 < \alpha < 1$，$0 < \gamma < 1$。

3. 连续型随机死亡率预测模型

在对离散型随机死亡率预测模型有着大量研究的同时，不少学者开始运用连续型随机模型估测死亡率。Milevsky 和 Promislow（2001）基于 Lee 和 Carter（1992）同样的目的首次运用了连续型随机死亡率预测模型，这篇文献成果连同 Lee 和 Carter（1992）的文献成果是利用随机动态模型研究人口死亡率的基础之作。之后对连续型随机死亡率预测模型进行深入研究与扩展的还包括 Dahl（2004）、Biffis（2005）、Dahl 和 Moller（2006）、Miltersen 和 Persson（2005）、Schrager（2006）、Hainaut 和 Devolder（2008）、Cairns 等（2009）、Plat（2009）以及 Debonneuil（2010）的研究等。

（1）Milevsky 和 Promislow（2001）。

$$\mu(t, x) = \xi_0 \exp(\xi_1 x + Y_t) \qquad (2-19)$$

其中，Y_t 是一个 Ornstein-Uhlenbeck 过程，并且 SDE $dY_t = -\alpha Y_t dt + \sigma dW_t$，本质上相当于一个带有时间变化标度因子的 Gompertz 模型。

（2）Dahl 和 Moller（2006）。

$$\mu(t, x+t) = \mu(0, x+t) \times \xi(t, x+t) \qquad (2-20)$$

其中，$\xi(t, x+t)$ 为死亡率动态改善因子，并且满足以下表达式：

$$d\xi(t, y) = [\gamma(t, y) - \delta(t, y) \times \xi(t, y)]dt + \sigma(t, y)\sqrt{\xi(t, y)}dW(t)$$

（二）长寿风险影响的评估

不同的风险主体面临的风险程度存在差异，那么评估某一风险的影响就必须从不同风险主体的具体情况着手，运用定性分析或定量分析等多种风险评估方法。国际货币基金组织（2012）运用 De Witt（1671）提出的计算养老金计划负债现值的方法评估预期寿命增加一年时养老金计划负债现值变化情况。

$$L = pb \sum_{i=1}^{T} \frac{(1 - S_i)}{(1 + r)^i}$$

其中，p 为养老金计划的参与者人数，b 为给定的待遇水平，T 为最大生存年龄，S_i 为 i 年生存的概率，r 为折现因子。由于数据限制，且预期寿命等于个人生存概率的总和，当 r 较低并接近于 0 时，上述公式可转换为下述表达式：

$$L \approx pb\left[\frac{1 - (1 + r)^{-n}}{r}\right]$$

其中，n 为未来支出的预期值，对上述表达式两边同时取对数并重新组合，可转换为下述表达式：

$$\log(L) \approx \log(p) + \log(b) - \log(r) + \log[(1 + r)^n - 1]$$
$$- n\log(1 + r)$$

然后再对上述表达式的后两项线性化，得到最终表达式如下：

$$\log(L) = \alpha + \beta_1\log(p) + \beta_2\log(b) + \beta_3\log(r) + \beta_4 n$$
$$+ \beta_5\log(r) \times n + \varepsilon \tag{2-21}$$

其中，β_4 反映了预期寿命增加一年对退休金计划负债现值的影响。

此外，退休金计划、保险产品基本都遵循精算原理设计，自然可以运用相关精算模型评估长寿风险的影响。

（三）长寿风险的定价

传统的固定收入证券及其衍生产品可运用即期收益曲线和无套利分析方法进行定价。但是，目前长寿风险和死亡率指数衍生产品市场具有不完全性和死亡率数据不可靠的特点，因而无法运用无套利分析方法来定价。据已有的与长寿风险定价相关的文献，按照所运用方法可大致分为以下几类：

1. Wang 转换

Wang（2000，2002）将概率分布转换的方法用于金融和保险风险的定价，提出一类新的转换——Wang 转换，并与 CAPM 模型、Black-Scholes 期权定价公式进行比较分析，得出 Wang 转换可以复制 CAPM 模型和 Black-Scholes 期权定价公式的结论。Lin 和 Cox（2005）首先运用 Wang 转换对生存债券进行了定价，得出了长寿风险的市场价格；Cox、Lin 和 Wang（2006）通过研究 Swiss Re（瑞士再保险公司）发行的生存债券和死亡风险的定价，表明该方法可用于死亡率指数衍生证券的定价；Dowd 等（2006），Denuit、Devolder 和 Goderniaux（2007），Lin 和 Cox（2008）也做了进一步研究与扩展。Wang 转换方程表达如下：

$$g_\lambda(u) = \phi[\phi^{-1}(u) + \lambda] \qquad (2-22)$$

其中，$\phi(\cdot)$ 为标准正态分布函数；λ 为参数；$0 < u < 1$；若 $F^*(t) = g_\lambda[F(t)]$ 为扭曲分布，并假定某一保险人在 $(0,T)$ 的负债为 X，那么在不完全市场中，负债值即为在扭曲分布下的预期值的贴现值。同时假定无风险利率为 r，则定价表达式如下：

$$P(X,\lambda) = e^{-rT}\int xdF^*(t) \qquad (2-23)$$

转换方程 $F^*(t) = \phi[\phi^{-1}F(x) + \lambda]$ 为 $F(x)$ 的单因子 Wang 转换，λ 为表示市场风险价值的参数，由市场中的系统风险决定。Wang 转换在定价中考虑了风险价值，能够反映市场特征的变化情况，由此实现不完全市场中债券的定价。

2. Sharpe 比率（Sharpe Ratio）

Sharpe 比率是对收益和风险进行综合考虑的一个重要指标，可以衡量金融资产的绩效表现。Milevsky、Promislow 和 Young（2005）首次将此种方法运用于长寿风险的定价：假设持有不可分散的长寿风险的一方需要得到风险溢价报酬，那么这一方有多个（瞬时夏普比率）标准偏差组合，这样可以使小样本的风险分散，标准偏差源自一个假定的死亡率变化过程。更多的研究进展包括 Young（2008）和 Bayraktar 等（2009）的文章。

$$SharpeRatio = \frac{[N(1+L) - E(R_\rho)]}{\sigma_{R_\rho}} \qquad (2-24)$$

其中，$N(1+L)$ 为保险公司发行的 N 份保单，且每一份保单的市场价格为 $(1+L)$，L 表示在市场价格中考虑了资产组合之间的关系；$E(R_\rho)$ 为投资组合的预期收益率，并服从正态分布；σ_{R_ρ} 为投资组合的标准差。尽管 Sharpe 比率反映了每一单位风险可以得到的超额报酬，能够更为准确地定价，但是由于假设条件过多以及计算结果与收益计算时间间隔具有一定关系，从而这种风险定价方法仍具有进一步研究的空间。

3. 风险中性（Risk-Neutral）方法

根据金融经济学理论，在一个非完全的证券市场中，如果没有任何套利机会，那么至少会存在一种风险测度能够用于确定证券的公平价格，该测度称为风险中性测度 Q，是与实际概率测度 P 相对应的概念。假设风险中性测度 Q 成立，则证券在时刻 0 的价格可表示为：

$$V = \sum_{t=1}^{T} D_0^t E_Q (S_t \mid \Omega_0) \qquad (2-25)$$

其中，D_0^t 为证券在时刻 t 对投资者的息票给付折现至时刻 0 的折现因子，Ω_0 为时刻 0 时的死亡率情况，S_t 为时刻 0 时年龄为 x 的人生存至时刻 t 的概率。Milevsky 和 Promislow（2001），Dahl 和 Moller（2005），Biffis（2005），Cairns、Blake 和 Dowd（2006a），Bauer、Boerger 和 Russ（2008）将风险中性方法应用于死亡率指数衍生证券定价的研究。尽管风险中性定价方法可以实现在不完全市场下对债券的定价，但是具有在实证分析时赋值函数较为复杂从而难以测量的不足。

四、长寿风险应对

（一）聚合长寿风险管理方式

1. 风险自留

风险自留也称风险承担，是指风险管理主体非理性或理性地承担风险事件所造成的损失，即风险管理主体以其内部资源来弥补损失。风险非理性自留源于风险管理主体未及时发现风险或风险管理意识不够，刚进入或即将进入老龄化的国家和地区主要运用此种风险管理方式管理长寿风险；而风险理性自留源于风险管理主体在全面分析风险后认为自身可以承受其损失或其他风险管理方式不可行的情况，一般面临的风险较小或风险管理主体自身实力强大。Blake（2008）保险公司认为，在预期投资回报足以弥补长寿风险损失时，可将长寿风险视为一种普通商业风险加以管理。

2. 风险控制

风险控制又称损失控制，是通过降低风险损失发生的概率，减轻损失程度从而实现控制目的的一种风险管理方式，包括损失预防和损失抑制。损失预防是在损失发生前运用多种手段消除或减少引致损失的各种因素的行为，强调降低损失发生概率的目的；而损失抑制则是在风险事件发生时或发生后运用多种手段减少损失发生的范围或降低损失程度的行为。政府通常可以采取提高缴费率、延迟退休年龄、降低待遇水平等调整退休金计划参数的措施或改革退休金计划运行制度（如待遇确定型向缴费确定型转变、基金筹集模式由现收现付制向基金积累制转化、管理方式向私营化方向演变等）的措施控制长寿风险所致的损失。保险公司则可在不同产品、地区和社会经济团组（Socioeconomic Groups）中分散长寿风险，其典型策略如自然对冲技术。长寿风险一般会给保险公司的死亡险产品带来死差益，给养老年金产品带来死差损，从而保险公司在一定程度上可利用这两类产品对冲长寿风险。Huang、Yang、Wang 和 Tsai（2007）以及 Kim（2007）提出运用死亡险产品和年金险产品的资产组合实现长寿风险对冲的动态套期保值技术。Milevsky 和 Promislow（2001）指出可运用死亡险产品和零票息债券的资产组合对养老产品进行套期保值。Wang 和 Huang 等（2010）提出嵌入随机动态死亡率的免疫（Immunization）模型计算寿险年金产品的最优组合比率来对冲长寿风险。利用美国实际死亡率数据和保险产品数据进行验证后，得出此方法可有效降低寿险公司的长寿风险的结论。但是自然对冲策略中产品难以同时匹配、额外开支增加、经营风险加大等不足致使此项技术在保险公司的实际操作中难以实现（Blake 和 Burrows，2001；Cowley 和 Cummines，2005；Cox 和 Lin，2007）。Blake、Cairns 和 Dowd（2006）提出，保险公司还可以通过限制年金购买年龄、创新年金产品等方式管理长寿风险。

3. 风险转移

（1）保险与再保险。养老金全额买断，即通过一个整体年金合同将养老金计划的负债转移给保险公司，同时解除养老金计划的支付义务。通常，当这是一项覆盖养老金计划的所有负债的全额买断时，这个养老金计划将随之被关闭[①]。在养老金全额买断中，养老金计划将参与计划成员的所有权利和义务转移至保险公司，在预先给付保险公

---

① Zugic R. , Jones G. , et al. Longevity［J］. CRO Forum，2010.

司保费的基础上获得相应赔付额。换言之，每个养老金计划成员都持有一份个人年金保险。养老金全额买断发生时，养老金计划的所有风险（不仅仅是长寿风险）都将被转移（见图2－4）。

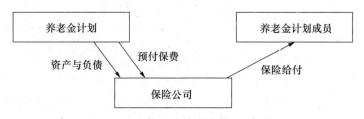

图2－4　养老金全额买断示意图

资料来源：国际货币基金组织（IMF）．全球金融稳定报告［M］．北京：中国金融出版社，2012.

养老金买入（Pension Buy-in）是指某个养老金计划购买一份保险公司的整体年金合同，使其作为一项资产与养老金计划的部分或全部负债相匹配，以此降低养老金计划的风险。其中值得注意的是，养老金计划的负债未转移，托管人对此仍负有全部责任。换而言之，在养老金买入中，养老金计划将购买的整体年金视为一项投资，年金的持有者为养老金计划的托管人，其仍需支付养老金计划成员相应养老金，即资产和负债仍保留养老金计划中（见图2－5）。

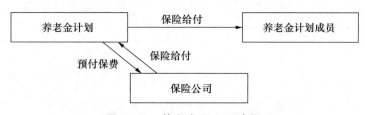

图2－5　养老金买入示意图

资料来源：国际货币基金组织（IMF）．全球金融稳定报告［M］．北京：中国金融出版社，2012.

再保险又称分保，是保险人对其承担的风险责任进行转移的行为或方式，是对保险人的保险。为分散风险、保证其业务经营的稳定性，保险人在承保业务后，根据风险的大小和自身的能力，将其承担风险责任的一部分转嫁到另一家或若干家保险公司或再保险公司，即为再保险行为。再保险是管理长寿风险的一种传统手段。Linfoot（2010）从再保险的角度分析了长寿风险融资（Longevity Risk Financing），他指出购买再保险是基于整合企业年金基金支持方的资产负债表，满足保险公司与某些企业的资金监管要求以及提高保险公司分散化投资程度的目的；而再保险公司愿意承担长寿风险的再保险需求的原因有以下几个方面：死亡率分析与资本配置是再保险公司的核心能力；可根据风险偏好自由选择接受或除外投资风险；与保险公司基本的业务往来及传统的资产组合存在负相关。但同时，他认为此种负债业务无法转入公司资产负债表、监管与数据共享程度不够、不足的索赔核准等因素阻碍了再保险管理方式效应的发挥。此外，再保险费用昂贵且存在潜在的对手交易信用风险。Bauer（2006）也指出，由于长寿风险具有系统性风险不可分散的特点，对长寿风险的再保险需求相对有限。但 Richards 等（2004）提出，保险公司与退休金机构对长寿风险不断增长的再保险需求和长寿风险不断改进的量化手段能够增加再保险公司对此项业务的意愿。

（2）资本市场转移。长寿风险证券化实质上是在资本市场构造并发行与长寿风险相连接的金融产品及衍生品，产品收益与死亡率或生存率挂钩，将长寿风险转移到资本市场的风险管理方式。传统的长寿风险管理方式存在流动性不足、市场容量不够、交易透明性不高等问题，长寿风险证券化这种低成本且有效的风险管理方式得到众多学者、机构的关注并开展相关研究。长寿风险证券化既可提供额外的市场容量、足够的流动性与透明度，还可以带来价格发现以及减少信息不对称。资本市场的参与者越多，风险承担越分散，风险管理越容易。现有的长寿风险相关证券大致包括长寿债券、死亡率/生存互换、死亡率/生存期权、死亡率/生存期货、q 远期合约等几类。

长寿债券，又称"生存债券"、"死亡率债券"，由 Blake 和 Burrows（2001）首先提出，可对长寿风险进行套期保值，该长寿债券的未来息票给付依赖于某个死亡率指数。艾蔚（2011）指出，长寿债券可大致分为两类：一是本金受险的长寿债券，该债券持有者可能会因死亡率及相关事件发生而损失部分或全部本金；二是利息受险的长寿债券，即债券利息支付随死亡率波动而变化，变化方式包括利息支付是死亡率指数的连续函数和投资者因死亡率指数超出某一约定值而损失部分或全部利息。Blake、Cairns、Dowd 和 MacMinn（2006）对长寿债券进行了深入的讨论，指出设计长寿债券需考虑的因素，并提出零息票长寿债券（Longevity Zeros，LZs）、经典长寿债券（Classic Longevity Bonds）、本金有风险的长寿生存债券（Principal-at-Risk LBs）、反向长寿生存债券（Inverse LBs）、抵押长寿债券（Collateralized Longevity Obligations，CLOs）等多种不同形式的长寿债券。Lin 和 Cox（2005）提出的一般长寿债券结构如图 2－6 所示。

再保险人   保费P →   特殊目的公司   ← 债券销售收入V   投资者

  ← 赔付额B$_t$ 息票D$_t$ →

图 2－6　一般长寿债券结构

Swiss Re 于 2003 年 12 月首次发行并成功运作为期三年的死亡率巨灾债券，以便公司应对严重恶化的死亡率风险；EIB（European Investment Bank）在 2004 年 11 月发行了与 Blake 和 Burrows（2001）提出的"经典长寿债券"较为接近的 EIB/BNP 长寿债券，但其最终发行失败。Blake、Cairns、Dowd 和 MacMinn（2006）深入讨论了其发行安排的不足与发行失败的原因，单产品设计方面的缺陷就包括存在基差风险、资本约束多、透明度不高等。Kim 和 Choi（2011）详细探讨了"反向长寿债券"（Inverse Survivor Bond），其结构如图 2－7 所示，债券的息票收入基于某生存群组的生存人数确定。

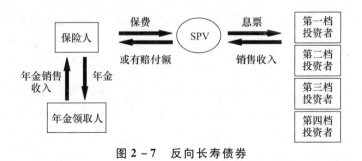

图 2－7　反向长寿债券

长寿互换是长寿风险证券化衍生品中最为普遍的一种金融衍生品，它是合同双方约定根据死亡率或生存率及其指数来交换现金流的合约。在一个长寿互换交易中，需对冲长寿风险的一方通过在合同约定期限内支付基于事先确定的死亡率或生存率的一系列固定金额以换取另一方基于实际死亡率或生存率的一系列浮动金额，而且双方通常定期进行结算。与长寿债券比较分析可知，长寿互换具有交易成本低、形式条款灵活、对冲便利等优势，一方面能够改变需对冲长寿风险方的长寿风险暴露情况并控制其基差风险，但另一方面也会面临流动性风险和交易对手的信用风险。2007年4月，第一次公开的实质长寿互换发生于瑞士再保险公司和英国友诚保险寿险部之间；2008年2月，第一笔资本市场中的长寿互换发生于Lucida和JP摩根之间。近年来，长寿互换得到越来越广泛的应用，Hymans Robertson（2014）指出，在英国，2013年，长寿互换交易量已超过全额买断和全额买入的交易量。目前，大部分的长寿互换为非标准化合约，通常为私下交易模式，其合约的期限较长，并且交易价格取决于双方谈判结果，同时该结果不公开。

　　长寿期货是从金融期货中发展形成的，通常以发行的长寿债券、死亡率指数等可交易资产作为合约基础资产。以发行的长寿债券为标的的期货需要完善的长寿债券市场，这个市场价格透明度高、波动性强并且套期保值和投机需求旺盛；以死亡率指数为标的的期货则需要选择合适的死亡率指数，这是死亡率/生存期货能否成功发行的关键。死亡率/生存期权可选用与死亡率/生存期货相同或类似的标的资产，其区别是期权收益与基础资产价格或指数变动之间具有非线性特征，能在购买期权后有效管理合约基础资产的不利变动影响。期货通常是标准化合约，期权的合约形式具有灵活性的特征。Blake、Cairns和Dowd（2006）初步探讨了死亡率/生存期货与期权。

　　q远期合约是JP摩根设计并推出用于对冲长寿风险和死亡风险的一种简单资本市场工具，是合同双方约定在未来某一时间点交换基于特定人群的实际（浮动）死亡率和约定（固定）死亡率计算得出的现金流的合约，用确定的现期预测死亡率替代不确定的未来真实人口死

亡率。人寿保险公司可利用 q 远期合约防范保单持有人死亡率的显著
提高，养老金计划或年金计划可利用 q 远期合约应对计划参与者预期
寿命的非正常增加。q 远期合约是构造其他复杂衍生品的基本构件，
基于 Life-Metrics 指数的 q 远期合约更是创建流动性市场的标准合约。
Coughlan 和 Epstein 等（2007）详细探讨了 q 远期合约这种转移长寿
风险和死亡风险的衍生品，其结构如图 2-8 所示：

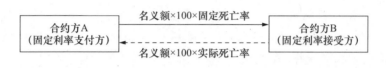

图 2-8 q 远期合约结构

（二）个体长寿风险的管理方式

1. 风险自留和风险控制

个人可以通过家庭供养、个人储蓄计划等风险自留方式管理长寿
风险，也可以通过自愿推迟退休时间或退休后继续工作等风险控制方
式来对其进行管理。推迟退休时间一方面可以延长个人积累退休资金
的时间，另一方面可以缩短其使用退休资金的时间，从而达到控制长
寿风险损失的目的。此外，个人也可通过增加人力资本的方式促进个
人收入增加，同时提高个人资产管理的能力，积累足够的财富来降低
长寿风险发生的概率。

2. 风险转移

（1）社会养老保险。它是社会保险的一种，是国家通过立法对劳
动者在退休后提供一定资金帮助，以维持其基本生活水平的制度。它
的筹资模式一般包括现收现付制、完全积累制、部分积累制三种类
型。其中，现收现付制是基于"代际转移"原理设计，在人口结构趋
势稳定的情况下可以顺利地实现代际供养，从而管理个体长寿风险。

（2）商业养老保险。其基本机理是先将商业保险公司具有相同风
险的单位进行汇聚，然后将这种风险在所有参与汇聚的单位中进行分
担。例如，商业养老年金保险的风险汇聚表现为所有年金投保人按照

平均的预期收益缴纳年金保费，低于平均预期寿命的个体缴纳的保费将高于实际领取的金额，高于平均预期寿命的个体缴纳的保费将低于实际领取的金额，前者缴纳保费的多出部分恰好用于弥补后者缴纳保费的不足部分，从而商业养老保险可以较好地管理个人面临的长寿风险。Swiss Re（2007）提出年金保险产品可以防范长寿风险，即个人可以通过购买年金获得一定期限的收入流，若购买终身型年金，则可得到终身的收入流，从而能够应对寿命延长导致的储蓄不足的风险。

（3）长期护理保险。其基本原理与保险的基本机理一致，长期护理保险，特别是针对老年护理的保险，会锁定用于老年护理的风险储蓄，再加上可分享的保险基金投资收益，一起用于支付老年护理费用，这样可以提高老年生活的安全性。它的管理个人长寿风险的功能得到了社会的认同。

（4）住房反向抵押（Reverse Mortgage）。它指一定年龄的老年人以其拥有产权的住房做抵押，向金融机构借款消费，同时老年人仍然保留房屋居住权的一种新型金融工具。其主要做法是，老年人将住房抵押给金融机构取得贷款用于养老，在其去世后用住房偿还贷款。住房反向抵押的实质是运用生命周期理论，将房屋不动产转换成现金，以满足拥有房产但养老困难的老年人的特殊需求。对需求方的老年房主来说，它既能满足其对房屋的居住权，又能够使其获得一笔终生养老年金；对供给方来说，它是一笔创新型金融业务，金融机构在贷款内向抵押房屋的借款者支付现金，在贷款结束时收回房屋，再通过销售、出租或拍卖等方式处置房屋来补偿自己的贷款支出，并从中获取利润。Edwadr 和 Szymanoski（1994）提出个体长寿风险是可变的、可分散化的风险，因而也可以利用住房反向抵押有效管理长寿风险。住房反向抵押最早起源于英格兰，随后在美国、加拿大、法国、新加坡等国家得到广泛推广。虽然住房反向抵押贷款在美国之外的其他国家，如英国、法国、加拿大、新加坡等国已存在多年，但美国却是其发展最为成熟的国家，其理论研究与实践探索均走在世界前列。

（三）长寿风险应对总结

如表2－1所示，长寿风险的管理包括聚合长寿风险管理和个体长寿风险管理两大类，其中政府、企业和保险公司所面临的长寿风险为聚合长寿风险，而个人面临的长寿风险为个体长寿风险。聚合长寿风险是一种系统性风险，无法进行风险分散；而个体长寿风险是非系统性风险。从长寿风险应对方式的方面分析可知，政府、企业、保险公司和个人可以运用多种风险管理方式对长寿风险进行管理。政府可以通过风险自留、调整制度参数、加大财政补贴、改变制度模式等多种具体应对策略管理长寿风险，企业和保险公司可以通过风险自留、创新保险产品设计、优化投资组合、保险或再保险、资本市场转移等多种具体应对策略管理长寿风险；而个人则可以通过风险自留、参加社会养老保险、购买商业养老保险、购买长期护理保险、进行住房反向抵押、优化投资组合等多种方式管理面临的长寿风险。

表 2 - 1　长寿风险管理示意表

长寿风险管理	聚合长寿风险管理	政府应对策略		风险自留
				调整制度参数
				加大财政补贴
				改变制度模式
		企业和保险公司应对策略		风险自留
				创新保险产品设计/改变养老金计划模式
				优化投资组合
				进行保险与再保险
				进行资本市场转移，如长寿风险证券化
	个体长寿风险管理	个人应对策略		风险自留
			养老保险	参加社会养老保险
				购买商业养老保险
				购买长期护理保险
				进行住房反向抵押
				优化投资组合

资料来源：笔者根据本书相关内容整理所得。

第二节　养老保障体系的理论及其发展

一、国外养老保障体系的一般理论及发展

（一）养老保障体系的一般理论

养老保障体系的一般理论总体上和社会保障的基本理论几乎一致。现代社会保障制度起源于俾斯麦政府时期的德国，在罗斯福政府时期的美国和第二次世界大战后工党政府时期的英国得到繁荣与发展。纵观过去100多年现代社会保障制度发展的历史，德国俾斯麦政府采纳新历史学派的主张，颁布了疾病、工伤、养老等社会保险法，开创了现代社会保障制度的先河；20世纪30年代，美国罗斯福政府以凯恩斯主义为指导思想，实行政府干预市场的"新政"，颁布了社会保障法案，建立了美式的社会福利制度；第二次世界大战之后，英国工党政府根据"贝弗利奇报告"建立了全民普遍免费享受的欧洲福利国家制度。因此，养老保障体系的一般理论与社会保障理论一样，基本围绕政府与市场、公平与效率、权利与责任三大命题展开讨论，在此基础上演化出国家干预主义、经济自由主义和中间道路三大思想流派。

1. 国家干预主义

国家干预主义是社会保障最主要的思想渊源之一。所谓国家干预主义，是指一种主张削弱私人经济活动的范围与参与程度，由国家干预和参与社会经济活动，并在一定程度上承担多种生产、交换、分配、消费等经济职能的思想和政策。它主要强调自由市场机制存在缺陷，并且其必须通过国家干预来进行弥补，在社会政策方面表现为，主张国家必须承担起"文明和福利"的职责，肯定政府在社会财富再分配中占有的重要地位。国家干预主义理论主要有福利经济学、德国新历史学派、费边社会主义、瑞典学派、凯恩斯主义、新剑桥学派等

几大学派。

福利经济学是最早对社会保障进行经济研究的学派。福利经济学是现代经济学的一个分支，它形成于20世纪初的英国，后来在美国、瑞典、法国等国得到传播。福利经济学分为新、旧两派。旧福利经济学的主要代表人物是被誉为"福利经济学之父"的庇古。庇古建立了福利经济学的社会保障经济理论，主张国家实行养老金制度和失业救助制度。庇古认为，福利是指个人获得的某种效用与满足，而所有社会成员的这些满足或效用的总和便构成社会福利。国民收入总量的增加和国民收入分配的平均程度是检验社会福利水平的两个标准。依据边沁所提出的"最大多数人的最大福利"这一功利原则，庇古假定在收入分配中有一个货币收入的边际效用递减规律在起作用。同样一英镑收入对穷人和富人的效用是不同的，穷人一英镑收入的效用大于富人一英镑收入的效用。一个人越富裕，他用作消费的收入在全部收入中所占的比重就越小。相对富裕的人失去一定数量的收入，从满足本身需要的角度来说，对他只是比较微弱的牺牲；而相对贫困的人，如果获得同样数量的收入，就能满足他比较迫切的需要。因此，庇古认为，把收入从相对富裕的人转移到相对穷的人手中，会增加一国的经济福利。其主要主张是：一是增加必要的货币补贴，改善劳动者的劳动条件，使劳动者在患病、有残疾、失业和需要养老时能得到适当的物质帮助以及享受相应的社会服务；二是向收入高的富人征收累进所得税，对低收入劳动者增加失业补助和社会救济，以实现收入的均等化，从而增加普遍的福利效果；三是普及养老金制度，或实施按最低收入进行普遍补贴的制度，通过有效的收入转移支付实现社会公平。虽然在资本主义制度下是不可能实现"收入均等化"的，但庇古提出的转移性支付以及一些改革社会福利制度的理论几经演变并广为流传，为社会保障制度的建立奠定了理论基础。1938～1939年及其之后，英、美一些著名的经济学家对旧福利经济学做了重要补充与修改。到20世纪50年代，西方经济学在批判和吸收庇古旧福利经济学理论的基础上形成了新福利经济学，即现代西方福利经济学。该学派主要代表人物有保罗·萨缪尔森、J.R.希克斯、A.伯格森、A.P.勒纳、西托夫斯基、艾伦、李特尔等。新福利经济学家运用"序数效用论"、"帕累托最优"、"补偿原理"、"社会福利函数"等分析工具来说明，政府应当保证个人的自由选择，通过个人福利的最大化来增进"整个社会的福利"，以此实现社会福利的极大化。当一国的经济福利总和增加时，整个社会的福利保障水平也就随之提高。新福利经济学认为，最大福利的内容是经济效率，而不是收入的均等分配。所谓经济效率，是指生产资源的使用达到最适度状态，即实现了"帕累托最优"，又称帕累托效率。当资源得到最适度配置时，经济就是有效率的，这样才能达到最大社会福利。新福利经济学的贡献主要在于：其一，提出了社会福利函数理论；其二，提出了社会选择理论；其三，对市场失效与政府作用进行了研究。自从福利经济学产生以来，其理论虽然经历了一些变化，但新、旧福利经济学之间并没有本质的区别。它们都建立在边际效用价值学说、消费者"自由选择"学说和自由竞争学说之上，且都包含两个方面的内容：一是在论证竞争市场的有效性及其例外时得出了福利经济学的第一个基本原理，即竞争的市场注定是帕累托有效的；二是认为政府通过采取适合的收入分配政策能够有效地矫正"市场失灵"，实现社会福利的最大化或帕累托最优，即福利经济学的第二个基本定理。福利经济学的这些理论为福利国家社会保障制度的建立提供了重要的理论依据。

德国新历史学派催生了现代社会保障制度。19世纪末，针对德意志帝国社会中存在的日益尖锐的劳资矛盾，一些学者提出了在不改变资本主义生产关系的条件下，由政府通过立法、实行某些社会政策、提高工人的物质生活待遇，以达到缓和阶级矛盾、维护资本主义社会秩序的目的。德国新历史学派就是由这样一批以鼓吹劳资合作、实行社会政策的经济社会学者所组成的。新历史学派又被称为"讲坛社会主义"，其代表人物有施穆勒、布伦坦诺等。新历史学派的社会改良政策有两个支撑点：一是他们从伦理道德出发，认为劳资冲突不是经济利益上的对立，而是感情、教养和思想上存在差距而引起的对立。因此，在他们看来，劳资问题是一个伦理道德问题，不需要通过社会革命来解决，只要对工人进行教育，改变其心理和伦理道德的价值观念，便可以解决。二是他们的国家观。该学派主张国家至上，国家直接干预经济生活，承担起"文明和福利"的职责。新历史学派的政策主张包括：其一，国家的职能不仅在于稳定社会秩序和发展军事实力，还在于直接干预和控制经济生活，即经济管理的职能。其二，国家的法令、法规、法律至上，它们决定经济发展的进程。其三，经济问题与伦理道德密切相关，人类经济生活不能局限于满足本身的物质方面的欲望，还应满足高尚的、完善的伦理道德方面的欲望。其四，劳工问题是德意志帝国面临的最严峻的问题。其五，国家应通过立法，实行包括社会保险、孤寡救济、劳资合作以及工厂监督在内的一系列社会政策，自上而下地实行经济和社会改革。新历史学派的政策主张被俾斯麦政府接受，从而成为德意志帝国率先实施社会保障制度的理论依据。正是在这种背景下，从1883年开始，德意志帝国陆续推出了《疾病保险法》、《工业伤害保险法》、《老年与残疾保障法》、《孤儿寡妇保险法》等社会保险法典。新历史学派的主张后来被美国制度学派接纳而得以在美国发展，并得到了欧洲其他一些国家的认可，这是西方国家初级社会保障制度的思想基础。

费边社会主义是19世纪末20世纪初资本主义从自由竞争向垄断过渡时期的阶级矛盾急剧尖锐化的产物，它试图用温和的、渐进的改良政策实现它所向往的"社会主义"，其价值观念是英国在"二战"后实施"普遍福利"政策的理论基础。费边社会主义是在"费边社"的基础上形成的一种社会思潮。"费边社"是英国社会主义运动中心以研究和教育宣传为主要目的的组织，成立于1884年，其成员包括一批关心社会问题的中产阶级知识分子，如著名的文学家伯纳德·萧伯纳、社会理论家悉德尼·韦伯和比阿特丽丝·韦伯夫妇等。他们以古罗马名将费边作为学社名称的来源，意即效仿费边有名的渐进求胜的策略。公元前217年，费边接替前任败将的职务，迎战迦太基的世纪名将汉尼拔。费边采取了避其锋芒，迅速、小规模进攻的策略，从而达到既避免失败又打击对方的目的。经过8年的苦战，费边终于击败了汉尼拔。从此费边主义成为缓步前进、谋后而动的代名词。费边社会主义的价值观念总的来说是一种集体主义价值观，这种学说建构在对国家的高度信任的基础上。其基本信念认为，由资本主义到社会主义的实现，是一个渐进而必然的转变过程。他们认为英国民主宪政的扩展以及劳工组织的发达，足以促成必要的社会改革，因此排斥马克思阶级斗争及激烈革命的观点，改采民主温和的方式，企图以国家作为推动改革的工具，主张废除土地私有制、实行工业国有化，以及由国家实现各种社会福利。其社会改良思想包括：国家是个理想的、为社会服务的工具；仅靠市场力量进行社会分配是不够的，政府的任务是调整市场制度造成的不公正，以一种集体的精神关心社会的福利和平等。"费边社"认为社会主义是"国家社会主义"，它是"医治有缺陷的工业组织和极端恶劣的财富分配办法所引起的疾病的良药"。费边社会主义有三个基本的价值理念，即平等、自由和互相关怀，平等有利于社会的整合，自由可以使公民实现自己的生活价值和目标，互相关怀能够弘扬利他主义，促进社会和谐。费边社会主义的三个基本价值理念表现出强烈的集体主义倾向，其主要观点首先从社会有机体的理论出发，认为社会中的人应在平等的基础上保持协作关系，贫富收入不宜过分悬殊，强调要提高国民素质必须保证国民基本生活标准；其次从平等、自由、民主、协作与人道主义的社会价值观推论出每个公民都应该享受最基本的文明生活，摆脱贫困，过上具有人的尊严的生活是每个人的权利；最后其认为政府是一种理想的可用来为社会服务的工具，有责任和义务组织各种社会服务，采取各种手段改善国民的社会福利。费边社会主义者由此提出了对现代社会保障制度有着重要影响的主张，如实行国家最低生活标准、对资源进行社会管理、以累进税缩小贫富差别、整顿教育等，这些措施在"费边社"的努力下，通过一个一个的法案落实到了国家立法中。费边主义者还参与协助了英国工党的成立，并成为工党中颇具影响力的会员，对后来英国工党的社会政策产生了直接而深刻的影响。当然，"费边社"的渐进社会主义主张也招致了当时其他一些知识分子的嘲笑，但他们在承受着嘲笑的同时，仍然坚定地朝着与嘲笑者相同的目标前进。

瑞典学派开创了以国家干预实现"充分就业"和"收入均等化"的瑞典社会福利模式，成为独特的"混合经济"的"福利国家"。瑞典学派又称北欧学派或斯德哥尔摩学派，是当代西方经济学的重要流派之一，它产生于19世纪末20世纪初的斯德哥尔摩大学，其代表人物有大卫·达维逊、古斯塔夫·卡塞尔、克努特·维克塞尔、伊里克·林达尔、阿萨·林德伯克等瑞典经济学家。瑞典学派的理论和政策有两个基本点：一是依靠政府的干预，通过宏观经济调节的方式来平抑经济周期的波动，以实现"充分就业"。他们提出了货币均衡论，对经济周期进行了解释，提出了通过调节利息率克服周期波动。二是用收入再分配的方法实现"收入均等化"。他们认为资本主义生产制度是优越的，通过竞争能促进生产，促进资源的合理配置。但资本主义分配制度有缺陷，它必然带来贫富悬殊、阶级对立的状况，因此应对其进行改革。收入再分配的方法主要是利用累进所得税以及转移性支付完善社会福利设施，使社会各阶级、集团之间的收入和消费水平通过再分配趋于均等化，保障国民的最低生活标准，提高国民的生活质量，从而实现收入平等。瑞典学派认为实行"混合经济"具有其优越性，因为私营经济追求的是利润最大化，公营经济注重的是社会公平，通过两者互补，既可以实现经济发展，又可以保持社会安定。"自由社会民主主义"经济制度理论是瑞典福利制度的理论基础，其代表人物是瑞典学派最新一代代表人物阿萨·林德伯克。他认为，瑞典在第二次世界大战后的经济制度，既不属于传统的资本主义制度，也不属于社会主义制度，而是一种特殊的经济制度，即自由社会民主主义经济制度。这一制度的主要内容是，在政治上保留西方的民主制度，在经济上实行国有化、福利国家和市场经济三者结合的制度。这里的"福利国家"，主要是指国家实行收入再分配政策，同时政府负责稳定经济，提供公共服务。早在克努特·维克塞尔的著作中就已出现收入再分配的主张，他认为资本主义经济中各阶层的利益并不总是和谐一致的，而是会发生抵触的，财产分配的不公平就能说明这一点。因此，他说："我们　旦认真开始把经济现象看成一个整体，并为这个整体寻求增进福利的条件，就必然要为无产阶级的利益进行考虑。"他主张改革当时的瑞典经济制度，改善无产阶级的现状，增进全社会的福利。例如，他提出要扩大公共经济成分，由国家执行收入再分配政策，以弥补根据生产要素边际生产力进行初次分配时造成的收入不平等。他同庇古一样，从边际效用递减规律出发来论证收入再分配。庇古从收入的边际效用递减原理得出了国民收入应平均分配的结论。维克塞尔也认为，应当由社会规定适当价格和最低工资，以提高穷人和富人的交换能力，从而增加社会总效用。瑞典学派强调收入和财富分配均等化，主张用累进税率来解决分配问题。他们认为，一个理想的社会应当把福利普遍给予社会的成员，使人人得到幸福。为此，国家应当担负起环境保护、公共产品和劳务的供应、稳定经济、收入和财富的分配等方面的责任。瑞典学派不仅在理论上为福利制度奠定了基础，而且其政策主张在实践上也得到了应用。由此，瑞典成为了世界上第一个走上积极稳定政策道路的国家。第二次世界大战后，瑞典学派的理论和政策主张同凯恩斯主义一样，受到了许多资本主义国家政府和经济学界的日益重视。

凯恩斯主义以需求管理为基础建立了其社会保障经济理论——有效需求理论。针对 1929～1933 年的资本主义世界经济大危机，1936年，英国著名经济学家约翰·梅纳德·凯恩斯在他的代表作《就业、利息和货币通论》一书中，运用总量分析的方法，提出了有效需求不足理论以及相应的国家干预思想。凯恩斯的所谓"有效需求"是指商品的总需求价格与总供给价格相等，即达到均衡状态时的总需求，是一个国家的总需求或总购买力。总供给价格与总需求价格之间关系的变化，决定社会的总就业量。当总需求的价格大于总供给价格时，企业就要扩大生产，增加雇佣工人，社会总就业量就会增加；反之，当总需求价格小于总供给价格时，企业就要压缩生产，裁减在岗工人。这种合理的供求关系体现的就是有效需求。凯恩斯就业理论的基础正是有效需求原理，它可用公式表示为：$Y = C \cdot I$。其中，Y 为社会有效需求；C 为居民有效需求，即消费需求；I 为资本有效需求，即投资需求。凯恩斯认为，社会有效需求不足是由消费需求不足和投资需求不足造成的，而这两者的不足又是由三个心理法则所决定的，即消费倾向法则（收入用于消费的比例）、资本边际效率法则（预期利润率）和流动偏好法则（货币形式保持收入和财富的愿望强度）。消费倾向法则是指消费增长落后于收入增长，从而引起消费需求不足；资本边际效率法则和流动偏好法则是指预期利润率偏低的趋势与利息率不相适应，因而引起投资需求不足。三个心理法则的作用引起投资不足，从而使社会有效需求不足，造成非自愿失业现象的存在。为解决有效需求不足的问题，凯恩斯主张确定经济政策的目标时要刺激需求，才能使资本主义经济实现充分就业。他认为，在经济危机期间，资本家对未来丧失信心，而借贷投资又需支付利息，所以货币政策对刺激需求的作用不大。他提出，政府要积极干预经济，推行扩张性的财政政策，这就要求政府扩大支出，实行赤字财政，即政府的财政政策应从传统的预算平衡思路中解放出来，走向主动的、积极的赤字预算，以刺激社会经济活动，增加国民收入。政府还可以实行适当的通货膨胀政策，即国家通过自己控制的中央银行系统增发纸币，扩大信贷，压低利率。这样做一方面可以使企业家预期纯利润增大，从而加大其投资的欲望；另一方面，纸币流通量的增加会造成物价上涨，这不仅压低了工人的实际工资，相对地也提高了资本的边际效率，加强了投资引诱，而且使人们意识到持有更多的现金是不明智的，于是阻碍投资引诱的"流动偏好"将会越来越小，投资需求便会高涨。除了通过税收政策鼓励资本家投资外，政府还要直接兴办公共工程，扩大社会福利设施规模，增加消费倾向，以达到足够的总需求和实现充分就业，缓解和消除经济危机。在凯恩斯的国家干预思想中，社会保障占有相当重要的地位，他主张通过累进税和社会福利等办法重新调节国民收入分配，还提出消除贫民窟，实行最低工资法，限制工时立法等。他倡导积极国家，反对自由主义的消极国家，强调维护资产阶级民主制度。第二次世界大战以后，凯恩斯宏观经济理论在经济学界占绝对主导地位，成为建立国家的重要思想基础和资本主义各国制定公共政策的主要理论依据。人们把他的《就业、利息和货币通论》誉为经济学中的"凯恩斯革命"，有人甚至把凯恩斯说成是"经济学领域的哥白尼"。在社会保障制度理论方面，凯恩斯主义是一个新的里程碑，它直接推动了第二次世界大战后社会保障制度在全世界范围内建立的进程。

新剑桥学派以维护"凯恩斯革命"的理论正统为己任，在凯恩斯理论的基础上建立并发展了新的收入分配理论。新剑桥学派的主要代表人物有琼·罗宾逊、尼古拉斯·卡尔多、皮罗·斯拉法、卢杰·帕西内蒂等，这些主要代表人物都在剑桥大学任教，但都背离了旧剑桥学派的经济主张，所以称为新剑桥学派。在这些人物中，琼·罗宾逊尤为著名。她早年是凯恩斯的学生，后来又和他长期共事，过从甚密，在学术观点上受凯恩斯的耳提面命，因此，她以凯恩斯的嫡传弟子自居。新剑桥学派首先认为，国民收入分配和再分配的不合理是资本主义生产方式的顽疾；并进一步认为，由于国民收入是由劳资双方的收入构成的，并且工资和利润是对立的，导致了国民收入在工资和利润之间的分配具有不公平性和不合理性。其次，他们否定新古典学派的边际生产力分配理论，把改善资本主义社会收入分配结构、实行收入均等化作为经济政策的首要目标，其他目标均处于从属地位。最后，他们认为，国民收入在工资与利润之间分配的不公平和不合理，只有通过国家干预才能解决。因此，他们主张国家必须采取分配政策，使国民收入再分配趋向合理和公平，使个人收入趋向均等化。这样，就能保持社会经济持续发展。新剑桥学派的具体主张包括以下几个方面：第一，实行累进的税收制度来改变社会各阶层收入分配不均等的状况。累进的税收制度可以对高收入者课以重税，从而在一定程度上消除一些收入不均等的状况。第二，征收高额的遗产税和赠与税，以减少私人财产的大量集中，抑制社会食利者阶层收入的增加。同时，政府还可以通过这一税收方式将得到的财产用于社会公共目标和改善低收入贫困阶层的状况。第三，通过政府财政拨款对失业者进行培训，提高他们的文化程度和技术水平，以便使他们能有更多的就业机会，并能从事收入较高的技术性工作，从而减少部分收入不均的状况。此外，国家还可以通过预算给低收入水平的家庭以一定的生活补贴，增加他们的收入。第四，制定适应经济稳定增长的财政政策，减少财政赤字，逐步平衡财政预算；并根据经济增长率来制定实际工资增长率政策，以改变劳动者在经济增长过程中收入分配的相对份额向不利方向变化的趋势，从而在经济增长过程中逐渐扭转分配的不合理状况。第五，实行进出口管制政策，利用国内资源优势，发展出口产品的生产，以便为国内提供较多的工作岗位，增加国内的就业机会，降低失业率，提高劳动者的收入。第六，政府运用财政预算中的盈余来购买私人公司的股票，把一部分公司股份的所有权从私人手中转移到国家手中，从而抑制食利者阶层的收入，增加低收入家庭的收入。虽然新剑桥学派并没有提出如何建立和完善社会保障制度，但其分配均等化的主张大大促进了社会保障制度的发展，尤其对就业社会保障、社会救济、社会福利的发展和完善起到了很大的推进作用。新剑桥学派的理论对西方国家尤其是欧洲各国的社会保障实践产生了重要的影响，成为其制定社会保障政策的理论依据之一。

2. 经济自由主义

经济自由主义流派分为古典自由主义和新自由主义两大流派。古典自由主义产生于17世纪中叶，主张自由竞争，强调国家不应干预经济，代表人物为亚当·斯密、穆勒等。亚当·斯密在《国民财富的性质和原因的研究》中提出了著名的"看不见的手"思想，认为一个国家最好的经济政策就是经济自由主义，即政府不会干预任何私人经济活动，只需担任好"守夜人"的角色。他认为利己主义是人本性最主要的决定因素，每个人从事一切经济活动的唯一动机就是实现自身利益的最大化。在自由竞争的市场环境中，这种个体追求自身利益最大化的经济行为的集合可以达到社会利益的最大化。因此，亚当·斯密主张对内实行自由竞争，坚持让资本主义经济自行调节，坚决反对重商主义的国家干预政策。古典自由主义的自由放任思想没有充分认识到社会保障的功能与作用，因而反对社会救济，认为贫穷与懒惰有关，济贫行为不是使穷人变富，而是使富人变穷。

新自由主义的主要理论流派有现代货币学派和供给学派等，他们进一步主张市场经济和自由竞争，反对国家干预经济和社会。现代货币学派出现于20世纪50年代的美国，代表人物为密尔顿·弗里德曼，他认为市场的自发力量可以使资本主义经济自然地趋向平衡，而政府干预市场所实行的错误的财政金融政策会造成资本主义经济动荡。他主张实行所谓的"单一规则"货币政策，反对国家通过传统的货币政策调节货币流通量。在社会保障方面，弗里德曼认为市场竞争会带来高效率，如果对低收入者给予"最低生活水平的维持制度"，会挫伤人们的劳动积极性，最终有损自由竞争和效率。因此，弗里德曼反对对低收入者发放差额补助的社会保障制度，但是完全取消这一制度又会遭到社会公众的反对。因此，为了既能救济贫困，又不损害竞争和效率，弗里德曼主张采用负所得税。通过实行这一政策，既能帮助低收入者维持最低生活水平，又不会挫伤人们的工作积极性。

供给学派是 20 世纪 70 年代中期在美国出现的一个反对凯恩斯主义有效需求理论、特别注重供给方面的新自由主义学派。在美国，供给学派有"极端供给学派"和"温和供给学派"之分，极端供给学派的主要代表人物有阿瑟·拉弗、保罗·罗伯茨等。他们企图通过恢复金本位制来紧缩货币供给量，从而降低通货膨胀率；主张对富人减税以刺激其增加储蓄和投资的积极性，对穷人削减福利开支以刺激其工作的积极性，从而增加社会的有效供给和实现政府的预算平衡。供给学派对 20 世纪 80 年代早期美国里根政府的经济政策产生了较大影响，里根的"经济复兴计划"主要就是根据供给学派的论点和主张提出的。因此，西方经济学界有时也把供给学派思想称为"里根经济学"。供给学派在社会保障方面的主要论点有：第一，减税不会加剧贫富悬殊，持久地降低税率，将会刺激储蓄，提高储蓄率，从而增加商品和劳务的供给。商品和劳务供给的增加，将会开辟新的税源，并使税收总额随总产量的增加而增加，财政将会保持收支平衡，一切经济活动将正常地、顺利地进行。减税政策就是长期的经济稳定政策，在他们看来，减税可以使富人更富，但同样能使穷人增加收入，所以那种担心减税有碍于"均等化"的顾虑是没有根据的。减税既可以增进效率（因为富人愿意投资，穷人又愿意加班、兼职），又不会有碍于"公平"（因为失业者有工作可做，穷人能增加收入）。第二，社会福利的税收效果是使选择工作所获得的收入与选择领取救济金所获得的收入数量上非常接近。他们认为社会福利金、社会安全保障、失业补偿金所得转移的社会福利制度，实际上是"鼓励那些不工作的人，打击在工作的人"。如果说失业补偿有任何一点价值的话，并非是它能维持社会总需求，而是它能提供一个绝对的最低所得，使人们不致因不幸遭遇而挨饿。但是，当人们认为依赖失业补偿金为生胜于从事工作为生时，显然这就是对社会福利制度的一个重大扭曲。

新自由主义的社会保障思想和理念概括起来主要有五个方面的内容。第一，崇尚自由，公开反对社会公平和分配正义。他们认为由市场带来的资源分配和财富分配是最为公平和有效的。任何人为的财富分配要求都会导致社会失去前进的动力，任何缩小贫富差距的分配正义主张，都会对个人自由造成极大的危害。第二，强调个人责任和市场作用的发挥，反对国家和政府的干预。在新自由主义者的观念中，自由与责任紧密相连，个人不承担责任，也就意味着丧失了自由。因此，他们呼吁在社会保障制度中为个人责任的发挥尽可能留下空间，反对政府以激进税收之类的再分配手段对个人财富进行重新分配。第三，反对强制性保险，提倡有选择性的保障制度。哈耶克反对将强制性保险运用于国家控制的集权垄断框架之中，因为"它违背了秩序的自由性"。第四，主张削减社会福利，倡导社会保障领域内的竞争。新自由主义者认为，社会福利是"滞胀"形成的主要原因，因此应当减少社会福利。弗里德曼指出，"福利计划的主要祸害是对我们社会结构的影响。它们削弱家庭、降低人民对工作、储蓄和革新的兴趣，减少资本的积累，限制我们的自由。"第五，主张改革福利政策，实行激活性劳动就业政策。在工作日益不稳定、失业增加、贫困范围扩大的情况下，新自由主义者主张实行激活性劳动就业政策。激活性劳动就业政策的核心是，通过改革社会保障制度、严格失业保障资格申请、缩短失业保障期限、降低失业保障水平，并将保护性劳动就业政策与积极就业政策相结合等方式，"激活"失业者，促使他们积极地重返劳动力市场，以工作代替福利。

3. 中间道路学派

中间道路理论产生于 20 世纪 20 年代。1938 年，麦克米兰在《中间道路》中提出"自由市场和政府的联合可以使效率和平等达到最大化"，这成为中间道路学派的理论基础，并被吉登斯进一步发展。

中间道路学派，介于国家干预主义与经济自由主义之间，既不支持民主社会主义学派的主张，也不同意完全的自由放任；反对集体主义，但不反对国家干预主义，其理论代表人物是安东尼·吉登斯。中间道路学派主要理论思想曾在英国布莱尔首相时期、德国施罗德总理时期、美国克林顿总统时期予以实践，其在新自由主义和反思凯恩斯主义的基础上，将传统的社会民主主义与新自由主义相结合，兼顾国家与市场、供给与需求、公平与效率、权利与义务的相互平衡，构建新的社会经济发展模式。

中间道路学派有三个基本观点：一是他们强调市场自由和政府干预之间以及经济政策与社会政策之间的平衡。麦克米兰等主张在市场自由与国家干预的平衡问题上，个人主义与集体主义都是极端思想，介于两者之间的政策更能适合社会发展需要，即国家干预与一定程度上的竞争相结合。经济政策与社会政策彼此不应凌驾于对方之上，而是社会政策需要经济政策的支持、社会政策也应当为经济政策服务。二是在以维护社会稳定为目的、支持再分配方面，中间道路学派认为人是社会性的，只有在社会中个人才能实现自己的价值，社会的整体性必须受到重视。当个人遭受痛苦时，国家必须想办法减少和消除这些痛苦。因此，在市场体系中，国家就应当进行必要的干预。三是中间道路学派倡导政府参与下的福利经济多样化。国家提供的福利虽然促进了社会的公平，但可能会造成垄断和服务的低效率，因此主张私营部门和志愿组织加入，以实现社会服务的多样化及效率和质量的提升。

（二）现代养老保障体系理论

自 20 世纪 50 年代开始，经济学家和社会学家对养老保障体系的研究兴趣日益浓厚，因而出现了诸多关于现代养老保障体系理论的经典文献。20 世纪 80 年代以前，对养老金制度的研究集中于养老金制度的变迁，主要分析非经济因素特别是政治因素在养老金制度变迁中的作用。而 20 世纪 80 年代以后，对养老金制度的研究开始转向养老金制度安排的经济绩效，如养老金制度对储蓄、经济增长、收入再分配以及劳动力市场等诸多方面的影响。

1. 政府责任在养老保障制度发展中的作用

社会养老保障制度的建立确定了政府在本国公民防范养老风险中的重要职责与地位。政府一方面需要在立法上给予支持，明确建立强制性公共养老金制度的合法性，并保障本国公民在年老以后能获得一定收入的权利；另一方面需要在资金、管理、政策等诸多部分给予支持。在不同财政思想的指导下，政府在社会养老保障制度中的责任边界是不同的，从而形成了社会保险型、福利国家型和个人储蓄型三种类型的养老保障模式。社会保险型养老保障模式的核心是养老保障的责任将由政府、企业和个人三方承担，通过设立有效机制确定三者之间的责任、权利与利益的关系，注重权利与义务的对等，以实现养老风险的有效分担，达到有效养老保障的目的。政府在这种养老保障模式中的作用主要是确保老年人口获得一定水平的养老保障，当出现收不抵支时，政府也有义务进行财务补贴，同时根据宏观社会经济环境的变化适时调整养老保障的相关制度和政策。社会保险型养老保障模式是当今世界的主流模式，采用该模式的代表国家有德国、日本、美国等。福利国家型养老保障模式的核心是政府必须承担本国公民的养老保障责任，不注重权利与义务的对等，而是在"普遍性原则"和"均等性原则"下实行普惠式补助，这些资金基本来源于国家的一般性税收收入。这种养老保障模式曾在欧洲福利国家中被广泛运用，但随着人口老龄化的迅速发展和宏观经济社会环境的快速变化，越来越多的欧洲福利国家开始对其进行改革。个人储蓄型养老保障模式的核心是建立个人养老储蓄账户，由企业和雇员进行缴费，养老金水平取决于个人账户缴费和投资运营的积累规模。这种模式的缺点在于参与者是用个人账户进行积累，从而不能在参与者之间进行收入的再分配，也不具备"共济"的社会保险功能。

一般而言，政府对养老保障制度的作用体现在以下几个方面：一是政府通常需要承担养老保障体系中公共养老保险计划的最终责任，因为公共养老保险计划一般是政府社会政策的直接体现，是一种社会稳定机制；二是政府需要根据本国国情选择合适的养老保障模式，以防出现不当的养老保险政策，因为养老保险制度是一项极其复杂的社会系统工程，涉及面极广，会对政治、经济和社会的稳定发展产生重要影响；三是政府需要提供养老保险基金投资运营的条件，使养老保险基金能够保值增值，同时又不扰乱、冲击现有金融体系，这些条件包括金融机构运用养老保险基金的权利、健全的养老保险基金投资法规、有效的养老保险基金投资政策、完善的资本市场和金融市场等；四是政府需要根据本国国情选择合适的养老保险制度监管模式，尤其是养老保险基金的投资监管模式，以防范养老保险基金运行风险和确保人们预期的退休收入；五是政府需要创造有利的内外部环境来保障养老保险制度的长期稳定。

2. 现收现付制与基金制的筹资模式

养老保险基金的筹资模式一般存在现收现付制和基金制两种基本的制度安排。现收现付制是以同一时期在职的一代人所缴的费用来支付已经退休的一代人的养老金的制度安排。它通常在一个较短时期内实现收支平衡，即本预算期内的养老保险收入仅满足本预算内的养老保险给付需要。这种制度通常由国家运营，其本质是国家承诺兑现养老金的契约规则。在现收现付制下，即使国家有能力也无须积累养老金资产，这种制度通过向工作的一代征税来支付退休一代的养老金。世界上绝大多数国家都采用了这种筹资模式。不管是在实际工资增长率和市场利率外生的小型开放经济中，还是在实际工资增长率和市场利率内生的封闭经济中，现收现付制的养老金制度安排总是存在在代际中达到帕累托最优配置的可能，因而从收入再分配分析，现收现付制实质是代际再分配，追求的是短期横向收支平衡。这一模式有以下优点：一是实行代际再分配可以较好地维护社会公平，有利于维护低收入者的利益；二是积累较少，避免了积累制下管理基金带来的一系列问题，包括管理成本高、保值增值压力大等。但是此模式的缺点在于只考虑短期收支平衡，当老龄化严重时，在职一代的缴费压力会比较大，缴费负担重时会出现少缴欠缴拒缴的情况。收不抵支时需要财政补贴，情况严重时会给财政带来较大的压力。

基金制是雇员在工作期间将一部分劳动收入交至一只基金，该基金在雇员退休后，以雇员所缴的费用以及投资所得的收益向雇员兑现当初的养老金承诺。它通常在相当长时期内实现收支平衡。从收入再分配分析，基金制实质是"同代自养"，追求的是长期纵向收支平衡。这一模式的优缺点与现收现付制刚好相反。它可以抵御人口老龄化的冲击，还可以激励在职人员多缴费储蓄养老金，也不会给财政带来养老负担。其缺点也很明显，它在注重效率时忽视了社会公平，导致低收入者的老年生活没有保障。数目庞大的储蓄资金会面临利率变化、通货膨胀、经济波动等管理风险。

3. 待遇确定型和缴费确定型的养老金给付方式

根据养老保险金给付的确定方式，养老保险制度通常包括待遇确定型和缴费确定型两种基本制度安排。待遇确定型的给付方式，又称既定给付制，是指养老保险计划的发起人做出承诺，根据养老保险计划参与者加入养老保险计划的年数和工资收入水平预先确定其退休后的养老金收益水平，再依照精算平衡原理确定其缴费水平。它具有以收定支、初始无基金、养老金待遇与工薪收入相关联、发起人承担最终风险、精算定成本、待遇调整灵活、易被已参与者接受等特点。待遇确定型养老保险计划一般是由政府或企业做出养老金收益水平承诺，按照某个特定的精算公式将养老金水平与工作期间的工资水平、缴费年限联系起来，因而这个计划的财务风险将由发起者承担。

缴费确定型的给付方式，又称既定缴费制，是指经过预测，确定一个缴费标准，这个标准相对比较稳定，然后按照这个标准筹集养老保险基金，完全或部分存入参与者的个人账户，基金逐渐积累并获得投资收益，在参与者退休后，以其个人账户中的缴费金额以及投资收益的积累值作为养老金。它具有机理简单、养老金给付与缴费和投资收益相关联、参与者自担风险、透明度高、易被接受等特点。

4. 政府集中型管理和私营竞争型管理的基金管理模式

政府集中型基金管理模式是指政府部门或其委托的公共管理部门负责养老保险基金的管理。一般而言，依照国家立法推行的公共养老保险计划的基金多采用政府集中型基金管理模式。它的优点在于：一是具有规模经济效应，可以降低成本；二是能够兼顾社会公平，有利于实现养老保险制度的生活保障和收入替代的双重目的；三是能够降低市场竞争的成本，最大限度地实现国家的社会经济发展目标。当然政府集中型基金管理模式也存在不少弊端：一是容易引起渎职和效率低下；二是易受制于政治压力，将基金主要投资于低收益的政府债券或国有企业贷款，甚至在通货膨胀时期会导致实际收益率为负值，基金亏损最终有可能转移给社会。

私营竞争型基金管理模式是指由私营的基金管理机构运用市场机制管理养老保险基金，同时接受政府的监控。通常补充养老保险项目如企业年金计划、个人储蓄性养老保险计划等多采用此种基金管理模式。私营竞争型基金管理模式的优点在于：一是可以通过市场竞争带来高收益，私营的基金管理机构能够避免政府由于政治因素做出的不明智投资决策，同时相互竞争的市场能够促使基金管理机构从委托人利益最大化出发，达到最佳的资金配置和获得较高的投资收益；二是这种市场化投资能够促进金融市场的发展，它能增加金融市场的资金供给、稳定金融秩序、促进金融创新、加速金融深化等。当然私营竞争型基金管理模式也存在一些不足：一是市场竞争的加剧会导致基金管理更为复杂，相应的管理成本也会增加；二是丧失了政府集中型投资管理的经济规模效应；三是缺乏具有远见的投资策略，从而给未来带来更大的不确定性。

二、中国养老保障体系的思想与实践

中国养老保障体系的思想与实践，总体上和中国社会保障的思想与实践几乎一致。我国是社会主义国家，历代中央领导集体关于社会保障的思想是在以马克思主义社会保障思想为指导，同时勇于推进实践的基础上形成的。

（一）马克思和恩格斯、列宁关于社会保障的思想和论述

1. 马克思和恩格斯关于社会保障的思想和论述

马克思和恩格斯关于社会保障的思想，形成于资本主义发展初期和社会保障事业的萌芽阶段，奠定了社会主义社会保障的基本思想。马克思指出，"在不变资本的再生产过程中，从物质方面来看，总是

处在各种使它遭到损失的意外和危险中（此外，从价值方面来看，由于劳动生产力的变化，这个不变资本有可能贬值）。因此，利润的一部分……必须充当保险基金"。① 这一思想从自然灾害和意外事故对生产资料造成损失的角度揭示了社会保障制度中建立保险基金的必要性。恩格斯在他的《反杜林论》中指出，"劳动产品超出维持费用而形成的剩余，以及生产基金与后备基金从这种剩余中形成的积累，过去和现在都是一切社会的、政治的、智力的继续发展的基础"。从促进未来社会稳定发展、政治安定、国民教育的角度阐述社会保障后备基金存在的必要性。此外，恩格斯还在《共产党在德国的要求》中提出，应"建立国家工厂，国家保证所有的工人都有生活资料，并且负责照管丧失劳动力的人"。② 这表明在对生产资料建立保障制度的同时也需要对劳动者建立保障制度。

关于社会保障基金的来源，马克思和恩格斯论述颇多。马克思在《哥达纲领批判》中写到，社会产品分配前需做三项扣除："第一，用来补偿消费掉的生产资料部分；第二，用来扩大再生产的追加部分；第三，用来偿付不幸事故、自然灾害等的后备基金或保险基金。"③ 剩余的社会总产品在个人消费品分配之前还必须扣除："第一，和生产没有关系的一般管理费用；第二，用来满足公共需要的部分，如学校、保健设施等；第三，为丧失劳动能力的人设立的基金。总之，就是现在属于所谓官办济贫事业的部分。"以上观点从社会产品分配的角度阐述了社会保障基金的来源。马克思认为"保险必须由剩余价值补偿，是剩余价值的一种扣除"。恩格斯也指出，"防止'损失'的保险费确实是从剩余价值中提取的，但它算在利润之外"。这说明保险基金最终来源于社会剩余劳动所创造的剩余产品或剩余价值。社会保障基金的规模取决于社会剩余产品的价值量和社会保障物品的可供量，既不阻碍社会生产力的发展，又能实现社会保障的功能。

---

① 马克思.资本论（第三卷）［M］.北京：人民出版社，1975：990.

② 马克思，恩格斯.马克思恩格斯全集（第5卷）［M］.北京：人民出版社，1958：4.

③ 马克思.哥达纲领批判［M］//中共中央马克思恩格斯列宁斯大林著作编译局.马克思恩格斯选集（第三卷）.北京：人民出版社，1966.

马克思还指出，"补偿风险的保险费，只是把资本家的损失平均分摊，或者说，更普遍地在整个资本家阶级中分摊"，"这种基金是收入中既不作为收入来消费，也不一定用作积累基金的唯一部分。它是否事实上用作积累基金或者只是用来补偿再生产上的短缺，取决于偶然的情况"。这表明资本主义的保险制度具有"分摊损失"和"补偿损失"两大职能。

马克思和恩格斯尽管未对共产主义理想社会构建完整的社会保障模式，而仅是在对旧社会的批判中发现了新世界，但是对社会保障模式有所预见。恩格斯写到，"通过社会生产，不仅可能保证一切社会成员有富足的、一天比一天充裕的物质生活，而且还可能保证他们的体力和智力获得充分的、自由的发展和运用"。这里的"一切社会成员有富足和充裕的物质生活"就是指"共同富裕"，从而表明共产主义社会保障的目的是实现共同富裕，促进人的自由从而使人全面发展。共产主义社会的社会保障资金来源于劳动人民创造的社会财富，取之于民并用之于民。社会主义社会保障的价值取向是维护社会公平。马克思也指出，"生产者的权利是同他们提供的劳动成比例的，平等在于以同一尺度的劳动来计算"。平等以劳动作为尺度，而社会保障属于再分配环节，因而需更加注重公平使其既满足劳动者需要，又保障失去劳动能力者的基本生存需求。

2. 列宁关于社会保障的思想和论述

社会保障是一项社会化的事业，必然需要有一定的责任主体使社会保障实现其功能的社会化，列宁在研究了马克思和恩格斯社会保障思想的基础上提出了国家责任主体说。他提出，"最好的工人保险形式是国家保险，这种保险是根据下列原则来建立的：（一）工人在下列一切场合（伤残、疾病、养老、残疾；还有怀孕和生育；养育者死后所遗寡妇和孤儿的抚恤）丧失劳动能力，或因失业而失掉工资时国家保险都给工人一保障；（二）保险要包括一切雇佣劳动及其家属；（三）对一切保险者都要补助全部工资的原则予以补助，同时一切保险费都由企业主和国家负担；（四）各种保险都由统一的保险组织办理，这种组织应该按区域或被保险者完全自理的原则建立"。这些关于社会保障的论述在实质上表明国家需义不容辞地承担社会保障责任。苏联是世界上第一个社会主义国家，列宁将此思想运用于其社会保障实践，亲自签署和审批了100条有关社会保障的法令，创建了最初的社会主义保障制度。

（二）毛泽东时期、邓小平时期的社会保障思想及其实践

1. 毛泽东时期的社会保障思想及其实践

毛泽东在新民主主义革命时期曾指出，"在新民主主义的国家制度下，将采取调节劳资间利害关系的政策。一方面，保护工人利益，根据情况的不同，实行八小时到十小时工作制以及适当的失业救济和社会保险，保障工会的权利；另一方面，保证国家企业、私人企业和合作社企业在合理经营下的正当盈利，使公私、劳资双方共同为发展工业生产而努力"。① 随后，东北行政委员会颁布的《东北公营企业战时暂时劳动保险条例》为新中国成立后的社会保险制度的建立积累了一定的理论和实践经验。毛泽东将失业看作是资本主义产物，因此我国在社会主义改造时期曾短暂实行了企业的失业救济制度。新中国成立后颁布的《中华人民共和国劳动保险条例》以及社会救济、社会福利和优抚安置等一系列法律法规初步确立了我国的社会主义保障制度。

毛泽东时期社会保障思想及其实践的主要特点有：社会保障的价值取向是社会公平，并且其得到充分肯定，社会保障的对象是国有企业职工，社会保障的主要形式是社会救济，社会保障的资金来源于国家和国有企业。由于20世纪60年代后期到70年代《中华人民共和国劳动保险条例》被认为是腐蚀工人的修正主义条例，社会保障事业一度陷入混乱，研究也一度被忽视。

2. 邓小平时期的社会保障思想及其实践

随着"文化大革命"的结束以及改革开放的推进，邓小平1987年10月13日发表的《我们干的事业是全新的事业》一文在分析农村改革时曾指出，"这一次改革首先是从农村开始的。占全国人口百分

---

① 毛泽东. 毛泽东选集（第三卷）[M]. 北京：人民出版社，1991：1082.

之八十的农民连温饱都没有保障，怎么能体现社会主义优越性呢？"①
这一思想表明，温饱保障是最基本的社会保障，是彰显社会主义优越
性的最基本体现，奠定了社会保障在社会主义建设中的地位和作用。
随后，邓小平在1992年"南方谈话"中的"社会主义的本质是解放
生产力，发展生产力，消灭剥削，消除两极分化，最终达到共同富
裕"的发言表明我国需要建立一个不依赖于市场的社会保障制度，以
缩小社会成员间的差距并保障社会成员生存，最终实现共同富裕。

邓小平时期社会保障思想及其实践的主要特点有：最基本的社会
保障是温饱保障；社会保障的对象也包括私营企业职工；社会保障的
形式除了社会救济外，还包括社会保险、社会福利、优待抚恤等；社
会保障的主要资金来源加入了社会渠道。但由于以邓小平为核心的领
导集体处于我国从计划经济体制向市场经济体制转变的改革时期，国
家政策相对集中于经济改革方面且企业破产较少，有关社会保障方面
的实践与研究稍显不足。

（三）江泽民时期的社会保障思想及其实践

江泽民时期的社会保障思想及其实践是以江泽民为核心的中央领
导集体对马克思主义社会保障思想进一步发展的成果。从1989年政
府工作报告的"继续进行社会保险和社会保障制度改革的试点"到
2003年政府工作报告的"社会保障体系框架基本确立"，我国社会保
障事业的发展极为迅速，加之同时期国有企业的改革与社会主义市场
经济体制的建立，此阶段形成的社会保障制度具有鲜明的时代特性，
可以从以下几个方面对其进行归纳与总结：

1. 社会保障的性质与作用

20世纪90年代是我国经济体制改革的关键时期，其中心环节是
国有企业改革。为了推进国有企业的改革和发展，中央领导集体提出
协调推进各项配套改革的指导方针，健全社会保障体系是其中一项。
1993年，《中共中央关于建立社会主义市场经济体制若干问题的决
定》提出，"建立多层次的社会保障体系，对于深化企业和事业单位

---

① 邓小平. 邓小平文选（第三卷）［M］. 北京：人民出版社，1993.

改革，保持社会稳定，顺利建立社会主义市场经济体制具有重大意义"；1997年，政府工作报告指出，"积极推进社会保障制度改革，这是经济体制改革的重要组成部分，也是深化企业改革的必要条件"；1998年，政府工作报告指出要"加快职工基本养老保险、医疗保险、失业保险等社会保障制度的改革，为国有企业改革和经济结构调整创造条件"；2000年，朱镕基在《加快完善社会保障体系切实保证国家长治久安——在进一步完善社会保障体系座谈会上的讲话》中提到，"加快完善社会保障体系，有利于解除职工群众的后顾之忧，改善居民对改革的心理预期，扩大即期消费，促进经济持续快速增长"；以及2003年，以江泽民为核心的中央领导集体在最后一次政府工作报告中总结得出，"实践表明，中央关于国有企业改革和促进再就业、加强社会保障体系建设的一系列方针政策是正确的，是相互配套的完整体系，只有全面贯彻执行，才能保证国有企业改革目标的实现，"这显示此阶段的社会保障是为深化改革、调整结构、促进发展提供有力保障。

随着国有企业改革的顺利进行和民众对社会保障认识的不断深化，社会保障的作用从配合国有企业改革进一步扩展到构成社会主义市场经济体制的框架。1993年提出的"建立多层次的社会保障制度，为城乡居民提供与我国国情相适应的社会保障制度，促进经济发展和社会稳定，构成社会主义市场经济体制的框架"以及2000年提出的"完善的社会保障制度是社会主义市场经济体制的重要支柱，关系改革、发展、稳定的全局"的思想将社会保障制度的重要性提升到构成社会主义市场经济体制的重要支柱之一的高度。

1998年，江泽民发表了关于社会保障的重要讲话，其中指出，"社会保障，是一个很重要的经济和社会问题。社会保障的主要作用，是帮助人们降低生活和工作中可能遇到的风险，保障社会成员的基本生活，增强他们的生活安全感"，至此，中央领导集体对社会保障的理念再次转变，社会保障的作用从单纯的经济层面扩展到整个社会层面。2000年，政府工作报告提出要"坚持把提高人民生活水平作为根本出发点。不断改善城乡人民生活，既是我们发展经济的根本目的，也是扩大内需、促进经济持续增长的迫切需要。加快完善社会保障制度，这是关系改革、发展、稳定全局的大事"。这表明完善社会保障制度是为了改善城乡人民生活质量，促进经济发展和社会稳定，实现提高人民生活水平的目标。

社会保障的重要性日渐突出，建立什么样的社会保障制度，使其发挥什么样的作用成为关键。1993 年政府工作报告提出"要逐步形成适应我国现阶段生产力水平的社会保障体系"和"社会保障政策要统一，管理要法制化，社会保障水平要与我国社会生产力发展水平以及各方面的承受能力相适应"；1996 年提出"初步形成适合我国国情的社会保障制度"；2000 年提出"加强社会保障体系法制建设，要依法规范和管理社会保障工作，要加大执法力度，同时要进一步加快社会保障立法进程，将社会保障体系建设纳入规范化、制度化、法制化的轨道"和"社会基本保障的标准要与经济发展水平以及各方面的承受能力相适应"；以及 2002 年提出"建立健全同经济发展水平相适应的社会保障体系，是社会稳定和国家长治久安的重要保证"。社会保障制度的建立必须适应现阶段的生产力水平、必须适应同时期的经济发展水平、必须适应我国的国情状况、必须适应各方面的承受能力，同时社会保障政策需统一，管理需法制化，如此才能保证社会稳定和国家长治久安。

2. 社会保障体系的内容

健全的社会保障体系既会对保障广大职工的基本生活起到重要作用，也会对一个国家的经济发展和社会稳定产生直接影响，但完善的社会保障体系并不能一朝一夕成形，需随着对其认识的不断提高、社会经济的持续发展逐步完善。1993 年，我国对社会保障体系的理解为，"社会保障体系包括社会保险、社会救济、社会福利、优抚安置和社会互助、个人储蓄积累保障"；随后 1996 年提出"'九五'期间要加快养老保险、失业保险和医疗保险制度改革，发展社会救济、社会福利、优抚安置、社会互助、个人积累等多层次的社会保障"；1997 年提出"建立社会保障体系，实行社会统筹和个人账户相结合的养老、医疗保险制度，完善失业保险和社会救济制度"；2001 年提出

"要积极推进改革,逐步形成独立于企业事业单位之外、资金来源多渠道、管理服务社会化的有中国特色社会保障体系",至此具有中国特色的社会保障体系含义基本确立。

1991年提出"研究解决其他经济成分职工的养老保险问题,建立健全待业保险、医疗保险、工伤保险等社会保障制度,继续做好社会福利、社会救济和优抚等工作,贯彻落实残疾人保障法";1992年提出"积极建立待业、养老、医疗等社会保障制度,努力推进城镇住房制度改革";1995年提出"以养老和失业保险为主要内容的社会保障体制改革"和"要扩大城镇社会保险的覆盖范围,国有、集体、私营和股份制企业职工以及外商投资企业的中方职工和个体工商业者,都要参加保险";1998年提出"全国初步建立起统一的企业职工基本养老保险制度,要加快建立城市贫困居民的最低生活保障制度";2001年提出"健全失业保险制度,逐步实现国有企业下岗职工基本生活保障和失业保险并轨"。在当时的条件下"确保国有企业下岗职工基本生活费和离退休人员基本养老金按时足额发放,任何地方都不得发生新的拖欠"和"完善和规范社会基本养老保险制度、下岗职工基本生活保障和失业保险制度、城市居民最低生活保障制度",这"两个确保"和"三条保障线"构成了中国特色社会保障制度的重要组成部分,在维护社会稳定、保障改革开放和经济建设中做出了诸多贡献。

3. 社会保障基金的筹集与管理

朱镕基2000年曾指出"进一步完善社会保障体系,关键在于增加社会保障基金来源,并建立稳定、可靠的资金筹措机制",说明完善社会保障体系的关键在于社会保障基金充裕、来源稳定可靠,同时这也是建立新型社会保障体系不可或缺的基础条件。1993年中央领导集体提出"按照社会保障的不同类型确定其资金来源和保障方式。城镇职工养老和医疗保险金由单位和个人共同负担,失业保险制度保险费由企业按职工工资总额一定比例统一筹交",提倡建立统一的社会保障管理机构,1995年提出"城镇基本养老保险实行社会统筹基金和个人账户相结合"的模式。1996年城镇职工养老和医疗保险金加入了国家共同负担。2000 年朱镕基提出"依法扩大社会保障覆盖范围，提高收缴率；缴社会保险费，在这个基础上才能分配企业利润；进一步调整财政预算支出结构；通过资本市场变现部分国有资产；国家发行社会保障长期债券；增加彩票发行"等多种增加社会保障基金来源的方式。2001 年提出"在城镇强制推行以养老、失业、医疗为重点的社会保险"等既是增加社会保障资金的重要途径，又是建立新社会保障体系的重要条件。此外，中央和地方各级财政预算要适当调整支出结构，提高社会保障的支出比例。

江泽民时期的社会保障基金处于粗略管理阶段，1995 年提出"务必把已筹集到的社会保险金管好用好"，2000 年提出"健全社会保险基金的监管和保值增值机制。社会保险基金收缴、支付及营运要规范化、制度化，做到公开、透明、安全。同时，还要考虑如何使社会保障基金通过投资运作实现保值增值"，开始在管好、用好的基础上进行保值增值，并提议成立国家社会保障基金，设立理事会，负责资金筹集、账户管理和基金保值增值。2000 年 8 月，党中央、国务院决定建立"全国社会保障基金"，同时设立"全国社会保障基金理事会"，负责管理运营全国社会保障基金。全国社会保障基金是中央政府集中的社会保障资金，是国家重要的战略储备，主要用于弥补今后人口老龄化高峰时期的社会保障需要。

（四）胡锦涛时期的社会保障思想及其实践

胡锦涛时期的社会保障思想及其实践是党的十六大以来，以胡锦涛为核心的中央领导集体在马克思和恩格斯、列宁、毛泽东、邓小平、江泽民时期的社会保障思想及其实践基础上形成的最新成果，是胡锦涛时期社会建设理论的重要组成部分，主要内容大致分为以下几个方面：

1. 明确社会保障的重要性，进一步提高社会保障认识

社会和谐是中国特色社会主义的本质属性，社会公平正义是社会和谐的基本条件，制度是社会公平正义的根本保证。社会保障是保障人民生活、调节社会分配的一项基本制度。2004 年 3 月 5 日，第十届全国人民代表大会第二次会议通过的宪法修正案将"国家建立健全同

经济发展水平相适应的社会保障制度"写入宪法,社会保障制度至此有了宪法依据。党的十七大报告指出"社会保障是社会安定的重要保证",温家宝总理 2008 年的政府工作报告指出要"更加注重社会建设,着力保障和改善民生;建立和完善覆盖城乡的社会保障体系,让人民生活无后顾之忧,直接关系经济社会发展,是全面建设小康社会的一项重大任务"。这表明健全覆盖城乡居民的社会保障体系,凸显"保障和改善民生"理念,是保障人民基本生活、实现和谐社会、全面建设小康社会的重要基础和支柱,是以胡锦涛为核心的中央领导集体"执政为民"理念的出发点和落脚点,也是胡锦涛关于社会保障的根本价值取向。"社会保障水平必须与生产力发展水平相适应"是马克思主义社会保障思想的重要原则之一。温家宝在 2004 年的政府工作报告中提出"建立与我国国情相适应、与经济发展水平相适应的社会保障体系,是一项重要而艰巨的任务";胡锦涛在 2006 年的《全面贯彻落实科学发展观,推动经济社会又快又好发展》中也指出,"要根据本地经济发展水平,确定社会保障水平,逐步扩大社会保障的覆盖面,形成经济发展和社会保障相互促进的良好局面",说明社会保障发展、当前国情状况和经济发展水平三者相互制约,只有坚持适度发展原则才能有效促进三方平衡发展。随着社会保障对促进经济发展和社会建设的重要性愈加突出,对社会保障的认识也将不断提高。

2. 扩大社会保障范围,创新社会保障制度,实现"以人为本"

党的十八大报告指出"必须更加自觉地把以人为本作为深入贯彻落实科学发展观的核心立场,不断实现发展成果由人民共享、促进人的全面发展",这说明国家所取得的发展成果,也应由社会成员共享和普遍受益。随着经济社会的不断发展和社会保障体系的不断完善,我国社会保障的覆盖面持续扩大,纳入社会保障范围的社会群体不断增加。2006 年提出"特别要做好外资、私营等非公有制企业和城镇灵活就业人员的参保工作";2009 年提出"重点做好非公有制经济从业人员、农民工、被征地农民、灵活就业人员和自由职业者参保工作";2011 年提出"将国有企业、集体企业'老工伤'人员纳入工伤保险制度,将孤儿养育、教育和残疾孤儿康复等纳入财政保障范围"。与此同时，社会保障制度类型也不断创新，这对促进社会公平、构建和谐社会具有重大而深远的意义。2007年在全国范围建立农村最低生活保障制度，就是加强"三农"工作、保障城乡困难群众基本生活、构建和谐社会的一项重大举措。2006年政府工作报告提出"加快建立适合农民工特点的社会保障制度，重点推进农民工工伤保险和大病医疗保障工作"。2008年提出"规范发展企业年金制度；重点完善城乡居民最低生活保障制度，建立与经济增长和物价水平相适应的救助标准调整机制"。2009年提出"完善基本养老保险制度，继续开展做实个人账户试点，全面推进省级统筹。制定实施农民工养老保险办法"。2011年提出"建立企业退休人员基本养老金正常调整机制，积极推进机关和事业单位养老保险制度改革"。2012年提出"实现新型农村社会养老保险和城镇居民社会养老保险制度全覆盖"以及2012年十八大报告提出"整合城乡居民基本养老保险和基本医疗保险制度；建立市场配置和政府保障相结合的住房制度，加强保障性住房建设和管理，满足困难家庭基本需求"等。这表明不同类型保障制度的提出与实施都是以人为本，以保障和改善民生为重点，不断在病有所医、老有所养、住有所居上持续取得的新进展。

3. 充实社会保障基金，提高社会保障待遇

充裕的社会保障基金是社会保障功能得以实现的关键环节。尽管近年来我国财政对社会保障基金的投入不断加大，但由于人口老龄化加快和养老保险个人账户大部分空账运行，给社会保障长期资金的收支平衡和基金保值增值造成巨大压力，因此拓宽社会保障基金来源，实现其保值增值显得尤为重要。2006年的政府工作报告仅提出"多渠道筹集和积累社会保障基金。完善社会保险费征管方式，提高基金征缴率。强化社会保障基金、住房公积金等社会公共基金的监督管理，严禁侵占挪用"。2009年改为"多渠道增加全国社会保障基金，切实加强社会保障基金监管，保证基金安全"。至2012年变为"多渠道增加社会保障基金，加强社会保险基金、社会保障基金投资监管，实现保值增值"。社会保障基金的管理理念逐步升华，从"严禁侵占挪用"发展到"保证基金安全"再到现行的"实现保值增值"。社会保障待

遇的基准也不断提高，2009 年政府工作报告提出"继续提高失业保险金和工伤保险金标准。进一步提高城乡低保、农村五保等保障水平，提高优抚对象抚恤和生活补助标准"，2012 年提出"增加企业退休人员基本养老金，提高基本医疗保障水平和管理服务水平"等。

4. 完善社会保障体系，强化社保服务功能

社会保障体系是一个具动态特征的体系，会随着对社会保障认识的提高、经济社会发展水平以及执政理念的转变趋于完善。党的十七大报告提出的"要以社会保险、社会救助、社会福利为基础，以基本养老、基本医疗、最低生活保障制度为重点，以慈善事业、商业保险为补充，加快完善社会保障体系"的表述是关于社会保障体系最为全面的论述。2006 年政府工作报告又提出要"健全城市居民最低生活保障制度、城乡医疗救助制度、城市生活无着的流浪乞讨人员救助制度"，"完善城市低保、农村五保供养、特困户救助、灾民救助、城市生活无着的流浪乞讨人员救助等制度"。2010 年提出"加强残疾人社会保障和服务体系建设，进一步落实好扶残助残的各项政策"。2011 年提出"发挥商业保险在完善社会保障体系中的作用。大力发展慈善事业"。2012 年提出"加强城乡低保和社会救助工作，加快发展社会福利事业和慈善事业"，这都显示了社会保障体系正在逐步健全与完善。现阶段，社会保障的建立与完善是在以"科学发展观"为指导，坚持以人为本的原则，"发展为了人民、发展依靠人民、发展成果由人民共享"的理念下展开的，如何加强社保服务能力，真正做到社会保障发展为了人民是重点。2007 年提出"健全社会保障经办管理体制，建立更加便民快捷的服务体系"。2008 年提出"加快省级统筹步伐，制定全国统一的社会保险关系转续办法"。2011 年提出"城镇职工基本养老保险实现省级统筹，实施养老保险关系跨省转移接续办法，加快推进社会保障管理信息化"。2012 年提出"加强各项社会保障制度衔接。加强社保服务能力建设，有条件的地方可对各类社保经办机构进行整合归并，有些服务可委托银行、商业保险机构代办。加快全国统一的社会保障卡发放"等。这都体现了强化社保服务和社会保障制度衔接的重要性。

胡锦涛时期的社会保障思想及其实践是在综合考虑我国当前国情和经济发展水平的基础上，继承和发扬前人经验，在创造性地提出的科学发展观的指导下，形成的以人为本，科学、合理的社会保障发展思想及其实践。我国社会保障体系的建设方针从2008年的"广覆盖、保基本、多层次、可持续"改为2012年的"全覆盖、保基本、多层次、可持续"，"广"变"全"的一字之改显示了对社会保障理念的重大转变和对社会保障权益的进一步确认。社会保障制度的功能也从上届政府1993年提出的"建立多层次的社会保障体系，对于深化企业和事业单位改革，保持社会稳定，顺利建立社会主义市场经济体制具有重大意义"转变为2006年提出的"完善社会保障制度，保障群众基本生活"，至2012年又改为"社会保障是保障人民生活、调节社会分配的一项基本制度"，对社会保障制度的功能认识有了新的高度，其功能不仅仅是配合企业和经济体制改革、保障群众基本生活，还有保障人民生活、调节社会分配，并且成为一项基本制度。同时，开始实行新型农村社会养老保险，改变过去农民养老以家庭保障为主，与社区扶持相结合的方式。此外，明确社会保障重要性、扩大社会保障范围、创新社会保障制度、充实社会保障基金、提高社会保障待遇、完善社会保障体系和强化社保服务功能都是胡锦涛关于社会保障思想和论述在科学性与创新性方面的重要体现。

三、养老保障体系的概念及其发展

（一）养老保障体系的概念

养老保障是管理养老风险的制度安排，旨在抵御养老风险和保障公民老有所养。养老保障体系就是一个由各个层次的诸多项目或制度构成的以实现养老保障为目的的整体。一般而言，养老保障体系主要包括养老保险体系和养老服务体系两大类。由于本书是对长寿风险管理与养老保障体系的研究，长寿风险是一种经济风险，因此，本书中的养老保障体系主要指养老保险体系。

（二）养老保障体系的发展

20世纪之前，人的寿命较短且预期寿命增加极为缓慢，人们通过零散的家庭养老或个人养老来实现养老保障目的，并未建立养老保障体系；在1888年德国建立了世界最早的社会保障体系之后，社会养老保险特别是公共养老保险发展成为最重要的养老方式，家庭养老与个人养老的作用减弱，多数国家逐渐建立单一的社会养老保障体系。但20世纪70年代中后期，西方国家经济普遍不景气，国家财政难以承受日益膨胀的公共养老金支出，以及20世纪70年代以来，世界各国相继进入人口老龄化社会，当时以现收现付模式为主的养老金制度面临财务平衡难以持续、老年人基本生活难以保障的困境，一些国家甚至陷入养老保障财务危机，单一的养老保障体系无法可持续发展，这使得如何改革养老保险体系、如何应对人口老龄化成为至关重要的问题。长期以来，世界银行致力于解决全球人口老龄化问题，并在养老金发展模式的探索方面取得了突出成就。其中，"多支柱"养老保险体系是世界银行倡导的养老保障改革的最佳方案。

世界银行从经济增长的目标入手，主张对养老保险体系进行结构性改革，在其1994年发布的《防止老龄危机——保护老年人和促进增长的政策》报告中提出了著名的"三支柱"方案。该方案通过建立多支柱的养老保险体系实现养老保险制度的储蓄、再分配和保险三项功能。

第一支柱是强制性的公共养老金计划，其目标是再分配及其共同保险，能够有限度地缓解老年贫困，为参与者提供最基本的退休收入。该支柱由政府运行，实现现收现付制，并由税收来提供资金支持。养老金形式可以采用以生活状况调查为基础的津贴，也可以是普遍的或者与就业相关联的统一年金，也可以是强制储蓄制度提供的一个最低年金保障。这个公共支柱将维持较小的规模，由政府通过税收融资强制实施，其核心特征是可以通过代际转移为老年人提供一定水平的长寿保险。

第二支柱是强制性的私营养老金计划，其目标是储蓄及共同保险，要求人们为老年储蓄，并且将这些储蓄交由私营部门管理和投资运作。这一支柱具有强制性、以收定支，完全积累制，将养老金待遇水平与工作时缴费相联系，私营部门管理、不存在代际转移等特征。它包括由受益人自主选择投资管理人的个人储蓄计划和由雇主或工会选择投资管理人的职业年金计划。其强制性可以防止一些人只顾眼前消费而未进行足够的老年储蓄，进而在年老时成为社会负担。将养老金待遇水平与工作时的缴费相联系可以防止人们逃避缴费或为逃避缴费转向非正式行业而造成劳动力市场的扭曲。以收定支则可以防止人们提前退休。完全积累制通过公开成本、防止年轻人向年老者进行大规模的代际转移、促进资本积累和金融市场的发展以及减少人们对第一支柱的依赖可以最大限度地提高效率。私营部门管理则可以在竞争性的环境中使资金获得较高的收益率。这一养老金计划通常是在政府的鼓励下，对第一支柱的公共养老金计划发挥重要的补充作用，兼顾体现一些社会政策目标，但更多地考虑养老金计划自身的稳定与效率。

第三支柱是自愿性的个人养老金计划，其目标是储蓄与共同保险，为那些有资金也有储蓄意愿并希望在年老时得到更多收入的人提供额外的保护。这一支柱主要包括自愿的个人储蓄计划、职业年金计划或者商业人寿保险，强调自由支配的灵活性和自愿性。政府是否应该为这个支柱提供税收优惠取决于这种税收优惠政策是否与该国针对储蓄相对的最终消费的总体税收政策一致，因为对退休金账户的特色优惠政策会导致资产转移，从而个人的自愿储蓄并未增加。

这个"三支柱"养老保障体系提出以后，世界银行在国际范围内对其进行广泛推广，并且对建立强制性个人账户制度实行结构化改革的国家给予资金支持，使得其在许多国家迅速得到应用与发展，尤其是拉美国家等发展中国家。但是随着养老保障理论的发展，这个"三支柱"的养老保障体系遇到来自实践和理论两方面的挑战，面临覆盖率过低而使低收入者得不到养老保障、养老保障水平低而达不到预期替代率等严峻问题。有关学者通过对采取"三支柱"改革的阿根廷等国家的实践运作研究，发现机会成本、收入状况等因素将影响贫困者加入政府提供养老金计划，从而降低了养老保障体系的覆盖率。此外，这个模式中的第二支柱实行完全积累制，那么工作稳定的参与者将得到较高的给付，而工作不稳定的参与者可能面临养老金给付过低的情况，既达不到预期的替代率，又扩大了收入差距。

在理论层面，"三支柱"养老保障体系同样受到了一些质疑。国际劳工组织指出"三支柱"模式使养老金制度暴露于投资风险中；Brooks（2000）用考虑了人口老龄化的养老保障模型对养老保障基金投资运营进行模拟，得出了未来养老基金市场运营利率会下降的结论。虽然国际劳工组织对养老保障政策的具体设计与世界银行存在差异，但在单一养老保障体系不能应对各种风险，必须通过多支柱养老保障体系谋求老年人收入稳定，在这一目标上，两者之间的立场是一致的。

经过多年的争论，世界银行也开始正视"三支柱"模式的缺陷，如未从根本上缓解财政压力、承诺过多而兑现过少、难以适应社会经济变化等，同时指出养老金改革的策略选择需进行更为深入的研究和探讨。斯蒂格利茨批评了"三支柱"养老保障体系在宏观经济、微观经济、政策运行等方面的缺陷。Johannes 指出，养老保障应该涵盖政府、市场、企业和家庭（或个人）四个参与主体，并且指出了多方联合提供的可行性。Markus 认为发展中国家不仅应该有强制性养老保险，还必须通过财政转移支付来保护最贫困人群的老年生活。

世界银行在 2005 年发布的《21 世纪老年收入保障——养老金制度改革国际比较》报告中提出了"五支柱"的改革思想，其核心是在原有三支柱的基础上，增加了零支柱和第四支柱。

零支柱是非缴费型养老金计划，旨在消除老年贫困，为终身贫困者及没有资格领取正式养老金的退休者提供最低水平保障。它是任何完备的退休制度必不可少的一部分，应该是普享型的国民养老金形式，以体现养老体系的公平。

第四支柱是指家庭成员之间对老年人的非正式支持，因为一部分退休消费者的养老资源可能来自于非养老金资源，如家庭内转移支付、赡养医疗和住房方面的服务等。它的普遍形式是提供相应的医疗保险，如长期护理保险等。

与"三支柱"养老保障体系相比，"五支柱"养老保障体系主要有如下变化：第一，进一步关注基本收入对弱势老年群体的保障作用，通过零支柱，把社会保障扩大到所有老年人口；第二，认识到第二支柱和自愿性支柱能有效补充基本养老金，为高收入人群提供进一步养老保障需求；第三，认识到改革途径的多样性，支持各国进行制度创新。"五支柱"养老保障体系的优越性体现在制度更为完备、各支柱之间的划分依据更加合理、制度更具效率、养老保险改革的宗旨和目标更加深入等方面。

第三节　长寿风险管理与养老保障体系的关系

长寿风险是实际寿命高于预期寿命进而导致所积累财富不足的一种经济风险，可以从个体和群体两个层面分析。聚合长寿风险，又称为群体长寿风险，是某个群体的平均实际生存年限超出预期导致的财富短缺风险。个体长寿风险就是个体实际寿命高于预期寿命进而导致所积累财富不足的一种经济风险。长寿风险管理包括个体长寿风险管理和聚合长寿风险管理两个方面。

一、养老保障体系是管理个体长寿风险的一种重要方式

1. 养老保障体系可以管理个体长寿风险

养老保障体系是管理养老风险的制度整体，旨在抵御养老风险和保障公民老有所养。养老风险主要是指在人们退出劳动力市场后，由于经济收入不稳定、健康状况和生活自理能力逐渐缺失，以及寿命非预期增加，导致基本生活存在不确定性。个体长寿风险就是个体实际寿命高于预期寿命进而导致所积累财富不足的一种经济风险。从概念

上分析可知，个体长寿风险是养老风险中的一种，那么能够管理养老风险的养老保障体系自然也能在一定程度上管理个体长寿风险。

2. 养老保障体系是管理个体长寿风险的一种重要方式

个体长寿风险管理，即个体长寿风险管理主体在对长寿风险进行识别和评估的基础上，同时考虑多种限制因素后，运用合适的风险管理方式控制和处理个体长寿风险，最后评估个体长寿风险管理效果的过程。个体长寿风险应对策略包括参加社会养老保险、购买商业养老保险、购买长期护理保险、进行住房反向抵押、优化投资等方式，其中参加社会养老保险、购买商业养老保险是最为重要的长寿风险管理方式。目前世界多国的养老保障体系主要由社会养老保险、商业养老保险等构成，因而养老保障体系是管理个体长寿风险的一种极为重要的风险管理方式。从英美等老龄化严重的发达国家的历史经验来看，完善的养老保障体系可以有效地管理个体长寿风险。

二、人口老龄化程度加深致使养老保障体系面临聚合长寿风险

长寿风险是实际寿命高于预期寿命进而导致所积累财富不足的一种经济风险，因此人口预期寿命增加是个体长寿风险和聚合长寿风险产生的根本原因。聚合长寿风险是某个群体的平均实际生存年限超出预期导致的财富短缺风险。养老保障体系中的待遇确定型的公共养老保险计划、职业年金计划和企业年金计划以及个人商业养老保险等无一例外都涉及了群体概念，它们的设立、运营与管理都与群体预期寿命的假设前提密切相关。换言之，群体预期寿命的增加会影响它们的运行成本。在群体预期寿命非预期增加时，它们会需要更多的资金来弥补缺口，从而使养老保障体系产生聚合长寿风险。

在20世纪50年代之前，由于人口平均预期寿命增加较为平稳，人口老龄化程度不深，养老保障体系可以较好地管理个体长寿风险，而不会因此面临较大的聚合长寿风险。然而20世纪50年代后，随着

人口老龄化进程的加快，人口平均预期寿命的增加幅度大幅上升，老年人口比例也快速提高，养老保障体系中的待遇确定型的公共养老保险计划、职业年金计划和企业年金计划以及个人商业养老保险的运行成本大幅增加，养老保障体系因此面临较为严重的聚合长寿风险。国际货币基金组织 2012 年 4 月的《全球金融稳定报告》显示，若 2050 年的人均寿命高于当前预期 3 年，那么原本就巨大的老龄化成本将进一步增加 50%；对于美国的私人养老计划而言，寿命延长将使其负担的养老金负债增加 9% 左右。瑞士再保险公司的研究报告也指出，"仅低估预期寿命一年，退休金计划就会增加 5% 的额外费用"。此外，待遇确定型的公共养老保险计划、职业年金计划和企业年金计划以及个人商业养老保险等通常涉及较长时期，其累计效应更为明显。折现率①越低，长寿风险的经济成本现值越大。因此，养老保障体系面临较大的聚合长寿风险。若不尽早应对此种长寿风险，它将对养老保障体系的责任主体，如政府、企业、保险公司和个人带来巨大的经济损失，使其更易受其他冲击的影响，进而影响养老保障体系的养老保障目的的实现，最终影响整个社会的稳定与发展。

三、政府对养老保障体系进行改革是管理聚合长寿风险的重要方式

聚合长寿风险管理即聚合长寿风险管理主体在对聚合长寿风险进行识别和评估的基础上，同时考虑多种限制因素后，运用合适的风险管理方式控制和处理聚合长寿风险，最后评估聚合长寿风险管理效果的过程。政府可以通过风险自留、调整制度参数、加大财政补贴、改变制度模式等多种具体应对策略管理长寿风险，其中调整制度参数和改变制度模式是政府进行养老保障体系改革的主要内容。

尽管各国基于不同的背景和实践目的，构建了多种养老保障体系，

---

① 基于会计准则和审慎监管目的，折现率一般采用长期政府债券的投资收益率。

但基本由政府提供的养老金计划构成第一支柱，企业提供的职业年金计划或企业年金构成第二支柱，保险公司提供的商业养老保险以及个人的储蓄计划构成第三支柱。从长寿风险主体的角度分析可知，在养老保障体系中政府面临的聚合长寿风险主要源自第一支柱中现收现付制的待遇确定型的养老金计划；企业面临的聚合长寿风险主要源自第二支柱中待遇确定型职业年金计划；保险公司面临的聚合长寿风险主要源自第三支柱中商业养老保险产品。由于各个国家的养老保障体系的具体设置存在差异，如三个支柱的比例设置、养老金的模式设置等，导致不同国家的政府、企业和保险公司承担的聚合长寿风险也存在差异。在人口老龄化不严重的情况下，政府可以通过加大财政补贴、调整养老保障体系中的制度参数（如推迟退休年龄、提高缴费率、降低养老金水平、引入人口因子）等方式在一定程度上管理政府面临的长寿风险。但是在人口老龄化进程加快导致人口老龄化严重的情况下，仅通过调整制度参数管理所面临的长寿风险存在一定局限性，就不得不对养老保障体系的养老金模式进行改变，如从现收现付制养老金计划转变为完全积累制养老金计划、从待遇确定型养老金计划逐步转化为缴费确定型养老金计划，将政府面临的一部分长寿风险转移至其他主体。

四、金融市场能够为长寿风险管理提供工具和方法

从长寿风险应对的角度分析可知，企业和保险公司可以通过优化投资组合、进行保险或再保险、进行资本市场转移等多种具体应对策略管理长寿风险；个人可以通过购买商业养老保险、购买长期护理保险、进行住房反向抵押、优化投资组合等多种方式管理面临的长寿风险。这些应对策略都是金融市场提供的长寿风险管理的工具与方式。

养老保障体系中的企业和保险公司可以运用优化投资组合、保险与再保险以及资本市场转移等多种金融方式来管理所面临的聚合长寿

风险，从而在一定程度上促进养老保障体系的完善；提供待遇确定型职业年金计划的企业可以通过养老金买入或养老金全额买断等保险方式将长寿风险转移至保险公司或金融机构；保险公司可以通过再保险将养老保险产品的长寿风险转移至再保险公司；企业和保险公司也可以通过构建长寿风险互换、发行长寿债券等方式将所面临的长寿风险转移至资本市场。

第三章 中国政府面临的长寿风险实证分析

第一节 政府面临的长寿风险识别

长寿风险源于人口平均预期寿命的不确定性增加，因而政府实施的各种制度特别是完全积累制或部分积累制的养老保险制度，只要其精算平衡中涉及人口平均预期寿命这一指标，必然会受到长寿风险的直接影响。在我国政府提供的社会基本养老保险制度和机关事业单位养老保险计划中，若参保人员的实际平均寿命高于平均预期寿命，政府则需承担更多的养老金支出，从而将直接面临长寿风险。除此之外，政府也将有可能成为社会其他主体面临的长寿风险的最终承担者，例如当保险公司以及其他机构组织因长寿风险遭遇偿付能力不足危机或濒临破产，且这些公司与机构对经济社会发展有巨大影响时，政府有可能需要对其实行救助，从而最终承担长寿风险损失；若个人因无法有效管理长寿风险导致生活陷入贫困，政府也有责任通过相关社会救助或救济计划保障其最低生活水平，使之生存。因此，我国政府面临的长寿风险主要来自社会基本养老保险制度、机关事业单位的养老保险制度以及作为长寿风险的最终承担者等方面。

一、社会基本养老保险制度

(一) 基本概述

目前，我国现行的社会基本养老保险制度包括城镇职工基本养老保险制度和城乡居民基本养老保险制度两个部分。

1. 城镇职工基本养老保险制度

现行的城镇职工养老保险制度主要在 1995 年颁布的《国务院关于深化企业职工养老保险制度改革的通知》（国发〔1995〕6 号）、1997 年颁布的《国务院关于建立统一的企业职工基本养老保险制度的决定》（国发〔1997〕26 号）和 2005 年颁布的《国务院关于完善企业职工基本养老保险制度的决定的规定》（国发〔2005〕38 号）的基础上逐步形成并实施。目前，城镇职工 60 岁退休时对应的基本养老保险制度个人账户的计发月数为 170 个月，55 岁退休时对应的计发月数为 170 个月（见表 3 - 1）。

表 3 - 1 中国城镇职工基本养老保险制度个人账户的计发月数

单位：岁，月

退休年龄	计发月数	退休年龄	计发月数	退休年龄	计发月数	退休年龄	计发月数
40	233	48	204	56	164	64	109
41	230	49	199	57	158	65	101
42	226	50	195	58	152	66	93
43	223	51	190	59	145	67	84
44	220	52	185	60	139	68	75
45	216	53	180	61	132	69	65
46	212	54	175	62	125	70	56
47	208	55	170	63	117	—	—

资料来源：《国务院关于完善企业职工基本养老保险制度的决定》（国发〔2005〕38 号）。

2. 城乡居民基本养老保险制度

现行的城乡居民基本养老保险制度主要是在 1991 年民政部提出的《农村社会养老保险基本方案》、1992 年颁布的《县级农村社会养老保险基本方案（试行）》、2000 年颁布的《国务院关于印发完善城镇社会保障体系试点方案的通知》（国发〔2000〕42 号）、2009 年颁布的《国务院关于开展新型农村社会养老保险试点的指导意见》（国发〔2009〕32 号）以及 2014 年颁布的《国务院关于建立统一的城乡居民基本养老保险制度的意见》（国发〔2014〕8 号）的基础上逐步形成和实施的。

（二）长寿风险的识别分析

1. 城镇职工基本养老保险制度产生的长寿风险识别

我国城镇职工基本养老保险制度中的社会统筹部分按照规定实行现收现付制①，这种制度能够实现代际之间的收入再分配（特别是向制度实施之初或制度扩展的退休者和老年就业者进行的再分配），从而使相关风险可以在代际间进行转移。同时，我国基础养老金的给付是待遇确定型，即制度参加者的基础养老金的发放标准基于工资年限，而不取决于个人积累的资产价值。然而随着人口平均预期寿命的增加，为某一特定年龄提供的特定数量的养老金越来越多。以我国为例，根据第六次全国人口普查数据，2010 年全国人口平均预期寿命为74.83 岁，而 2000 年全国人口的平均预期寿命为 71.4 岁，10 年提高了 3.43 岁。随着退休人口平均预期寿命的增加，与之相关的基础养老金给付金额总额也随之增加。由于实行现收现付制，这部分额外的养老金给付金额，即聚合长寿风险可以在代际间进行分散，只要这个制度可以持续运行，理论上政府并不会承担这部分的聚合长寿风险。但是，目前我国在人口平均预期寿命增加的同时伴随着人口生育率的下降，即人口老龄化程度逐渐加深，使得现收现付制的可持续运行风

---

① 这种制度通常由国家运营，其本质是国家承诺兑现养老金的契约规则。在现收现付制下，即使国家有能力也无须积累养老金资产，这种制度通过向工作的一代征税来支付退休一代的养老金。

险逐渐增大。换言之，现收现付制的养老保险制度能否可持续运行的关键因素是人口年龄结构，而它取决于人口平均预期寿命和人口出生率。人口生育率不仅决定注入年龄金字塔的新生一代的规模，而且会影响不同年龄人口群体之间的比例关系；人口平均预期寿命则仅影响年龄金字塔的塔顶。从而相较于人口平均预期寿命而言，人口生育率对人口年龄结构的影响更大，因此社会统筹部分受到人口老龄化的影响更加直接与明显，长寿风险对它的影响并不直接。

我国城镇职工基本养老保险的个人账户部分在制度设计之初就明确规定个人账户实行缴费确定型的完全积累制。根据制度设计，个人账户积累的资产在退休以后按照 2005 年颁布的 38 号文件设计的计发月数来计发，并且个人账户中个人资金的剩余部分可以在参加者死亡后依法继承①。其隐含的制度特征是，参加者即账户持有人若提前意外死亡，其个人账户资产的余额可按遗嘱继承；若参加者的实际寿命高于规定的计发月数，那么不足部分将由城镇职工基本养老保险制度中的社会统筹基金当期支付。换言之，在现行城镇职工基本养老保险制度的制度设计中，个人账户并不是一个独立的封闭系统，也没有按照大数法则分散风险以达到自我平衡，它更多地类似于一个"个人强制储蓄，政府提供最终兜底"的漏斗式设计系统。低于制度设计人口平均预期寿命的参加者的个人账户资产余额可以继承，而高于制度设计人口平均预期寿命的参加者所需养老金将由社会统筹基金全额补助。若不改变现行制度设计，随着我国人口平均预期寿命的进一步增加，未来制度将必然出现一个需要额外支付的资金缺口，即长寿风险敞口。这个长寿风险敞口将由社会统筹基金"无偿兜底"，而社会统筹基金最终由国家财政"无偿兜底"，因此政府将最终承担个人账户产生的长寿风险。目前，我国现行的计发月数标准为 2005 年制定，在不考虑投资收益率的影响下，若参加者 60 岁退休，其个人账户累计金额支付 139 个月，约 11.58 年，即可以支付到参加者 71.58 岁。

---

① 2005 年第 38 号文件对此没有具体规定，但 1997 年的 26 号文件规定，"职工或退休人员死亡，个人账户中的个人缴费部分可以继承"。

而根据 2010 年我国第六次人口普查数据显示，人口平均预期寿命已达到 74.83 岁，未来这一数值还会进一步提高。当然，考虑到个人账户资金投资收益因素，可支付养老金的实际月数会有所增加，但仍会滞后于人口平均预期寿命的增长速度。因此，如果政府不对个人账户中的长寿风险进行有效管理，个人账户中需额外支付的资金缺口会逐步扩大，即政府面临的这部分长寿风险会越来越严重。

2. 城乡居民基本养老保险制度产生的长寿风险识别

城乡居民基本养老保险制度的基本养老金由基础养老金和个人账户养老金构成，并支付终身。基础养老金直接由国家财政支付，不同于城镇职工基本养老保险制度中由社会统筹支付。因此，只要城乡居民基本养老保险制度的参加者人口平均预期寿命超预期增加，那么所增加的基础养老金资金将无偿由国家财政支付，从而政府将面临此部分产生的相当大的长寿风险。

城乡居民基本养老保险制度中的个人账户同城镇职工基本养老保险制度的个人账户一样实行完全积累制，并由政府提供最终担保，支付终身，对其长寿风险的识别类似于城镇职工基本养老保险制度中的个人账户，即参加者的实际平均预期寿命超过制度设计的人口平均预期寿命时，个人账户就会产生长寿风险。而根据《中国人口与就业年鉴》中农村人口的死亡率数据简单计算可知，2012 年农村人口平均预期寿命已达 73.64 岁，随着经济社会的发展，这一数值在相当长的时间内将继续提高。

二、机关事业单位养老保险制度

（一）基本概述

目前我国正在改革机关事业单位工作人员养老保险制度，最新的机关事业单位工作人员养老保险制度是在 2014 年颁布的《机关事业单位工作人员养老保险制度改革的决定》（国发〔2015〕2 号）中确立与形成的。

（二）长寿风险的识别分析

改革后的机关事业单位工作人员养老保险制度的统筹部分、个人账户部分类似城镇职工基本养老保险，对其长寿风险的识别分析也与之相似，即个人账户将产生长寿风险，其最终将由政府承担。职业年金部分由于未有明确规定，在此只做简要分析：若是缴费确定型，那么产生的长寿风险将由参加职业年金的机关事业单位工作人员承担；若是待遇确定型，且由政府承担最终担保，那么产生的长寿风险由政府承担，并不会转移给参加职业年金计划的个人。

总体而言，政府承担的机关事业单位工作人员养老保险制度产生的长寿风险在制度改革后有所减少，即部分聚合长寿风险在代际间会有所分散，且若职业年金计划是缴费确定型，也有可能将部分长寿风险转移至个人。但是，由于制度设计隐含"不会降低养老金水平"的目的，即政府在改革中调整了机关事业单位工作人员的工资收入，导致实际上机关事业单位工作人员并没有个人承担额外的缴费任务。除此之外，基于现实情况，我国机关事业单位养老保险计划的改革很难顺利实施，因而对此部分的长寿风险仅做识别分析。

三、长寿风险的最终承担者

（一）基本概述

《中华人民共和国宪法》规定，"中华人民共和国公民在年老、疾病或者丧失劳动能力的情况下，有从国家和社会获得物质帮助的权利"，这为我国社会保障体系的建设奠定了法律基础。其中除了社会保险、社会福利、优抚安置之外，社会救助也是我国社会保障体系的重要组成部分。社会救助是政府运用财政资金或社会群体捐赠资金对因经济、社会原因或自然灾害无法维持最低生活水平的社会成员给予救助，以保障其最低生活水平的制度。它是社会保障体系的最低层次，是实现社会保障的最低纲领和目标，也是保障社会安全的最后防线，其基本特征是扶贫。我国现行的社会救助制度根据2014年5月的《社会救助暂行办法》（中华人民共和国国务院令第649号）实施，包括最低生活保障、特困人员供养、受灾人员救助、医疗救助、教育救助、住房救助、就业救助以及临时救助等多个方面。

表 3 - 2　部分中国社会救助情况　　单位：万人

类别 \ 年份	2006	2007	2008	2009	2010	2011	2012	2013
城市居民最低生活保障人数	2240.1	2272.1	2334.8	2345.6	2310.5	2276.8	2143.5	2064.2
农村最低生活保障人数	1593.1	3566.3	4305.5	4760.0	5214	5305.7	5344.5	5388
农村五保供养人数	503.3	531.3	548.6	553.4	556.3	551.0	545.6	537.2

资料来源：《社会服务发展统计公报》，2008～2013 年，民政部网站。

如表 3 - 2 所示，2006 年以来，城市居民最低生活保障人数和农村五保供养人数开始逐年递增，2010 年之后又开始逐年递减，这与我国社会保障体系的逐步完善联系密切；但是农村最低生活保障人数却一直快速增长，2013 年这一数值达到 5388 万人。与此同时，我国的社会救助财政支出资金自 2008 年开始迅速增加，2013 年城市低保资金支出是 2008 年的 2 倍左右，医疗救助资金达到 2008 年的 3.3 倍（见表 3 - 3）。

表 3 - 3　部分中国社会救助财政支出资金情况　　单位：亿元

类别 \ 年份	2008	2009	2010	2011	2012	2013
城市低保资金	393.4	482.1	524.7	659.9	674.3	756.7
农村低保资金	228.7	363.0	445.0	667.7	718.0	866.9
农村五保供养资金	86.0	88.0	98.1	121.7	145.0	172.3
医疗救助资金	68.0	105.8	125.9	187.6	203.8	224.9

资料来源：根据《社会服务发展统计公报》2008～2013 年的数据计算形成，民政部网站。

（二）长寿风险识别分析

我国社会救助制度建立的主要目的是对无法维持最低生活的人进

行救助。随着我国人口平均预期寿命不断增加，当个人无法有效管理所面临的长寿风险时，我国居民个人需要社会救助的概率就会增加，即个人面临的部分长寿风险将由社会救助制度承担，从而会相应增加社会救助的财政支出，最终由政府承担部分居民个人的个体长寿风险。目前，我国大多数居民个人管理长寿风险主要运用个人储蓄、家庭供养以及参与社会保险等传统方法。但是，我国现行社会保险制度特别是城乡居民养老保险提供的养老金水平不高，城镇职工基本养老保险也因人口老龄化导致可持续运行风险增大，同时随着家庭结构变化以及超前消费意识提高，传统方法管理个体长寿风险的效用降低，加之其他社会、经济因素的影响，个人特别是农民面临的长寿风险将会越来越严重，最终获得社会救助的可能性也会增大。例如失地农民，由于政府对其的补偿资金通常一次性给付，而失地农民又存在进行高风险投资或不合理安排消费支出等多种可能，因此失地农民有可能在年老时难以获得充分的养老保障进而陷入贫困，最后不得不由政府出面对这些陷入贫困的失地农民提供困难救助。如此，我国政府或将成为个体长寿风险的最终承担者。

除此之外，政府也有可能最终承担聚合长寿风险，如保险公司无法管理面临的聚合长寿风险，将有可能遭遇破产。尽管我国目前的法律规定，保险公司不得破产，但是若保险行业无法承担长寿风险造成的损失，政府也有可能对其进行救助，当然目前这种可能性极低。

第二节　政府面临的长寿风险评估

从上述长寿风险识别分析可知，我国政府面临的长寿风险主要源于城镇职工基本养老保险制度和机关事业单位养老保险制度中的个人账户部分、城乡居民基本养老保险制度以及作为长寿风险的最终风险承担者等方面。由于城镇职工基本养老保险制度、城乡居民基本养老保险制度中的个人账户受长寿风险的影响最为直接和重大，同时数据相对容易收集与分析，因此本节将定量评估长寿风险对城镇职工基本养老保险制度和城乡居民基本养老保险制度中个人账户的影响。

一、城镇职工基本养老保险制度中个人账户产生的长寿风险评估

（一）假设条件

（1）"代表性个人"假设。城镇职工基本养老保险的个人账户按照制度设计是基于精算平衡进行计算与运行的。本节采用经济学中的"代表性个人"这个重要假设来构建个人账户的精算模型，并忽略职工伤残、失业、提前退休等因素的影响，即假设参加者一直存活并缴费至法定退休年龄。

（2）假设参加者统一退休年龄。基本养老保险制度个人账户中的精算平衡受到退休年龄的直接影响。目前，我国法律规定男性无论是干部还是工人退休年龄均为 60 岁，女性干部退休年龄为 55 岁，女性工人均为 50 岁，特殊工种的职工可提前 5 年退休，由此可见，我国不同性别、不同身份的公民的法定退休年龄并不一致。但是，基于"代表性个人"假设以及简化模型的目的，本节假定参加者无论男女、干部还是工人，一工作就开始参加城镇职工基本养老保险并在统一年龄退休。现行养老保险费用缴费都是参加者按月进行缴纳。但基于简化计算的目的，这里假设参加者按年于年初缴纳一次并持续至统一退休年龄，每年的养老保险费用等于参加者年平均工资与法定缴费比例的乘积。

（3）假设参加者的年平均工资每年遵循一定比例增长。工资收入是我国劳动者的主要收入来源，也是劳动者参与国民收入分配的主要形式。因此，为了避免劳动者未来的生活水平因通货膨胀影响而明显下降，同时使劳动者作为国民财富的主要创造者能够分享我国经济社会快速发展的成果，劳动者的工资收入应随着经济社会的发展有所增长。本节假定参加者的年平均工资自参加工作起每年遵循固定比例增

长，且这个增长比例为扣除通货膨胀率的实际增长比例。

（4）假设个人账户不存在管理费用，自设立之初即为实账并且资金的记账利率等于投资收益率。尽管我国个人账户在建立之初规定分账管理，但是由于人口老龄化的影响以及转轨成本未能及时处理，个人账户的资金实际上被社会统筹部分大量挪用导致"空账运行"。然而个人账户收支平衡模型的构建需要以个人账户为实账同时实现保值增值为重要前提，因此本节假定个人账户自设立之初就一直实账运行，同时资金实现了保值增值目的，其投资收益率为扣除了通货膨胀率后的实际投资收益率，且与记账利率相等，而且为了简化计算并不考虑个人账户的费用。

（5）假设个人账户的养老金于每年年初按固定金额发放一次。按照现行规定，参加者可自退休之日起按月领取个人账户中的养老金，其月领养老金数额为到退休为止所积累的个人账户资金除以计发月数的所得，即目前我国个人账户的养老金并未完全与物价指数或工资增长相关联。因此，本节假设在不考虑养老金给付水平和工资水平变化的前提下，参加者领取的个人账户养老金于每年年初按固定金额发放一次，即个人账户养老金替代率为 s 且保持不变。

（二）模型构建

假设城镇职工基本养老保险制度参加者的初始工作年龄为 a 岁，即参加者在 a 岁工作时就参加城镇职工基本养老保险制度；统一退休年龄为 r 岁；参加工作第一年的年平均工资收入为 I_a；缴费率为 c；年缴费额为 c_a；个人账户资金的投资收益率为 i；年平均实际工资收入的增长率为 g，则。

参加者在第一年，即 a 岁时的年缴费金额为 $c_a = cI_a$，以投资收益率 i 复利累积到退休时的终值为 $F_a = c_a(1+i)^{r-a} = cI_a(1+i)^{r-a}$。

在 a+1 岁时的缴费金额为 $c_{a+1} = cI_{a+1} = cI_a(1+g)$，以投资收益率 i 复利累积到退休时的终值为 $F_{a+1} = c_{a+1}(1+i)^{r-a-1} = cI_a(1+g)(1+i)^{r-a-1}$。

在 a+2 岁时的缴费金额为 $c_{a+2} = cI_{a+2} = cI_a(1+g)^2$，以投资收益率

i 复利累积到退休时的终值为 $F_{a+2} = c_{a+2}(1+i)^{r-a-2} = cI_a(1+g)^2(1+i)^{r-a-2}$。

以此类推，在最后一次缴费，即 $r-1$ 岁时的缴费金额为 $c_{r-1} = cI_{r-1} = cI_a(1+g)^{r-a-1}$，以投资收益率 i 复利累积到退休时的终值为 $F_{r-1} = c_{r-1}(1+i) = cI_a(1+g)^{r-a-1}(1+i)$。

因此，参加者到退休时的全部养老基金累积年末终值为：

$$(PVC)_r = F_a + F_{a+1} + F_{a+2} \cdots F_{r-1}$$

$$= cI_a \frac{(1+i)\left[(1+i)^{r-a} - (1+g)^{r-a}\right]}{i-g} \quad (3-1)$$

假设个人账户养老金替代率为 S，且在退休期内保持不变；参加者在 w 岁死亡，即参加者的预期寿命为 w 岁，则退休后 t 岁（$r \leqslant t \leqslant w$）时领取的养老金在退休时刻 r 的现值为 $P_r = sI_a(1+g)^{r-a-1} \frac{1}{(1+i)^{t-r}}$，那么参加者从 r 岁退休至 w 岁死亡时领的养老金总额在退休时刻 r 的现值为：

$$(PVFB)_r = P_r + P_{r+1} + \cdots P_{w-1}$$

$$= sI_a(1+g)^{r-a-1} \frac{(1+i)^{w-r} - 1}{i(1+i)^{w-r-1}} \quad (3-2)$$

由于个人账户实行完全积累制，为了实现个人账户的收支平衡，参加者在退休时刻 r 全部缴费的累计终值等于退休后领取的所有养老金在退休时刻 r 的现值，即 $(PVC)_r = (PVFB)_r$，则：

$$c \frac{(1+i)\left[(1+i)^{r-a} - (1+g)^{r-a}\right]}{i-g} = s(1+g)^{r-a-1} \frac{(1+i)^{w-r} - 1}{i(1+i)^{w-r-1}}$$

$$(3-3)$$

假设 k 为计发月数，且个人账户每年支付的固定养老金金额为 h，则：

$$h = 12 \times \frac{(PVC)_r}{k} \quad (3-4)$$

基于个人账户资金精算平衡原理，则有：

$$k = 12 \frac{(1+i)^{w-r} - 1}{i(1+i)^{w-r-1}} \quad (3-5)$$

因此，计发月数 k 的确定受到投资收益率 i、预期寿命 w 以及退休年龄 r 的直接影响。若计发月数确定，在一定的投资收益率 i 和退休年龄 r 的假设下，可以得到制度设计时假定的平均预期寿命$\overline{w}$，若实际平均预期寿命 w 等于制度设计时假定的平均预期寿命$\overline{w}$，现行的城镇职工基本养老保险个人账户就能够实现基金平衡，然而若实际平均预期寿命 w 高于制度设计时的平均预期寿命$\overline{w}$，且其他条件不变，那么个人账户就会面临所积累财富不足的风险，即长寿风险。

假设长寿风险给代表性个人的个人账户造成的缺口为 L，则：

$$L = (w - \overline{w})h = (w - \overline{w}) \times 12 \times \frac{(PVC)_r}{k}$$

$$= 12 \times (w - \overline{w}) \frac{cI_a(1+i)\left[(1+i)^{r-a} - (1+g)^{r-a}\right]}{k(i-g)} \quad (3-6)$$

本小节中模型的构建基于"代表性个人"的重要假设前提，那么城镇职工基本养老保险个人账户所面临的长寿风险敞口即为多个"代表性个人"面临的长寿风险敞口总和。

（三）参数设置

现行城镇职工基本养老保险制度主要由《国务院关于完善企业职工基本养老保险制度的决定》（国发〔2005〕38 号）确定，因此本节选取 2005 年作为"代表性个人"的初始年份，其他参数均在此基础上进行合理估计。

1. 投资收益率 i

从 2005 年至今的社会保障基金历年投资收益情况分析，我国社会保障基金的投资收益率波动较大，且平均收益率不高。个人账户资金一直采用记账利率，通常为一年期存款利率或是同期国债利率。从表 3-4 可知，从 2005 年至 2013 年，我国一年期存款利率都较低，甚至某些年份都低于当年的通货膨胀率，自然个人账户资金的投资收益率也不会高。鉴于未来我国社会保障基金投资渠道将进一步拓宽以及资本市场将进一步完善，个人账户资金的投资收益率会逐步上升，因此本节假定个人账户资金的投资收益率为 4%。

表 3 - 4　我国社会保障基金历年投资收益情况

年份	投资收益额（亿元）	投资收益率（%）	通货膨胀率（%）	一年期存款利率（%）
2005	71.22	4.16	1.80	2.07
2006	619.79	29.01	1.50	2.52
2007	1453.5	43.19	4.80	3.465
2008	-393.72	-6.79	5.90	3.06
2009	850.49	16.12	-0.70	2.25
2010	321.22	4.23	3.30	2.5
2011	73.37	0.84	5.40	3.25
2012	646.59	7.01	2.60	3.25
2013	685.87	6.20	2.60	3

资料来源：《全国社会保障基金年度报告》，2005～2013 年，中国社会保障基金理事会网站。

2. 年平均工资收入的实际增长率 g

根据 2005～2013 年《中国统计年鉴》中城镇单位在岗职工平均实际工资收入指数进行简单的算术平均可以得到年平均实际工资收入增长率为 10.9%，但是这并不具有可持续性。职工工资收入的增长率与我国经济发展速度密切相关，即工资收入增长率与 GDP 增长率相关。随着我国经济进入新常态，GDP 将难以维持之前的高速增长，从而有所下降，进入中低速增长档的新常态，GDP 增长率的较长期目标预计控制在 5%～7%，因此未来年均工资收入实际增长率 g 为 6% 是合适的。

3. 缴费率 c

根据国发〔2005〕38 号文规定缴费率 c 为 8%。

4. 年平均工资收入 I_a

由于国发〔2005〕38 号文是 2005 年发布的，因此本节将 2005 年作为模型计算的起始年。根据《2006 年中国统计年鉴》选取 2005 年城镇单位在岗职工年平均工资作为起始年参加者年平均工资收入，

即 I_a 为 18364 元。

5. 参加者的初始年龄 a

《中华人民共和国社会保险法》第五十八条规定，"用人单位应当自用工之日起三十日内为其职工向社会保险经办机构申请办理社会保险登记"，因此参加者自开始工作起就必须参加社会基本养老保险制度。2004 年，劳动保障部社会保险研究所对北京、上海、大连、成都和西安五个城市的参加者初始年龄做抽样调查，其结果显示为 16 岁，并预测未来初始工作年龄将有所增加。基于"代表性个人"的重要假设前提以及近年来我国受教育程度的普遍提高，本节选取大学毕业的平均年龄 22 岁作为参加者的初始年龄。

6. 统一退休年龄 r 和计发月数 k

目前，法定退休年龄为男 60 岁，女干部 55 岁，女工人 50 岁并允许特种工种职工提前 5 年退休，这是根据 1951 年颁布的《中华人民共和国劳动保险条例》确定的。随着我国人口平均预期寿命在 1951年后大幅增加，以及基本养老保险制度可持续运行风险增加，我国推迟法定退休年龄是大势所趋。但是，由于企业改制等多个原因导致参加者提前退休以及性别差异，我国平均实际退休年龄低于 60 岁，大约在 56、57 岁左右。尽管我国法定退休年龄存在推迟的大趋势，但是推迟退休年龄牵涉极多，不会在短时间内大幅提高法定退休年龄，而且平均实际退休年龄的增加将更为缓慢。因此本节将法定退休年龄r 统一为 60 岁，且计发月数 k 根据现行规定为 139 个月。

7. 平均预期寿命

通常平均预期寿命的选取有两种方式：一种是以刚出生人口作为观察对象确定的零岁人口平均预期寿命；另一种是以退休人口作为观察对象确定的平均预期寿命，即根据退休时的平均预期余命加上退休年龄。两种不同的选取方式存在一定差异，以一名 2010 年退休的 60岁男性参加者为例，根据《全国人口生命表（男性）（2009 年 11 月 1日至 2010 年 10 月 31 日）》死亡率数据计算，此时零岁人口的平均预期寿命为 75.35 岁，而 60 岁的平均预期余命是 19.73 岁，即 60 岁的平均预期寿命为 79.73 岁，第二种方式的取值比第一种方式多了 4.38

岁。由于第一种方式较为简单并便于理解，政府常以此来衡量社会经济的发展。但由于个人账户"代表性个人"假设的重要前提，以及2012年联合国人口司公布的《世界人口展望》预测2045～2050年我国零岁人口平均预期寿命将达到79.9岁，从而本节假定平均预期寿命为80岁。

（四）数据计算

根据上述分析，基本参数设置如表3－5所示：

表3－5　城镇职工基本养老保险中个人账户的基本参数设置

I_a	c	w	i	g	k	r	a
18364 元	8%	80 岁	4%	6%	139 个月	60 岁	22 岁

资料来源：根据本节分析形成。

将相关参数代入式3－1、式3－4、式3－5、式3－6，通过计算可得：

参加者到退休时的个人账户养老资金累积年末终值为：

$$(PVC)_r = cI_a \frac{(1+i)\left[(1+i)^{r-a} - (1+g)^{r-a}\right]}{i-g} = 750446.9（元）$$

参加者每年可领取的固定养老金 h 为：

$$h = \left[\frac{(PVC)_r}{k}\right] \times 12 = 64786.8（元）$$

基于个人账户精算平衡原理，且计发月数为固定数值，可以得出个人账户在制度设定时假定的平均预期寿命 $\overline{w} \approx 75$ 岁。

最后，长寿风险给"代表性个人"的个人账户造成的资金缺口 L，即长寿风险敞口 L 为：

$$L = (w - \overline{w}) h = (80 - 75) \times 64786.78 = 323933.9（元）$$

综上所述，本节通过构建城镇职工基本养老保险制度个人账户的精算平衡模型，在"代表性个人"假设、统一年龄退休假设、年初一次缴纳养老保险费用假设、年平均工资收入每年按固定比例增长假设、个人账户不存在管理费用且为实账同时记账利率等于投资收益率假设、年初按固定金额发放养老金假设等假定条件下，基于合理的参数设置，评估了长寿风险对城镇职工基本养老保险制度中个人账户造成的影响，得出目前长寿风险对代表性个人的个人账户造成的资金缺口 L 为 323933.9 元，即在城镇职工基本养老保险制度中代表性个人的个人账户长寿风险敞口为 323933.9 元。换言之，由于城镇职工基本养老保险制度中个人账户存在的长寿风险敞口为多个代表性个人存在的长寿风险敞口总和，那么整个城镇职工基本养老保险制度中个人账户存在的长寿风险敞口极为巨大。

二、城乡居民基本养老保险制度产生的长寿风险评估

2009 年，新型农村养老保险试点启动；2011 年，城镇居民养老保险试点启动；2014 年，新型农村养老保险和城镇居民养老保险实现并轨，统一为城乡居民基本养老保险，其养老金给付由个人账户养老金和政府承担的基础养老金两部分共同构成。

（一）基础养老金部分产生的长寿风险评估

城乡居民基本养老保险制度中的基础养老金由政府全额给付，从而参加者的预期寿命增加一年，其基础养老金的给付责任就会增加一年。自 2009 年我国开始新型农村养老保险试点起，基础养老金的最低给付标准为每人每月 55 元，即每人每年 660 元；2014 年，城镇居民养老保险试点启动，新型农村养老保险和城镇居民养老保险实现并轨，其基础养老金的最低给付标准同样为每人每月 55 元；而自 2014 年 7 月 1 日起，全国城乡居民基本养老保险基础养老金最低标准将由每人每月 55 元增加到每人每月 70 元，即每人每年 840 元。简单分析可知，若城乡居民基本养老保险制度参加者的实际寿命比预期寿命增加一年，那么政府将承担额外一年的基础养老金给付，如 2015 年为每人每年 840 元。此外，基础养老金的最低给付标准将随着经济社会的发展向上调整，同时城乡居民基本养老保险制度的覆盖面还将进一

步扩大，那么政府由此面临的长寿风险将会越来越严重。

（二）个人账户产生的长寿风险评估

1. 假设条件

"代表性个人"假设。城乡居民基本养老保险的个人账户同样采用完全积累制，同样可运用精算平衡进行计算与运行。本节仍然采用经济学中的"代表性个人"假设构建模型，并忽略参加者提前退出等因素影响，即假设参加者一直存活并缴费至可以获取养老金的年龄。

假设参加者的养老保险费用于每年年初缴纳一次，数额在缴费期间内保持不变。现行养老保险费用是参加者按年选择不同缴费标准进行缴纳。尽管人力资源和社会保障部会同财政部依据城乡居民收入增长等情况适时调整缴费档次标准，但是参加者可自主选择档次缴费。基于简化计算的目的，本书假设参加者按年于年初缴纳一次并持续至可获取养老金的年龄，每年的养老保险费用由参加者根据已有标准进行选择并固定不变。

假设个人账户不存在管理费用，且个人账户资金的记账利率等于投资收益率。我国现行的城乡居民基本养老保险自 2014 年开始合并运行，基金纳入社会保障基金财政专户，实行收支两条线管理，单独记账、独立核算。城乡居民养老保险基金按照国家统一规定投资运营，实现保值增值。个人账户储存额按国家规定计息。由于个人账户收支平衡模型的构建基于个人账户为实账同时实现保值增值的重要前提，因此本节假定投资收益率为扣除了通货膨胀率后的实际投资收益率，且与记账利率相等，而且为了简化计算并不考虑个人账户的管理费用。

假设个人账户的养老金于每年年初按固定金额领取一次。按照现行规定，参加者可自 60 岁起按月领取个人账户中的养老金，其月领养老金数额根据至可领取养老金年龄所积累的个人账户资金除以计发月数所得，基于简化计算的目的，本节假设参加者于 60 岁起每年年初按固定金额领取个人账户养老金。

2. 模型构建

假设参加城乡居民基本养老保险制度的初始年龄为 a 岁，领取养老金的年龄为 r 岁，年缴费额为 c，政府每年补助给个人的缴费金额为 T，个人账户资金的投资收益率为 i，则参加者在初年即 a 岁的总缴费金额为 $c_a + T_a$，以投资收益率 i 复利累积到退休时的终值为 $F_a = (c_a + T_a)(1 + i)^{r-a}$；在 a + 1 岁的总缴费金额为 $c_{a+1} + T_{a+1}$，以投资收益率 i 复利累积到退休时的终值为 $F_{a+1} = (c_{a+1} + T_{a+1})(1 + i)^{r-a-1}$；在 a + 2 岁的总缴费金额为 $c_{a+2} + T_{a+2}$，以投资收益率 i 复利累积到退休时终值为 $F_{a+2} = (c_{a+2} + T_{a+2})(1 + i)^{r-a-2}$；以此类推，在最后一次缴费即 r - 1 岁时的总缴费金额为 $c_{r-1} + T_{r-1}$，以投资收益率 i 复利累积到退休时的终值为 $F_{r-1} = (c_{r-1} + T_{r-1})(1 + i)$；因此，参加者到退休时的全部养老基金累积年末终值为：

$$(PVC)_r = F_a + F_{a+1} + F_{a+2} \cdots F_{r-1} = (c_a + T_a)(1 + i)^{r-a} + (c_{a+1} + T_{a+1})(1 + i)^{r-a-1} + \cdots (c_{r-1} + T_{r-1})(1 + i) \tag{3-7}$$

若每年参加者缴纳的费用和政府补助的费用在目标期内保持不变，那么上式可以简化为：

$$(PVC)_r = F_a + F_{a+1} + F_{a+2} \cdots F_{r-1}$$
$$= (c + T) \frac{[(1 + i)^{r-a+1} - 1]}{i} \tag{3-8}$$

城乡居民养老保险中个人账户养老金的月计发标准等于参加者在可以领取养老金的时刻 r 全部缴费的累计终值除以计发月数，并支付终身。

假设 k 为计发月数，且个人账户每年支付的固定养老金金额为 h，则：

$$h = 12 \times \frac{(PVC)_r}{k} \tag{3-9}$$

同时个人账户实行完全积累制，为了实现个人账户的收支平衡，参加者在退休时刻 r 全部缴费的累计终值等于退休后领取的所有养老金在退休时刻 r 的现值。

假设预期寿命为 w，那么有：

$$\sum_{t=1}^{w-r} h \times \frac{1}{(1 + i)^t} = (PVC)_r \tag{3-10}$$

简化上式可得：

$$12 \times \frac{(PVC)_r}{k} \times \frac{(1+i)^{w-r}-1}{i(1+i)^{w-r-1}} = (PVC)_r \qquad (3-11)$$

$$k = 12 \frac{(1+i)^{w-r}-1}{i(1+i)^{w-r-1}} \qquad (3-12)$$

因此，计发月数 k 的确定受到投资收益率 i、预期寿命 w 以及退休年龄 r 的直接作用，若计发月数确定，在一定的投资收益率 i 和退休年龄 r 的假设下，可以得到制度设计时假定的平均预期寿命 $\overline{w}$；若实际平均预期寿命 w 等于制度设计时假定的平均预期寿命 $\overline{w}$，现行的城乡居民基本养老保险个人账户就能够实现精算平衡；然而若实际平均预期寿命 w 高于制度设计时的平均预期寿命 $\overline{w}$，且其他条件不变，那么个人账户就会面临所积累财富不足的风险，即长寿风险。

假设长寿风险给代表性个人的个人账户造成的缺口为 L，即长寿风险敞口为 L，则有：

$$L = (w-\overline{w})h = (w-\overline{w}) \times 12 \times \frac{(PVC)_r}{k}$$

$$= (w-\overline{w})(c+T)\frac{\left[(1+i)^{r-a+1}-1\right](1+i)^{w-r-1}}{(1+i)^{w-r}-1} \qquad (3-13)$$

模型的构建基于"代表性个人"的重要假设前提，那么城乡居民基本养老保险个人账户所面临的长寿风险敞口即为多个"代表性个人"产生的长寿风险敞口总和。

3. 参数设置

假设投资收益率为 i。国发〔2014〕8 号文件明文规定，城乡居民基本养老保险基金纳入社会保障基金财政专户，实行收支两条线管理，单独记账、独立核算。城乡居民养老保险基金按照国家统一规定投资运营，实现保值增值。个人账户储存额按国家规定计息。换言之，个人账户资金的投资收益率同样可参照全国社会保障基金投资收益情况进行合理预估，本节假定投资收益率为 4%。

假设年缴费额为 c。尽管国发〔2014〕8 号文件规定缴费标准存在 12 个档次，但是根据西南财经大学"中国家庭金融调查"的数据以及北京大学"中国健康与养老追踪调查"的数据显示，半数以上的参加者选取了100元的缴费标准。由于政府对年缴费额为100元的最低补贴为30元，对年缴费额为500元的最低补贴为60元。因此，本书选取年缴费额为100元和年缴费额为500元两个缴费档次进行分析。

假设政府每年补助给个人的缴费金额为T。根据规定，政府对选择最低档次标准缴费的补贴标准不低于每人每年30元；对选择500元及以上较高档次标准缴费的补贴标准不低于每人每年60元。因此，本节选取30元作为最低缴费标准，即100元的政府补助金额；选取60元作为较高缴费档次，即500元及以上的政府补助金额。

假设初始参保年龄为a。2004年，劳动保障部社会保险研究所对北京、上海、大连、成都和西安5个城市参加城镇基本养老保险的抽样调查显示，参保职工平均初始就业年龄为16岁。然而，城乡居民基本养老保险主要针对城镇未参加城镇职工基本养老保险的居民以及农村居民，并且近年来我国受教育程度普遍提高，因此本书选取18岁正式成年的年龄作为平均初始工作年龄。

假设可领取养老金年龄为r、计发月数为k。国发〔2014〕8号文件规定可领取养老金年龄r为60岁，计发月数k为139个月。

假设平均预期寿命为w。2012年联合国人口司公布的《世界人口展望：2012年修订版》预测，2045～2050年我国人口平均预期寿命将达到79.9岁，从而本节假定平均预期寿命为80岁。

4. 数据计算

根据上述分析，当年缴费额c为100元时的基本参数设置如表3-6所示：

表3-6 城乡居民基本养老保险个人账户年缴费额为100元的参数设置

c	w	i	T	k	r	a
100元	80岁	4%	30元	139个月	60岁	18岁

资料来源：根据本节分析形成。

将相关参数代入式 3 - 8、式 3 - 9、式 3 - 12、式 3 - 13，通过计算可得参加者到退休时的个人账户养老资金累积年末终值为：

$$(PVC)_r = (c + T) \frac{\left[(1 + i)^{r-a+1} - 1 \right]}{i} = 14301.61(元)$$

参加者每年可领取的固定养老金 h 为：

$$h = \left[\frac{(PVC)_r}{k} \right] \times 12 = 1234.67(元)$$

基于个人账户精算平衡原理，且计发月数为固定数值，可以得出个人账户在制度设定时假定的平均预期寿命 $\overline{w} \approx 75$ 岁。最后得出长寿风险给个人账户造成的缺口 L 为：

$$L = (w - \overline{w})h = (80 - 75) \times 1234.67 = 6173.36 (元)$$

当年缴费额 c 为 500 元时的基本参数设置如表 3 - 7 所示：

表 3 - 7　城乡居民基本养老保险个人账户年缴费额为 500 元的参数设置

c	w	i	T	k	r	a
500 元	80 岁	4%	60 元	139 个月	60 岁	18 岁

资料来源：根据本报告分析形成。

将相关参数代入式 3 - 8、式 3 - 9、式 3 - 12、式 3 - 13，通过计算可得，参加者到退休时的个人账户养老资金累积年末终值为：

$$(PVC)_r = (c + T) \frac{\left[(1 + i)^{r-a+1} - 1 \right]}{i} = 61606.93(元)$$

参加者每年可领取的固定养老金 h 为：

$$h = \left[\frac{(PVC)_r}{k} \right] \times 12 = 5318.58(元)$$

基于个人账户精算平衡原理，且计发月数为固定数值，可以得出个人账户在制度设定时假定的平均预期寿命 $\overline{w} \approx 75$ 岁。最后得出长寿风险给个人账户造成的缺口 L 为：

$$L = (w - \overline{w})h = (80 - 75) \times 5318.58 = 26592.92(元)$$

综上所述，本节通过构建城乡居民基本养老保险制度个人账户的精算平衡模型，在"代表性个人"假设、年初一次缴纳养老保险费用假设、年平均工资收入每年按固定比例增长假设、个人账户不存在管理费用且记账利率等于投资收益率假设、年初按固定金额发放养老金假设等假定条件下，基于合理的参数设置，评估了长寿风险对城乡居民基本养老保险制度中个人账户造成的影响，得出在年缴费额为 100元的情况下，长寿风险对城乡居民基本养老保险制度中代表性个人的个人账户造成的资金缺口为 6173.36 元；在年缴费额为 500 元的情况下，长寿风险对城乡居民基本养老保险制度中代表性个人的个人账户造成的资金缺口为 26592.92 元。也就是说，城乡居民基本养老保险制度中代表性个人的个人账户长寿风险敞口为 6173.36 元（年缴费额为 100 元时）和 26592.92 元（年缴费额为 500 元时）。换言之，由于城乡居民基本养老保险制度中个人账户所面临的长寿风险敞口为多个代表性个人面临的长寿风险敞口总和，那么整个城乡居民基本养老保险制度中个人账户存在的长寿风险敞口极为巨大，同时城乡居民基本养老保险制度中的基础养老部分也同样存在巨大的长寿风险敞口。

第三节　政府应对长寿风险的现状及其原因分析

一、政府应对长寿风险的现状

从政府面临的长寿风险评估分析中可见，在现行计发月数下，城镇职工基本养老保险制度和城乡居民基本养老保险制度中的个人账户积累额都只够支付约 15 年的养老金。根据 2010 年第六次人口普查数据可知，我国人口平均预期寿命已达 74.83 岁，已基本接近制度设计的 75 岁，其中女性人口平均预期寿命已超过 75 岁，达到 77.37 岁。然而，未来我国人口平均预期寿命增加的趋势短时间内并不会改变，

联合国在其公布的《世界人口展望：2012 年修订版》中预测 2045～
2050 年中国人口平均预期寿命可达 80 岁左右（见表 3－8）。因此，
在人口平均预期寿命为 80 岁的假设下，城镇职工基本养老保险制度
和城乡居民基本养老保险制度中的个人账户都存在 5 年的支付缺口，
其中城镇职工基本养老保险制度中代表性个人的个人账户长寿风险缺
口为 323933.9 元、城乡居民基本养老保险制度中代表性个人的个人
账户长寿风险缺口分别为 6173.36 元（年缴费额为 100 元时）和
26592.92 元（年缴费额为 500 元时）。目前，这部分缺口由社会统筹
基金支付，最终会被政府承担。换言之，在其他条件不变的情况下，
由长寿风险给个人账户造成缺口可知，人口平均预期寿命每提高 1
岁，城镇职工基本养老保险中代表性个人的个人账户长寿风险资金缺
口就将提高约 64786.8 元；城乡基本养老保险中代表性个人的个人账
户长寿风险资金缺口就将分别提高约 1234.67 元（年缴费额为 100 元
时）和 5318.58 元（年缴费额为 500 元时），同时参加者的年缴费额
越高，个人账户的长寿风险缺口就会越大。此外，城乡居民基本养老
保险代表性个人的基础养老金部分也将产生长寿风险缺口，2015 年为
840 元。综上所述，在现行制度下，城镇职工基本养老保险制度的个
人账户、城乡居民基本养老保险制度所面临的长寿风险会随着人口平
均预期寿命的增加而越发严重。

表 3－8　　2010～2100 年中国人口平均预期寿命预测值　单位：岁

年份	2010～2015	2015～2020	2020～2025	2045～2050	2095～2100
中国人口平均预期寿命	75.2	76.0	76.7	79.9	85.3

　　资料来源：联合国. 世界人口展望：2012 年修订版［J］. 2012.

　　尽管长寿风险对城镇职工基本养老保险制度的个人账户、城乡居
民基本养老保险制度甚至社会救助制度的影响不可小视，并最终可能
给政府带来巨大的经济负担，但是迄今为止，我国政府并未单独就长
寿风险进行专门的研究和管理，自然除了运用风险自留方式来应对以

外并无其他应对措施。

二、长寿风险应对现状产生的原因

　　政府面临的聚合长寿风险是一种长期积累形成的重要风险，但在我国人口老龄化进程快速推进的背景下，政府更为关注人口老龄化带来的直接影响，关注社会基本养老保险制度特别是城镇职工基本养老保险制度的隐性负债与转轨成本。同时，由于我国长寿风险及其管理的理论研究至今相当薄弱，致使政府也未充分认识所面临的长寿风险，自然也未专门针对长寿风险问题采取合理措施，导致目前长寿风险的管理方式基本以风险自留为主，长寿风险未得到有效管理。

第四章 中国企业与保险公司面临的长寿风险实证分析

第一节 企业与保险公司面临的长寿风险识别

企业面临的长寿风险主要来自企业提供的退休金计划。在待遇确定型退休金计划中，假如参加计划者的实际寿命高于预期寿命，那么提供退休金计划的企业就会面临长寿风险，即退休金计划本身所积累的资产有可能遭遇支付危机。企业需要在退休金计划所有的资产耗尽后，配置额外资金来弥补支付缺口。通常情况下，这个资金缺口比较大，会对企业的长期发展产生一定压力，进而有可能损害企业所有者的利益甚至造成企业破产。而缴费确定型退休金计划所面临的长寿风险都是由退休金计划参加者承担，因而理论上提供缴费确定型退休金计划的企业不会由此面临长寿风险。保险公司所面临的长寿风险主要来自定价需基于死亡率的合理估计的保险产品，其中年金类保险产品、长期护理类保险产品受到的影响最大。当死亡率趋势假设出现严重偏差，即死亡率假定过高时，这类保险产品的成本也会额外增加。

一、企业面临的长寿风险识别

（一）基本概况

我国企业提供的退休金计划主要是企业年金。企业年金并不是一个国际通用概念，在中国特指企业在缴纳了基本养老保险费的基础上，根据自身经济状况和经济实力，通过集体协商机制建立的，旨在为本企业职工提供一定程度的退休收入保障的一种企业福利制度[①]。它因世界各国不同的背景和实践而存在一定差异性，但都是对作为养老保障体系第二支柱的企业养老金制度的不同表述和认识，国外的职业养老金、雇主养老金、私人养老金或私营养老金、个人账户养老金等概念与其类似。

　　1875年，美国运通公司建立第一个正式由企业资助的雇员养老金计划。2000年，我国才在国务院发布的《关于印发完善城镇社会保障体系试点方案的通知》中首次提出"企业年金"概念。随后，2004年颁布的《企业年金试行办法》和《企业年金基金管理暂行办法》正式建立了中国的企业年金制度，并开始推行年金市场化管理，实行以信托制为核心的企业年金制度。2006年，企业年金资金真正开始进入市场进行投资运作。2007年，监管部门正式开始进行收益率情况统计。相比国外上百年的历史，中国的企业年金制度仅有十多年的发展历程，尽管中国的企业年金制度在创建初期充分利用后发优势，吸取了国外发展的经验教训，但其因中国特有的政治、经济、文化、社会背景而具有独特性：第一，它是政府积极推动的自愿性企业年金制度；第二，直接实行缴费确定型（DC）模式和市场化管理；第三，实力雄厚的国有大中型企业更愿意建立企业年金制度。具体表现为：中国政府明确规定企业年金制度在依法参加基本养老保险并履行缴费义务的基础上自愿建立，并未强制要求；而中国最初建立企业年金制度的企业不是缘于保障员工老年收入、保持员工队伍稳定、降低劳动力替换成本、完善分配机制和激励机制、构建企业文化等自身发展需要，更多的是弥补这一时期基本养老金从行业统筹转向地方统筹所带来的待遇差异，是一种制度转轨的配套措施，因而企业年金制度的覆盖率较低。同时，企业年金计划统一实行缴费确定型（DC）模式，以

---

① 孙祁祥，郑伟等. 中国养老年金市场发展现状、国际经验与未来战略［M］. 北京：经济科学出版社，2013.

个人账户方式积累，账户中的资金具有私人产权性质和继承性，即这部分资金其他方不得侵占与挪用，而且员工需要在达到国家法定退休年龄后方可支取。企业年金计划通过市场化方式进行管理，可以将老年保障风险分散到更大范围的养老金类别，促进企业发展和资本市场发展，但是需要相应的制度条件和环境与之配合。此外，我国在发展初期建立企业年金计划的企业大多集中于电力、铁路、石油、有色金属、银行、保险、通信、煤炭等高收入行业或垄断行业，它们基本为实力雄厚的大中型国有企业。据有关调研数据显示，2010 年中小企业建立的企业年金基金占全国企业年金基金总规模的 4%，缴费人数占比仅为 10%[①]（见表 4 - 1、表 4 - 2）。

表 4 - 1　2008 ~ 2013 年企业年金基金规模增长情况

年份	2008	2009	2010	2011	2012	2013
企业年金基金规模（亿元）	1911	2533	2809	3570	4821	6035
企业年金基金增长率（%）	25.81	32.55	10.99	27.09	35.04	25.18

资料来源：郑秉文. 中国养老金发展报告 2012 ［M］. 北京：经济管理出版社，2012；全国企业年金业务数据摘要 ［EB/OL］. 中华人民共和国人力资源和社会保障部网站.

表 4 - 2　2009 ~ 2011 年企业年金各项覆盖率和影响程度指标　单位:%

年份	2009	2010	2011
企业参保率	—	0.33	0.36
城镇就业人口参保率	3.54	3.85	4.39
基金占 GDP 比率	0.76	0.71	0.76

资料来源：郑秉文. 中国养老金发展报告 2012 ［M］. 北京：经济管理出版社，2012. 其中，"企业参保率"是指建立企业年金的企业数占全国企业数（含支分机构）的比率；"城镇就业人口参保率"是指参加企业年金职工人数占城镇就业人数的比率；"基金占 GDP 比率"是指企业年金基金占 GDP 的比率。

---

① 郑秉文. 2010 年中国企业年金市场之专家观点 ［EB/OL］. 中国养老金网，http：//www. cnpension. net，2011 - 02 - 28.

（二）长寿风险识别分析

我国企业年金实行缴费确定制，并以个人账户方式进行完全积累，账户中的资金具有私人产权性质和继承性。尽管企业年金由企业提供，但企业只是在参加者退休前的工作期间按照规定缴纳一定费用，一旦参加者退休企业就不再承担缴费义务，同时也不必对参加者企业年金计划中的个人账户有可能面临的资产不足问题负责。当企业年金计划参加者的平均预期寿命增加，导致企业年金计划产生聚合长寿风险时，企业并不会承担长寿风险造成的损失，而是由企业年金计划的参加者承担。综上所述，我国的企业没有面临长寿风险。

二、保险公司面临的长寿风险识别

（一）基本概况

1. 商业年金保险

商业年金保险在国际上并没有统一的概念，通常包括商业养老年金保险和个人养老计划两大类。商业养老年金保险是寿险产品的一种特殊形式，一般是由投保人根据合同约定首先缴费，然后从约定时间开始持续、定期领取养老金的寿险产品，主要是为投保人在退休时提供收入。我国的商业养老年金保险是由保险公司经营，包括个人商业养老年金保险和团体商业养老年金保险。自 1980 年恢复国内保险业务以来，我国保险业发展迅速，我国已经成为保险大国。2013 年，中国保险业保费收入居全球第 4 位，其中寿险保费收入居全球第 4 位，非寿险保费收入居全球第 3 位。而伴随着保险业的快速发展，我国商业养老年金保险的发展也取得了长足的进步。

团体商业养老年金保险是由企业购买的一种养老年金保险产品。我国的团体商业养老年金保险发展历史较短，最早的一份团体商业养老年金保险始于 20 世纪 80 年代。21 世纪初中国资本市场的加速发展促使一些投资连结型保险热销，从而带动了附加投资增值的团体商业养老年金保险产品发展。但在 2004 年《企业年金试行办法》正式颁布后，团体商业养老年金保险与企业年金才正式区别开来，企业年金的地位逐渐确立。由于企业年金享有一定的税收优惠政策，一些企业更愿意用企业年金形式来替代团体养老年金保险，致使团体养老年金保险的业务规模逐年下降，加之各家商业保险公司调整发展策略以适应企业年金的倾向增强，使得目前我国团体商业养老年金保险发展极为艰难，市场份额不断萎缩。2013年，团体商业养老年金保险占人身保险原保费的比重仅为0.5%（见表4-3）。

表4-3 我国2001~2013年团体商业养老年金保险发展现状

年份	团体商业养老年金保险（亿元）	人身保险原保费（亿元）	团体商业养老年金保险占人身保险原保费的比重（%）
2001	153	1288	11.90
2002	234	2074	11.30
2003	315	2669	11.80
2004	418	2851	14.70
2005	595	3247	18.30
2006	389	3593	10.80
2007	343	4463	7.70
2008	396	7447	5.30
2009	270	8261	3.30
2010	325	10632	3.10
2011	37	9721	0.40
2012	92	10157	0.90
2013	59	11010	0.50

资料来源：2001~2012年年金数据来自郑秉文. 中国养老金发展报告2013［M］. 北京：经济管理出版社，2013；2013年年金数据来自中国保监会. 中国保险业社会责任白皮书［M］. 北京：经济管理出版社，2014；人身保险保费收入数据来自中国保险年鉴2014［M］. 北京：中国保险年鉴社，2014.

个人商业养老年金保险是由个人或家庭自愿购买的一种养老年金保险产品。它能够为购买者在退休后提供收入保障，从而在老龄化问题较早出现的欧美国家获得较大成功。我国最早的个人商业养老年金保险始于 1982 年，其发展相对滞后。自 1991 年国务院颁布的《关于企业职工养老保险制度改革的决定》中首次提及将个人商业养老年金保险作为职工养老保险，1997 年国务院颁布的《关于建立统一的企业职工基本养老保险制度的决定》中明确发挥商业保险的补充作用，以及 2004 年保险业对外全面开放以来，我国的个人商业养老年金保险进入加速发展阶段。个人商业养老年金保费收入近年来增速较快，但占人身保险原保费收入的比重却一直较低，2013 年仅为 13.9%（见表 4 - 4）。

表 4 - 4　我国 2001 ~ 2007 年、2010 ~ 2013 年个人商业养老年金保险发展现状

年份	个人商业养老年金保费收入（亿元）	人身保险原保费收入（亿元）	个人商业养老年金保费收入占人身险原保费收入的比重（%）
2001	163	1288	12.60
2002	147	2074	7.10
2003	167	2669	6.20
2004	182	2851	6.40
2005	183	3247	5.60
2006	237	3593	6.60
2007	339	4463	7.60
2010	890	10632	8.40
2011	1040	9721	10.70
2012	1227	10157	12.10
2013	1533	11010	13.90

资料来源：2001 ~ 2005 年年金数据来自陈文辉，吴焰，李杨. 中国人身保险发展报告 2005 [M]. 北京：中国财政经济出版社，2006；2010 ~ 2013 年年金数据来自中国保监会. 中国保险业社会责任白皮书 [M]. 北京：经济管理出版社，2014；人身保险保费收入数据来自中国保险年鉴 2014 [M]. 北京：中国保险年鉴社，2014.

从表 4 - 5 可知，尽管多家保险公司推出了多种个人商业养老年金保险产品，但从本质上分析，这些个人商业养老年金保险产品在投保年龄、缴费期间、养老金领取年龄、养老金给付方式、养老金给付期

间等关键产品设计方面并无明显差异。

表 4-5 部分个人商业养老年金保险产品列表

公司	产品	投保年龄	缴费期间	养老金领取年龄	养老金给付方式	养老金给付期间
中国人寿	国寿福禄满堂养老年金保险（分红型）	30天至64周岁	趸交，5年、10年、20年	50周岁、55周岁、60周岁、65周岁	固定金额或年增5%	20年或至85周岁
	国寿松鹤颐年年金保险（分红型）	28天至65周岁	5年、10年、20年	50周岁、55周岁、60周岁、65周岁、周岁70周岁	固定金额	终身
中国平安	平安一生无忧年金保险（分红型）	0至60周岁	3年、10年	即期	固定金额	终身
	平安钟爱一生养老年金保险（分红型）	0至55周岁	10年、15年、20年、至领取日	50周岁、55周岁、60周岁、65周岁	固定金额	20年保证至100周岁
中国太保	长寿年年年金保险	0至60周岁	趸交、10年、20年	40周岁、45周岁、50周岁、60周岁	固定金额	10年保底终身
	鸿瑞年年金保险（分红型）	18周岁至60周岁	趸交、3年、5年、10年、20年	40周岁、45周岁、50周岁、60周岁、65周岁	固定金额或约定递增	至100周岁
泰康人寿	乐享新生活养老年金保险（分红型）	18周岁至60周岁	趸交、3年、5年、10年	65周岁、70周岁	固定金额	终身
新华人寿	荣享人生养老年金保险（分红型）	30天至55周岁	5年、10年、15年、20年	60周岁	基本保额的12%	至88周岁

续表

公司	产品	投保年龄	缴费期间	养老金领取年龄	养老金给付方式	养老金给付期间
中意人寿	年年中意年金保险（分红型）	30 天起，根据缴费期间而定	趸交，3 年、10 年、20 年	即期	固定金额	至 80 周岁
中英人寿	随心所享年金保险（分红型）	30 天至59 岁	趸交，3 年、5 年、10 年、20 年	45 周岁、50周岁、55 周岁、60 周岁	固定金额	20 年保底终身
光大永明	福运百年养老金年金保险（分红型）	30 天至64 周岁	趸交，3 年、5 年、10 年、20 年、30 年或之领取前一年	50 周岁、55周岁、60 周岁、65 周岁	年增 5%	20 年保底终身
	光大永明安享天年年金保险A（分红型）	18 周岁至59 岁	趸交，5 年、10 年、20 年	60 周岁	固定金额	至 70 周岁

资料来源：孙祁祥，郑伟等．中国养老年金市场发展现状、国际经验与未来战略［M］．北京：经济科学出版社，2013.

2. 长期护理保险

美国健康保险学会（HIAA）将长期护理保险定义为"针对被保险人在长期护理时发生的潜在护理费用支出提供保障的保险"；方力（2010）将护理保险定义为"以因保险合同约定的日常生活能力障碍引发护理需要为给付保险金条件，为被保险人的护理支出提供保障的保险"，这些是商业性质角度的长期护理保险定义。而社会性质角度的长期护理保险定义可借鉴戴卫东（2012）提出的"国家颁布护理保险法律，以社会化筹资的方式，对由于患有慢性疾病或处于生理、心理伤残状态而导致生活部分自理或不能自理，使之在较长时期内需要依赖他人帮助才能完成日常生活的人所发生的护理费用进行分担给付的保险"。由于我国尚未出现社会性质的长期护理保险，即目前我国的长期护理保险是保险公司经营的商业长期护理保险，是一种为因年老、疾病或伤残而需要长期照顾的被保险人提供护理费用补偿的健康保险产品。我国长期护理保险发展起步较晚且相当滞后。首个护理保险产品是国泰人寿在 2005 年 1 月推出的康宁长期护理保险；首个包含长期护理保险、老年护理、老年关爱和疾病身故等全面保障功能的长期护理保险是由国内第一家专业健康保险公司人保健康在 2006 年推出的全无忧长期护理个人保险；而首个纯粹意义上的长期护理保险是瑞福德保险公司在 2008 年推出的仅包含长期护理保障和老年护理保障的保险产品（见表 4 - 6）。2010 年，国内人身保险公司实现的长期护理保险保费收入为 66.03 亿元，占人身保险公司健康保险保费收入的 10.5%。据不完全统计，市场上的健康保险产品中，疾病保险和医疗保险产品数量约占 98%，而护理保险和失能保险收入损失保险产品只占 2% 左右①。

表 4 - 6 部分长期护理保险产品列表

公司	产品	投保年龄	缴费期间	给付期间	保险责任
中国人寿	国寿康馨长期护理保险	18 周岁至 60 周岁	趸交，10 年、20 年，至 60 周岁	至 80 周岁	长期护理保险金 疾病身故保险金 老年关爱保险金 豁免保险费
人保健康	全无忧长期看护个人护理保险	6 周岁至 59 周岁	趸交，5 年、10 年、20 年	至 100 周岁	长期护理保险金 疾病身故保险金 老年关爱保险金 身故保险金
瑞福德健康	瑞福德长期护理保险	18 周岁至 59 周岁	趸交，10 年、20 年，至 55 周岁或 60 周岁	55 周岁或 60 周岁开始，30 年	长期护理保险金 老年护理保险金

---

① 李玉泉. 中国健康保险市场发展研究报告 2010 [M]. 北京：中国经济出版社，2010：86.

续表

公司	产品	投保年龄	缴费期间	给付期间	保险责任
国泰人寿	国泰康顺长期护理保险	18周岁至55周岁	15年、20年	终身	疾病身故或第一级残疾保险金 长期看护复健保险金 长期看护保险金 满期保险金
太平人寿	太平乐享人生团体长期护理保险	16周岁至59周岁	趸交,10年、20年	至85周岁	长期护理保险金 老年护理保险金
昆仑健康	健力宝（A款）长期护理保险	28天至65周岁	至69周岁的保险费约定交纳日	至70周岁	身故保险金 关爱护理保险金 老年护理保险金
	健力宝（B款）长期护理保险	28天至65周岁	趸交	10年	身故保险金 关爱护理保险金 康健护理保险金

注：瑞福德健康在2010年变更为和谐健康。

资料来源：各家保险公司网站。

（二）长寿风险识别分析

1. 商业年金保险的长寿风险识别分析

商业年金保险产品的定价主要基于死亡率假设、死亡率趋势假设和预定利率假设这三个关键假设，并依赖于给定的生命表进行精算平衡。年金保险产品多为一定期间内定期给付，那么当死亡率下降导致预期寿命增加，就意味着保单进入给付期后，保险公司需要支付年金的时间更长，从而支付的金额更多。换言之，年金保险产品产生的长寿风险即保险产品的死差损。其中，长寿风险对终身年金的影响最为明显。由表3-5可知我国的商业年金保险产品具有以下特点：第一，多数保单的给付金额保持不变，仅少数产品的年金给付随时间递增；第二，产品的给付期间大多是80周岁以上。根据2010年第六次人口普查数据可知，我国人口平均预期寿命已达74.83岁，即多数年金保险产品的给付期间高于人口平均预期寿命，因此死亡率的非预期下降会影响年金产品的未来给付承诺。

2. 长期护理保险的长寿风险识别分析

长期护理保险是我国健康保险中的一类。随着医疗技术的发展，过去某些无法治愈并会快速导致人们死亡的疾病现在已经能够得到较好的治疗，降低了这部分患病人群死亡的概率。尽管现代医疗技术使这部分患病人群不至于死亡，但也没能使其完全恢复健康，大多数的情况是这一人群带病生存，如以慢性病、失能、残疾等形式存活。自新中国成立以来，虽然医疗技术快速提高以及生活质量大幅改善，但是我国居民的慢性病患病率并没有显著下降，反而存在进一步上升的趋势。2011 年，世界银行发布的《创建健康和谐生活：遏制中国慢性病流行报告》的数据显示，癌症、糖尿病、心血管疾病、慢性呼吸系统疾病等慢性病已成为中国居民的头号健康威胁。我国居民慢性病患病比例逐年上升，由 1993 年的 54% 上升到 2010 年的 65%，据此趋势，2020 年将上升至 73%。在目前食品安全问题、空气污染和水污染等日益严重的情况下，大量慢性病转化为失能或者残疾的概率大幅上升，极大增加了长期护理保险产品的给付风险，为长期护理保险的长期经营埋下了重大隐患。

由此可见，死亡率下降可能对疾病发生率、意外伤害发生率没有直接作用，但是我国人口死亡率的下降很大一部分是因为将死亡人口转化为了死亡风险明显高于健康人口的"高死亡风险人口"。换言之，预期寿命增加的人口中需要接受护理的概率上升，自然医疗费用、护理成本也会相应大幅上升，从这个角度分析，长寿风险也会影响健康保险产品特别是长期护理产品的长期经营。

第二节　企业与保险公司面临的长寿风险评估

由于我国企业提供的企业年金计划产生的长寿风险将由计划参加者全部承担，从而不必要量化长寿风险对企业产生的影响。同时，我国长期护理产品发展极为缓慢且所占市场比例较低，而且不直接受到长寿风险的影响，因此本节仅量化长寿风险对保险公司个人商业养老年金产品的影响。

一、模型构建

从年金产品的长寿风险识别分析中可知，被保险人的预期寿命增加会给以终身年金为代表的年金类产品带来长寿风险，造成年金类产品支付期间延长，进而导致年金保险产品运行出现问题，但这只是理论上的解释，本节将根据简单精算模型评估死亡率下降导致的预期寿命增加对年金类保险产品产生的影响，即评估长寿风险对年金产品产生的影响。

终身年金精算模型为：

$$n \,|\, a_x = \sum_{t=n+1}^{\infty} tp_x v^t = \sum_{t=n+1}^{\infty} (1 - tq_x) v^t \qquad (4-1)$$

其中，$n \,|\, a_x$ 表示年龄为 x 岁的投保人（投保人同时也是被保险人）购买年金金额为 1，并于 n 年后延期支付的终身年金精算现值；tp_x 表示年龄为 x 岁的投保人在 t 年内生存的概率，即 x 岁投保人生存至 t+k 岁的概率；tq_x 表示年龄为 x 岁的投保人在 t 年内死亡的概率，即 x 岁投保人在 t+k 岁之前死亡的概率；v 表示贴现因子，并且 v = $\frac{1}{1+i}$，i 为终身年金产品的预定利率。此外：

$$tq_x = (1 - tp_x)$$
$$= 1 - (1 - q_x)(1 - q_{x+1})\cdots(1 - q_{x+t-1}) \qquad (4-2)$$

如果年龄为 x 岁的投保人购买年金金额为 1，并于 n 年后延期支付的终身年金产品，当投保人的预期寿命增加，即相对于原有生命表，其实际死亡率有所下降，那么终身年金产品的精算现值就会提高，然而投保人并不需要缴纳额外的保险费用，从而这部分死差损失将由保险公司承担。通常保险业的生命表并不会频繁进行编制，事实上我国生命表的更新周期大概为十年左右，那么通过基于不同生命表的终身年金产品精算现值比较，可以较为直观地反映长寿风险对终身年金产品造成的影响。其公式可以表示为：

$$L = {}_{n|}\overline{a}_x - {}_{n|}a_x \qquad (4-3)$$

其中，L 为长寿风险对以年龄 x 购买年金金额为 1 的终身年金产品的影响值，${}_{n|}\overline{a}_x$ 与 ${}_{n|}a_x$ 是基于不同生命表的终身年金产品精算现值。

二、参数设置及数据来源分析

（一）预定利率 i

在我国寿险业起步之初，保险费率的制定就实现了市场化运作，由寿险公司根据市场与自身状况自行设定。但 20 世纪 90 年代前期，银行的存款利率居高不下，1996 年一度达到 9.18%，寿险的预定利率与之匹配，同样高达 9% 以上；加之当时保险公司普遍采用以追求保费规模为中心的粗放经营方式，盲目追求保费规模扩大，致使高预定利率保单发展迅猛。然而 1996 年以后，中央银行为了控制风险连续调低利息，但由于保单的长期性特征以及保险公司仍继续销售高预定利率保单以求扩大保费规模，由降息引发的利差损问题越来越严重，甚至影响了保险公司的偿付能力，最终有可能导致保险公司破产或被兼并，抑或整个保险业的混乱。鉴于当时保险市场蕴含的巨大利差风险，1998 年才成立的中国保监会于 1999 年公布了《关于调整寿险保单预定利率的紧急通知》，规定寿险产品预定利率不能高于 2.5%。自此，我国的保险费率进入严格监管时代，随后 14 年中国的寿险保单预定利率基本维持在 2.5% 左右。普通型寿险产品的低性价比迫使寿险公司开发保障程度不高，但理财效应明显的新型寿险产品，如万能险、投资连结险等，但是 2008 年全球金融危机以后，我国资本市场动荡并持续低迷，导致寿险业的发展不尽如人意。同时，随着金融监管环境的放松，其他金融行业大力发展理财和资产管理业务，加剧了保险业的竞争。尽管中国保监会近年来密集出台投资新政，拓宽保险资金的运用范围，意在提高投资收益率；但是受限制的预定利率始终是提升保险产品的竞争力和吸引力的关键阻碍因素，并在很大程度上压制了保险需求，甚至使保险业发展偏离保险本质。

2013 年 8 月，中国保监会正式发布了《关于普通型人身保险费率政策改革有关事项的通知》，普通型人身保险预定利率不再受限于 2.5% 的上限规定，而是由保险公司根据审慎原则自行决定，但是法定责任准备金的评估利率不得高于保单预定利率和 3.5% 二者的小者。寿险的费率市场化自此迈出了坚实的一步。此外，2014 年 8 月公布的《国务院关于保险业改革发展的若干意见》中也提出"全面深化寿险费率市场化改革"，再次体现了寿险费率市场化改革的决心与方向。因此，在本节中将预定利率分别设定为 2.5% 和 5%，以反映不同费率监管环境下长寿风险对终身年金保险产品的影响。

（二）死亡率数据来源及分析

我国保险业经验生命表最早可以追溯至 1847 年英国标准人寿编制的第一张中国生命表；新中国成立后，国内保险业引进与借用了日本全会社的第二回生命表和第三回生命表；直至 1995 年，我国才编制出第一张真正意义上反映我国被保险人群死亡率的经验生命表——《中国人寿保险业经验生命表（1990 - 1993）》；随着人民生活水平、医疗水平的提高，寿险业务被保险人群体的死亡率发生了较大变化，因此在 2005 年编制出了第二张经验生命表——《中国人寿保险业经验生命表（2000 - 2003）》，并应用至 2015 年。两张经验生命表的对比分析如表 4 - 7 所示。我国行业生命表按照业内惯例大概每 10 年修正一次，可以推测生命表在编制过程中已考虑到前后 10 年期间死亡率的变化情况。因此，目前我国年金保险产品定价采用的是《中国人寿保险业经验生命表（2000 - 2003）》中的养老金业务男表和女表。

表 4 - 7　生命表（1990 - 1993）和生命表（2000 - 2003）的对比分析

类别	生命表（2000 - 2003）	生命表（1990 - 1993）
观察期间	2000 年至 2003 年	1990 年至 1993 年
样本数	4200 万件	800 万件

续表

类别	生命表（2000－2003）	生命表（1990－1993）
险种	长期个人寿险业务	团险业务
所涉及公司	中国人寿、平安保险、新华人寿、太平洋人寿、泰康人寿、友邦人寿	中国人民保险公司
数据收集方式	公司的业务数据系统	手工整理后录入系统
养老金业务零岁时人口平均预期寿命	男性：79.7 岁 女性：83.7 岁	男性：74.9 岁 女性：79.0 岁

资料来源：根据生命表（1990－1993）和生命表（2000－2003）数据整理形成。

由表 4－8 可知，生命表养老金男表（1990－1993）和生命表养老金男表（2000－2003）中死亡率在 30～96 岁有所下降，因此该年龄区间人口的预期余命有所增加；但在 96 岁之后，死亡率则有所上升，说明 96 岁之后的男性高龄人口随着时间推移反而预期余命减少。在 30～97 岁，两张生命表预期余命之差随年龄增加而下降，即在这个年龄区间内，随着年龄的增加，人口的预期余命变化幅度下降。

表 4－8　生命表养老金男表（1990－1993）和生命表养老金男表（2000－2003）数据

类别 年龄 （岁）	生命表养老金男表（1990－1993）			生命表养老金男表（2000－2003）			两张生命表预期余命之差（岁）
	死亡率（‰）	生存率（‰）	预期余命（岁）	死亡率（‰）	生存率（‰）	预期余命（岁）	
30	0.000867	0.999133	46.52	0.000759	0.999241	50.59	4.07
31	0.000906	0.999094	45.56	0.000788	0.999212	49.63	4.07
32	0.000958	0.999042	44.60	0.000820	0.999180	48.67	4.07
33	0.001022	0.998978	43.65	0.000855	0.999145	47.71	4.06
34	0.001100	0.998900	42.69	0.000893	0.999107	46.75	4.06
35	0.001189	0.998811	41.74	0.000936	0.999064	45.79	4.05
36	0.001292	0.998708	40.79	0.000985	0.999015	44.83	4.04
37	0.001409	0.998591	39.84	0.001043	0.998957	43.87	4.03
38	0.001539	0.998461	38.89	0.001111	0.998889	42.92	4.03
39	0.001685	0.998315	37.95	0.001189	0.998811	41.97	4.02

续表

类别 年龄（岁）	生命表养老金男表（1990－1993）			生命表养老金男表（2000－2003）			两张生命表预期余命之差（岁）
	死亡率（%）	生存率（%）	预期余命（岁）	死亡率（%）	生存率（%）	预期余命（岁）	
40	0.001846	0.998154	37.02	0.001275	0.998725	41.02	4.00
41	0.002025	0.997975	36.08	0.001366	0.998634	40.07	3.99
42	0.002223	0.997777	35.16	0.001461	0.998539	39.12	3.96
43	0.002442	0.997558	34.23	0.001560	0.998440	38.18	3.95
44	0.002683	0.997317	33.31	0.001665	0.998335	37.24	3.93
45	0.002948	0.997052	32.40	0.001783	0.998217	36.30	3.90
46	0.003241	0.996759	31.50	0.001918	0.998082	35.36	3.86
47	0.003562	0.996438	30.60	0.002055	0.997945	34.43	3.83
48	0.003917	0.996083	29.71	0.002238	0.997762	33.50	3.79
49	0.004306	0.995694	28.82	0.002446	0.997554	32.57	3.75
50	0.004734	0.995266	27.94	0.002666	0.997334	31.65	3.71
51	0.005205	0.994795	27.07	0.002880	0.997120	30.74	3.67
52	0.005722	0.994278	26.21	0.003085	0.996915	29.82	3.61
53	0.006292	0.993708	25.36	0.003300	0.996700	28.91	3.55
54	0.006917	0.993083	24.52	0.003545	0.996455	28.01	3.49
55	0.007604	0.992396	23.69	0.003838	0.996162	27.11	3.42
56	0.008359	0.991641	22.86	0.004207	0.995793	26.21	3.35
57	0.009189	0.990811	22.05	0.004676	0.995324	25.32	3.27
58	0.010100	0.989900	21.25	0.005275	0.994725	24.43	3.18
59	0.011100	0.988900	20.46	0.006039	0.993961	23.56	3.10
60	0.012198	0.987802	19.69	0.006989	0.993011	22.70	3.01
61	0.013403	0.986597	18.92	0.007867	0.992133	21.86	2.94
62	0.014725	0.985275	18.17	0.008725	0.991275	21.03	2.86
63	0.016175	0.983825	17.44	0.009677	0.990323	20.21	2.77
64	0.017766	0.982234	16.72	0.010731	0.989269	19.40	2.68
65	0.019509	0.980491	16.01	0.011900	0.988100	18.60	2.59
66	0.021420	0.978580	15.32	0.013229	0.986771	17.82	2.50
67	0.023513	0.976487	14.64	0.014705	0.985295	17.05	2.41
68	0.025804	0.974196	13.98	0.016344	0.983656	16.30	2.32

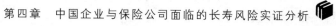

第四章 中国企业与保险公司面临的长寿风险实证分析

续表

类别	生命表养老金男表（1990－1993）			生命表养老金男表（2000－2003）			两张生命表预
年龄（岁）	死亡率（%）	生存率（%）	预期余命（岁）	死亡率（%）	生存率（%）	预期余命（岁）	期余命之差（岁）
69	0.028311	0.971689	13.34	0.018164	0.981836	15.56	2.22
70	0.031054	0.968946	12.72	0.020184	0.979816	14.84	2.12
71	0.034052	0.965948	12.11	0.022425	0.977575	14.14	2.03
72	0.037327	0.962673	11.52	0.024911	0.975089	13.45	1.93
73	0.040901	0.959099	10.94	0.027668	0.972332	12.78	1.84
74	0.044801	0.955199	10.39	0.030647	0.969353	12.13	1.74
75	0.049051	0.950949	9.58	0.033939	0.966061	11.50	1.92
76	0.053680	0.946320	9.33	0.037577	0.962423	10.89	1.56
77	0.058714	0.941286	8.84	0.041594	0.958406	10.29	1.45
78	0.064185	0.935815	8.36	0.046028	0.953972	9.72	1.36
79	0.070124	0.929876	7.89	0.050920	0.949080	9.16	1.27
80	0.076562	0.923438	7.45	0.056312	0.943688	8.63	1.18
81	0.083532	0.916468	7.03	0.062253	0.937747	8.11	1.08
82	0.091066	0.908934	6.62	0.068791	0.931209	7.62	1.00
83	0.099196	0.900804	6.24	0.075983	0.924017	7.14	0.90
84	0.107956	0.892044	5.87	0.083883	0.916117	6.69	0.82
85	0.117376	0.882624	5.52	0.092554	0.907446	6.25	0.73
86	0.127486	0.872514	5.19	0.102059	0.897941	5.84	0.65
87	0.138313	0.861687	4.87	0.112464	0.887536	5.45	0.58
88	0.149881	0.850119	4.57	0.123836	0.876164	5.08	0.51
89	0.162210	0.837790	4.29	0.136246	0.863754	4.72	0.43
90	0.175316	0.824684	4.02	0.149763	0.850237	4.39	0.37
91	0.189210	0.810790	3.77	0.164456	0.835544	4.07	0.30
92	0.203895	0.796105	3.54	0.180392	0.819608	3.78	0.24
93	0.219368	0.780632	3.31	0.197631	0.802369	3.50	0.19
94	0.235617	0.764383	3.11	0.216228	0.783772	3.23	0.12
95	0.252625	0.747375	2.91	0.236229	0.763771	2.99	0.08
96	0.270359	0.729641	2.72	0.257666	0.742334	2.76	0.04
97	0.288784	0.711216	2.55	0.280553	0.719447	2.54	(0.01)

| 类别 | 生命表养老金男表（1990－1993） | | | 生命表养老金男表（2000－2003） | | | 两张生命表预 |
年龄 （岁）	死亡 率（%）	生存 率（%）	预期余 命（岁）	死亡 率（%）	生存 率（%）	预期余 命（岁）	期余命之 差（岁）
98	0.307850	0.692150	2.38	0.304887	0.695113	2.34	(0.04)
99	0.327500	0.672500	2.21	0.330638	0.669362	2.15	(0.06)
100	0.347669	0.652331	2.05	0.357746	0.642254	1.96	(0.09)
101	0.368280	0.631720	1.87	0.386119	0.613881	1.78	(0.09)
102	0.389253	0.610747	1.68	0.415626	0.584374	1.58	(0.10)
103	0.410497	0.589503	1.42	0.446094	0.553906	1.34	(0.08)
104	0.431920	0.568080	1.07	0.477308	0.522692	1.02	(0.05)
105	1.000000	0.000000	0.50	1.000000	0.000000	0.50	0.00

资料来源：根据生命表养老金男表（1990－1993）和生命表养老金男表（2000－2003）数据整理与计算而成。

由表4－9可知，生命表养老金女表（1990－1993）和生命表养老金女表（2000－2003）中死亡率在30～98岁有所下降，因此该年龄区间人口的预期余命有所增加；但在98岁之后，死亡率则有所上升，说明98岁之后的女性高龄人口随着时间推移预期余命反而减少。在30～98岁，两张生命表预期余命之差随年龄增加而下降，即在这个年龄区间内，随着年龄的增加，人口的预期余命变化幅度下降。

表4－9　生命表养老金女表（1990－1993）和生命表
养老金女表（2000－2003）数据

| 类别 | 生命表养老金女表（1990－1993） | | | 生命表养老金女表（2000－2003） | | | 两张生命表预 |
年龄 （岁）	死亡 率（%）	生存 率（%）	预期余 命（岁）	死亡 率（%）	生存 率（%）	预期余 命（岁）	期余命之 差（岁）
30	0.000509	0.999491	50.05	0.000351	0.999649	54.19	4.14
31	0.000533	0.999467	49.08	0.000366	0.999634	53.20	4.12
32	0.000563	0.999437	48.10	0.000384	0.999616	52.22	4.12
33	0.000599	0.999401	47.13	0.000402	0.999598	51.24	4.11
34	0.000643	0.999357	46.16	0.000421	0.999579	50.26	4.10
35	0.000695	0.999305	45.19	0.000441	0.999559	49.29	4.10

续表

类别	生命表养老金女表（1990－1993）			生命表养老金女表（2000－2003）			两张生命表预
年龄（岁）	死亡率（%）	生存率（%）	预期余命（岁）	死亡率（%）	生存率（%）	预期余命（岁）	期余命之差（岁）
36	0.000754	0.999246	44.22	0.000464	0.999536	48.31	4.09
37	0.000823	0.999177	43.25	0.000493	0.999507	47.33	4.08
38	0.000901	0.999099	42.29	0.000528	0.999472	46.35	4.06
39	0.000988	0.999012	41.32	0.000569	0.999431	45.38	4.06
40	0.001087	0.998913	40.36	0.000615	0.999385	44.40	4.04
41	0.001198	0.998802	39.41	0.000664	0.999336	43.43	4.02
42	0.001321	0.998679	38.46	0.000714	0.999286	42.46	4.00
43	0.001458	0.998542	37.51	0.000763	0.999237	41.49	3.98
44	0.001611	0.998389	36.56	0.000815	0.999185	40.52	3.96
45	0.001781	0.998219	35.62	0.000873	0.999127	39.55	3.93
46	0.001969	0.998031	34.68	0.000942	0.999058	38.59	3.91
47	0.002178	0.997822	33.75	0.001014	0.998986	37.62	3.87
48	0.002409	0.997591	32.82	0.001123	0.998877	36.66	3.84
49	0.002666	0.997334	31.90	0.001251	0.998749	35.70	3.80
50	0.002929	0.997071	30.98	0.001393	0.998607	34.74	3.76
51	0.003264	0.996736	30.07	0.001548	0.998452	33.79	3.72
52	0.003613	0.996387	29.17	0.001714	0.998286	32.84	3.67
53	0.003998	0.996002	28.27	0.001893	0.998107	31.90	3.63
54	0.004424	0.995576	27.38	0.002093	0.997907	30.96	3.58
55	0.004896	0.995104	26.50	0.002318	0.997682	30.02	3.52
56	0.005418	0.994582	25.63	0.002607	0.997393	29.09	3.46
57	0.005995	0.994005	24.77	0.002979	0.997021	28.17	3.40
58	0.006633	0.993367	23.92	0.003410	0.996590	27.25	3.33
59	0.007339	0.992661	23.07	0.003816	0.996184	26.34	3.27
60	0.008120	0.991880	22.24	0.004272	0.995728	25.44	3.20
61	0.008982	0.991018	21.42	0.004781	0.995219	24.55	3.13
62	0.009935	0.990065	20.61	0.005351	0.994649	23.66	3.05
63	0.010988	0.989012	19.81	0.005988	0.994012	22.79	2.98
64	0.012152	0.987848	19.02	0.006701	0.993299	21.92	2.90

续表

类别	生命表养老金女表（1990–1993）			生命表养老金女表（2000–2003）			两张生命表预期余命之差（岁）
年龄（岁）	死亡率（%）	生存率（%）	预期余命（岁）	死亡率（%）	生存率（%）	预期余命（岁）	
65	0.013436	0.986564	18.25	0.007499	0.992501	21.06	2.81
66	0.014855	0.985145	17.49	0.008408	0.991592	20.22	2.73
67	0.016420	0.983580	16.75	0.009438	0.990562	19.39	2.64
68	0.017146	0.982854	16.02	0.010592	0.989408	18.57	2.55
69	0.020050	0.979950	15.31	0.011886	0.988114	17.76	2.45
70	0.022149	0.977851	14.61	0.013337	0.986663	16.97	2.36
71	0.024462	0.975538	13.93	0.014964	0.985036	16.19	2.26
72	0.027008	0.972992	13.27	0.016787	0.983213	15.43	2.16
73	0.029811	0.970189	12.62	0.018829	0.981171	14.68	2.06
74	0.032984	0.967016	11.99	0.021117	0.978883	13.96	1.97
75	0.036282	0.963718	11.38	0.023702	0.976298	13.25	1.87
76	0.040002	0.959998	10.79	0.026491	0.973509	12.56	1.77
77	0.044086	0.955914	10.22	0.029602	0.970398	11.88	1.66
78	0.048562	0.951438	9.67	0.033070	0.966930	11.23	1.56
79	0.053465	0.946535	9.14	0.036935	0.963065	10.60	1.46
80	0.058828	0.941172	8.63	0.041241	0.958759	9.99	1.36
81	0.064688	0.935312	8.13	0.046033	0.953967	9.39	1.26
82	0.071083	0.928917	7.66	0.051365	0.948635	8.82	1.16
83	0.078050	0.921950	7.21	0.057291	0.942709	8.27	1.06
84	0.085631	0.914369	6.78	0.063872	0.936128	7.75	0.97
85	0.093862	0.906138	6.37	0.071174	0.928826	7.24	0.87
86	0.102786	0.897214	5.97	0.079267	0.920733	6.76	0.79
87	0.112440	0.887560	5.60	0.088225	0.911775	6.30	0.70
88	0.122860	0.877140	5.25	0.098129	0.901871	5.86	0.61
89	0.134082	0.865918	4.91	0.109061	0.890939	5.44	0.53
90	0.146137	0.853863	4.59	0.121107	0.878893	5.04	0.45
91	0.159049	0.840951	4.30	0.134355	0.865645	4.67	0.37
92	0.159049	0.840951	4.01	0.148896	0.851104	4.32	0.31
93	0.187528	0.812472	3.75	0.164816	0.835184	3.98	0.23

续表

类别	生命表养老金女表（1990－1993）			生命表养老金女表（2000－2003）			两张生命表预
年龄（岁）	死亡率（%）	生存率（%）	预期余命（岁）	死亡率（%）	生存率（%）	预期余命（岁）	期余命之差（岁）
94	0.203112	0.796888	3.50	0.182201	0.817799	3.67	0.17
95	0.219593	0.780407	3.26	0.201129	0.798871	3.38	0.12
96	0.236957	0.763043	3.04	0.221667	0.778333	3.10	0.06
97	0.255178	0.744822	2.82	0.243870	0.756130	2.84	0.02
98	0.274221	0.725779	2.62	0.267773	0.732227	2.60	(0.02)
99	0.294037	0.705963	2.42	0.293385	0.706615	2.37	(0.05)
100	0.314566	0.685434	2.22	0.320685	0.679315	2.15	(0.07)
101	0.335733	0.664267	2.01	0.349615	0.650385	1.92	(0.09)
102	0.357456	0.642544	1.78	0.380069	0.619931	1.69	(0.09)
103	0.379638	0.620362	1.49	0.411894	0.588106	1.41	(0.08)
104	0.402177	0.597823	1.10	0.444879	0.555121	1.06	(0.04)
105	1.000000	0.000000	0.50	1.000000	0.000000	0.50	0.00

资料来源：根据生命表养老金女表（1990－1993）和生命表养老金女表（2000－2003）数据整理而成。

三、数据测算及结果分析

商业养老年金保险同时具备寿险保障和养老规划的双重功能，是社会基本养老保险制度和企业年金计划的有效补充。它既可以在一定程度上缓解政府在社会基本养老保险上的财政压力，又可以为企业年金计划提供发起和运营服务。但是在现阶段的社会养老体系中，商业养老年金保险所处的地位远无法与社会基本养老保险、企业年金相提并论，同时其缺乏有力的顶层设计、缺乏税收和财政等政策支持、保险公司创新能力不足以及现阶段居民的保险意识不强等因素制约了其发展。因此，尽管商业养老年金保险的投保年龄大多为 0～60 周岁，但是实际上多数投保年龄在 30 岁以上。鉴于以上分析，本节仅列示投保年龄在 30～60 岁的计算结果。

根据表 4-10、表 4-11 的数据，从长寿风险对终身年金保险产品的影响值 L 分析，在 30～60 岁，两张生命表中的预期寿命存在差异，表明我国投保人的死亡率的确在提高。以 30 岁的女性投保人 A 为例，A 在 30 岁时购买一份年金金额为 1 元并于 60 岁时开始每年领取的终身年金保险产品，其购买时终身年金保险产品的定价基于生命表（1990-1993），在预定利率 i = 2.5% 的假设下，不考虑保险公司其他费用附加并趸交，A 需一次性缴纳保费 6.8017 元；由于社会经济的发展，人口平均预期寿命在增加，假设 A 的死亡率严格遵循生命表中死亡率的变化，即 A 所交的保费如果基于生命表（2000-2003）中死亡率假设，且预定利率不变，应为 7.9171 元，但 A 已经缴纳完保费无须补交，那么保险公司就需承担这部分额外的成本 L 为 1.1154 元，占 A 趸交保费的 16.4%。

　　若以 30 岁的男性投保人 B 为例，保险公司就需承担这部分额外的成本 L 为 1.1292 元，占 A 趸交保费的 19.31%。尽管随着投保人年龄的增加，保险公司需承担的额外成本 L 占原趸交保费的比例在下降，但是对于 60 岁男性投保人，保险公司需承担的额外成本 L 占原趸交保费的比例仍有 13.49%，女性为 12.24%。因此，长寿风险会对终身年金保险产品造成相当大的损失。

表 4-10　生命表养老金男表（1990-1993）与生命表养老金男表
（2000-2003）终身年金精算数据　　　　单位：岁，元

年龄	预期寿命差值	i = 2.5%			i = 5%		
		1990～1993 年	2000～2003 年	差值 L	1990～1993 年	2000～2003 年	差值 L
30	4.14	5.8482	6.9773	1.1292	2.2378	2.6145	0.3767
31	4.12	5.9996	7.1572	1.1577	2.3517	2.7473	0.3955
32	4.12	6.1551	7.3419	1.1868	2.4716	2.8869	0.4154
33	4.11	6.3151	7.5317	1.2166	2.5976	3.0338	0.4361
34	4.10	6.4796	7.7265	1.2470	2.7303	3.1882	0.4579
35	4.10	6.6489	7.9268	1.2779	2.8700	3.3506	0.4806

续表

年龄	预期寿命差值	i = 2.5%			i = 5%		
		1990～1993 年	2000～2003 年	差值 L	1990～1993 年	2000～2003 年	差值 L
36	4.09	6.8232	8.1326	1.3094	3.0171	3.5214	0.5043
37	4.08	7.0028	8.3441	1.3413	3.1720	3.7011	0.5291
38	4.06	7.1880	8.5616	1.3736	3.3353	3.8902	0.5549
39	4.06	7.3791	8.7854	1.4064	3.5075	4.0893	0.5818
40	4.04	7.5763	9.0158	1.4395	3.6891	4.2988	0.6098
41	4.02	7.7801	9.2530	1.4729	3.8807	4.5196	0.6389
42	4.00	7.9908	9.4973	1.5065	4.0830	4.7520	0.6690
43	3.98	8.2088	9.7490	1.5402	4.2967	4.9969	0.7002
44	3.96	8.4346	10.0083	1.5737	4.5225	5.2550	0.7324
45	3.93	8.6687	10.2756	1.6069	4.7615	5.5269	0.7655
46	3.91	8.9117	10.5513	1.6396	5.0143	5.8136	0.7993
47	3.87	9.1642	10.8359	1.6717	5.2821	6.1160	0.8339
48	3.84	9.4269	11.1297	1.7028	5.5661	6.4351	0.8690
49	3.80	9.7006	11.4335	1.7329	5.8674	6.7720	0.9046
50	3.76	9.9861	11.7481	1.7620	6.1874	7.1280	0.9406
51	3.72	10.2844	12.0739	1.7895	6.5276	7.5044	0.9768
52	3.67	10.5967	12.4115	1.8149	6.8899	7.9024	1.0125
53	3.63	10.9241	12.7612	1.8371	7.2760	8.3232	1.0472
54	3.58	11.2681	13.1235	1.8554	7.6882	8.7683	1.0801
55	3.52	11.6303	13.4995	1.8692	8.1288	9.2395	1.1106
56	3.46	12.0124	13.8903	1.8779	8.6007	9.7388	1.1381
57	3.40	12.4165	14.2977	1.8812	9.1068	10.2689	1.1621
58	3.33	12.8449	14.7240	1.8791	9.6508	10.8330	1.1822
59	3.27	13.3004	15.1721	1.8718	10.2368	11.4350	1.1982
60	3.20	13.7859	15.6459	1.8600	10.8693	12.0797	1.2105

资料来源：根据相关数据计算形成。

表4-11　生命表养老金女表（1990-1993）与生命表养老金女表
（2000-2003）终身年金精算数据　　　　单位：岁，元

年龄	预期寿命差值	i=2.5%			i=5%		
		1990~1993年	2000~2003年	差值L	1990~1993年	2000~2003年	差值L
30	4.07	6.8017	7.9171	1.1154	2.5538	2.9107	0.3569
31	4.07	6.9753	8.1179	1.1426	2.6829	3.0573	0.3744
32	4.07	7.1535	8.3239	1.1704	2.8185	3.2113	0.3928
33	4.06	7.3364	8.5352	1.1988	2.9611	3.3732	0.4121
34	4.06	7.5244	8.7521	1.2278	3.1110	3.5433	0.4322
35	4.05	7.7174	8.9747	1.2573	3.2687	3.7220	0.4533
36	4.04	7.9159	9.2031	1.2873	3.4345	3.9098	0.4753
37	4.03	8.1199	9.4376	1.3177	3.6090	4.1072	0.4983
38	4.03	8.3297	9.6783	1.3486	3.7925	4.3147	0.5222
39	4.02	8.5457	9.9255	1.3798	3.9858	4.5329	0.5471
40	4.00	8.7680	10.1794	1.4115	4.1892	4.7622	0.5730
41	3.99	8.9970	10.4403	1.4434	4.4034	5.0034	0.6000
42	3.96	9.2329	10.7085	1.4755	4.6291	5.2571	0.6279
43	3.95	9.4763	10.9840	1.5077	4.8670	5.5239	0.6568
44	3.93	9.7274	11.2672	1.5398	5.1178	5.8045	0.6866
45	3.90	9.9866	11.5583	1.5717	5.3824	6.0997	0.7173
46	3.86	10.2546	11.8576	1.6031	5.6616	6.4102	0.7486
47	3.83	10.5317	12.1655	1.6339	5.9564	6.7371	0.7807
48	3.79	10.8185	12.4823	1.6638	6.2679	7.0811	0.8132
49	3.75	11.1158	12.8088	1.6930	6.5972	7.4436	0.8464
50	3.71	11.4241	13.1454	1.7213	6.9456	7.8255	0.8800
51	3.67	11.7441	13.4929	1.7487	7.3143	8.2283	0.9140
52	3.61	12.0772	13.8516	1.7745	7.7051	8.6531	0.9479
53	3.55	12.4240	14.2223	1.7983	8.1197	9.1013	0.9816
54	3.49	12.7857	14.6055	1.8198	8.5599	9.5745	1.0146
55	3.42	13.1636	15.0020	1.8385	9.0279	10.0743	1.0465

续表

年龄	预期寿命差值	i = 2.5%			i = 5%		
		1990~1993 年	2000~2003 年	差值 L	1990~1993 年	2000~2003 年	差值 L
56	3.35	13.5590	15.4128	1.8538	9.5259	10.6026	1.0767
57	3.27	13.9737	15.8394	1.8657	10.0567	11.1619	1.1052
58	3.18	14.4094	16.2839	1.8745	10.6232	11.7550	1.1318
59	3.10	14.8683	16.7481	1.8798	11.2288	12.3849	1.1561
60	3.01	15.3527	17.2326	1.8799	11.8774	13.0540	1.1766

资料来源：根据相关数据计算形成。

从图 4 - 1、图 4 - 2 的数据分析可知，无论是采用生命表（1990 - 1993）还是生命表（2000 - 2003），随着投保年龄的增加，相应的终身年金的精算现值也会增加，即对投保人而言，投保年龄越大，终身年金保险产品的价格越昂贵。不同预定利率假设下的终身年金保险产品精算现值存在较大差异，在预定利率 i = 2.5% 假设下的终身年金精算现值高于预定利率 i = 5% 假设下的终身年金精算现值，即对保险公司而言，预定利率越高，终身年金保险产品的成本越低；同时不同性别的终身年金保险产品的精算现值因死亡率的不同存在较大差异，即女性的终身年金保险产品的价格会高于男性。

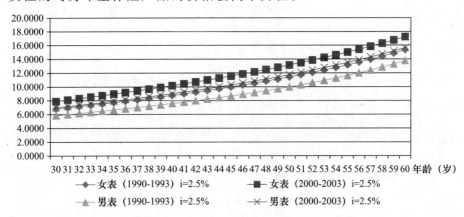

图 4 - 1　在预定利率 i = 2.5% 假设下终身年金的精算现值

资料来源：根据表 4 - 10、表 4 - 11 数据所制。

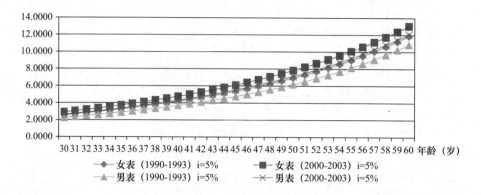

图 4 - 2　在预定利率 i = 5% 假设下终身年金的精算现值

资料来源：根据表 4 - 10、表 4 - 11 数据所制。

　　从表 4 - 10、表 4 - 11 还可以看出，由于在 30 ~ 60 岁预期寿命都在增加，尽管投保人的年龄存在差异，但每一个投保人的预期寿命都在增加，因此终身年金保险产品所面临的长寿风险为聚合长寿风险，并且是不可分散风险。

　　综上所述，本节可根据简单精算模型评估死亡率下降导致的预期寿命增加对年金类保险产品产生的影响。在 30 ~ 60 岁，随着投保年龄增大，尽管长寿风险影响增大，但是由于投保年龄越大，终身年金保险产品的价格越高，因此从相对值角度分析，随着投保年龄的增大，长寿风险对终身年金保险产品的影响会变小。在预定利率 i = 2.5% 假设下，30 岁投保、60 岁领取终身年金保险产品养老金的投保人，因死亡率下降导致的额外支出即长寿风险造成的损失约占女性投保人原保费的 16.4%、男性投保人原保费的 19.3%；对于 60 岁投保、60 岁领取的投保人，长寿风险造成的损失约占女性投保人原保费的 12.24%、男性投保人原保费的 13.49%。因此，长寿风险会对终身年金保险产品造成相当大的损失，会增加 10% ~ 20% 的成本。

第三节 企业与保险公司应对长寿风险的 现状及其原因分析

一、企业与保险公司应对长寿风险的现状

长寿风险对于保险公司而言，可以视为一种死差损，在保险公司进行保险产品定价时，就必须考虑这种风险，但限于死亡率预测的难度与精确度，保险公司也难以有效管理这种风险。现阶段，我国保险公司并未对长寿风险进行专门管理，未出现针对长寿风险的再保险交易以及其他长寿风险衍生产品交易，保险公司更多的是将长寿风险作为一种普通的风险，主要运用风险自留方式和风险控制方式加以管理。

二、长寿风险应对现状产生的原因

（一）保险公司面临的长寿风险总体较小

尽管我国保险业发展极为迅速，但保险公司年金类、长期护理类保险业务发展较为缓慢，所占份额较少，因此整体上保险公司所面临的长寿风险较少。我国个人商业养老年金保险保费收入占人身保险原保费收入的比重一直较低，2013 年也仅为 13.9%。而且据不完全统计，市场上的健康保险产品中，疾病保险和医疗保险产品数量约占98%，而护理保险和失能保险收入损失保险产品只占 2% 左右。①

（二）保险公司的相关保险产品定价相对较高

目前，导致我国保险公司的年金类产品、长期护理产品发展缓慢

---

① 李玉泉. 中国健康保险市场发展研究报告 2010［M］. 北京：中国经济出版社，2011：86.

的一个重要因素是保险产品的价格相对过高。换言之,保险公司为了更好地控制风险已在价格中附加了一定的安全值。由此,尽管长寿风险对终身年金保险会产生重大影响,但保险公司现有的保险产品价格已弥补部分损失,保险公司运用其他风险管理方式积极管理长寿风险的压力不大。

（三）保险公司的风险管理水平有限

近年来,风险管理在中国保险业界备受瞩目,无论实业界还是学术界都对风险管理给予了极大关注,各界人士都对风险管理寄予了无限希望,投入了极大热情。但我国保险公司的风险管理却呈现尴尬局面,谈论理论概念的居多,研究实践操作的太少,保险公司的风险管理水平不高。虽然风险管理的重要性得到了保险公司的认可,但由于种种客观和主观方面的原因,风险管理并未能够在保险公司内部得到真正落实,仍处于一种半开化的混沌状态。之所以出现这种现象,究其主要原因还是保险公司重视程度不够,在粗放型经营模式主导下,盲目追求市场份额和保费收入,忽略了各种风险的潜在危险,如长寿风险给年金保险产品、长期护理保险产品带来的严重后果。但是也不可否认,现实中也存在一系列的客观制约因素,如风险管理、精算等专业人才的匮乏,风险管理工具的严重不足以及保险公司信息技术设备的落后等。

第五章 中国个人面临的长寿风险实证分析

第一节 个人面临的长寿风险识别

个人面临的长寿风险主要源自个人的死亡年龄无法准确估测,从而在超预期的生存年限中无财富可用。这种个人面临的长寿风险其实很早就已存在,之所以未在 20 世纪之前引起关注主要缘于过去较长时期内人的寿命较低且预期寿命增加极为缓慢,同时通过传统的风险管理方式如风险自留等加以有效管理。自古以来,有福、得禄和长寿一直是我国普通民众和道教信徒追求的共同目标与理想。"家有一老,如有一宝"、"多子多福"等话语的存在表明在中国传统文化中,长寿老人对于家庭来说比较重要,往往也是一家之主,从而尊重并赡养老人是一种自然而然的行为。我国古代民众的平均预期寿命长期内都不高,因此长寿对个人来说可能会带来风险,但是这种风险可以通过家庭成员的供养而降低。根据历次人口普查数据可知,2010 年我国人口平均预期寿命达到 74.83 岁,比 1981 年提高了 7.06 岁;男性人口平均预期寿命比 1981 年提高了 6.10 岁,女性人口平均预期寿命则提高了 8.10 岁;男女人口平均预期寿命的差值由 1981 年的 2.99 岁扩大到 2010 年的 4.99 岁。而未来我国社会经济发展的潜力巨大,人口平均预期寿命的增加空间仍然可观。据 2012 年联合国人口司的预测,我国人口平均预期寿命在 2015～2020 年将达到 76 岁，2095～2100 年将进一步增加到 85.3 岁。加之我国还面临着家庭规模变小、个人储蓄下降的趋势，使得通过家庭、个人储蓄、社会保险管理长寿风险的有效性降低，个人面临的长寿风险存在愈加严重的趋势。

一、城镇居民个人面临的长寿风险识别

（一）城镇居民的基本概述

1. 收入与资产状况

我国户籍制度造就了特殊的城乡二元结构体制，随着城乡二元结构体制的长期运行，城镇与农村的社会经济生活状况存在显著差异，因此需对城镇居民个人和农村居民个人进行独立分析。随着经济的快速发展，城镇居民的收入迅速增加。我国 1978～2012 年的城乡居民收入情况如表 5-1 所示，从中可以看到，2012 年城镇居民实际人均可支配收入为 1978 年的 11.47 倍，年平均增长率为 7.52%。

表 5-1　1978～2012 年的城乡居民收入状况　　　　单位：元

年份	城镇居民名义人均可支配收入	农村居民名义人均可支配收入	城镇居民实际人均可支配收入	农村居民实际人均可支配收入	城乡居民的绝对收入差距		城乡居民的相对收入差距（倍）	
					名义收入差距	实际收入差距	名义收入之比	实际收入之比
1978	343.4	133.6	343.4	133.6	209.8	209.8	2.57	2.57
1979	405.0	160.2	397.4	157.1	244.8	240.3	2.53	2.53
1980	477.6	191.3	436.2	177.0	286.3	259.2	2.50	2.46
1981	500.4	223.4	446.0	201.8	277	244.2	2.24	2.21
1982	535.3	270.1	467.9	239.5	265.2	228.4	1.98	1.95
1983	564.6	309.8	483.8	270.6	254.8	213.2	1.82	1.79
1984	652.1	355.3	543.9	301.9	296.8	242	1.84	1.80
1985	739.1	397.6	550.7	313.9	341.5	236.8	1.86	1.75
1986	900.9	423.8	627.0	315.4	477.1	312	2.13	1.99
1987	1002.1	462.6	641.5	324.2	539.5	317.3	2.17	1.98
1988	1180.2	544.9	626.1	325.0	635.3	301.1	2.17	1.93

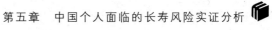

续表

年份	城镇居民名义人均可支配收入	农村居民名义人均可支配收入	城镇居民实际人均可支配收入	农村居民实际人均可支配收入	城乡居民的绝对收入差距		城乡居民的相对收入差距（倍）	
					名义收入差距	实际收入差距	名义收入之比	实际收入之比
1989	1373.9	601.5	626.8	300.7	772.4	326.1	2.28	2.08
1990	1510.2	686.3	680.3	328.3	823.9	352	2.20	2.07
1991	1700.6	708.6	728.9	331.4	992	397.5	2.40	2.20
1992	2026.6	784.0	799.8	350.2	1242.6	449.6	2.58	2.28
1993	2577.4	921.6	876.1	326.0	1655.8	550.1	2.80	2.69
1994	3496.2	1221.0	950.6	388.7	2275.2	561.9	2.86	2.45
1995	4283.0	1577.7	997.0	427.4	2705.3	569.6	2.71	2.33
1996	4838.9	1926.1	1035.3	483.6	2912.8	551.7	2.51	2.14
1997	5160.3	2090.1	1070.8	512.0	3070.2	558.8	2.47	2.09
1998	5425.1	2162.0	1132.6	535.0	3263.1	597.6	2.51	2.12
1999	5854.0	2210.3	1238.6	555.2	3643.7	683	2.65	2.23
2000	6280.0	2253.4	1317.7	566.6	4026.6	751.1	2.79	2.33
2001	6859.6	2366.4	1429.4	590.3	4493.2	839.1	2.90	2.42
2002	7702.8	2475.6	1621.3	620.0	5227.2	1001.3	3.11	2.62
2003	8472.2	2622.2	1767.3	646.4	5850	1120.9	3.23	2.73
2004	9421.6	2936.4	1902.6	690.7	6485.2	1211.9	3.21	2.75
2005	10493.0	3254.9	2085.7	749.2	7238.1	1336.5	3.22	2.78
2006	11759.5	3587.0	2303.1	813.4	8172.5	1489.7	3.28	2.83
2007	13785.8	4140.4	2583.5	890.8	9645.4	1692.7	3.33	2.90
2008	15780.8	4760.6	2800.5	961.7	11020.2	1838.8	3.31	2.91
2009	17174.7	5153.2	3075.7	1044.1	12021.5	2031.6	3.33	2.95
2010	19109.4	5919.0	3315.9	1157.6	13190.4	2158.3	3.23	2.86
2011	21809.8	6977.3	3594.2	1289.8	14832.5	2304.4	3.13	2.79
2012	24564.7	7916.6	3939.3	1427.8	16648.1	2511.5	3.10	2.76

资料来源：历年《中国统计年鉴》，中国统计局网站。

西南财经大学中国家庭金融调查与研究中心于 2012 年 5 月 13 日

发布了全国首份《中国家庭金融调查报告》，相关数据显示："中国家庭金融资产平均为6.38万元，其中城市家庭金融资产平均为11.20万元、农村家庭金融资产平均为3.10万元；城乡之间的家庭金融资产差异极为明显；同时家庭金融资产分布同样不均，银行存款占比为57.75%，所占比例仍然最高，现金占比为17.93%、股票占比为15.45%，其他金融资产中占比最高的为基金，达到4.09%。"①

2. 老年人口收入状况和就业状况

根据历年中国城乡老年人生活状况调查的数据显示，老年人人均收入从2000年的7392元增加到2005年的11963元和2010年的17892元，十年间的平均年增长率达14.2%（见图5-1）。从老年人口就业状况分析，城镇老年人2.3%离休，72.1%退休，0.5%仍在工作，21.3%从未正规就业，其他占3.8%，其中女性老年人从未正规就业的比男性高23个百分点，城镇再就业（含返聘）占7.2%。

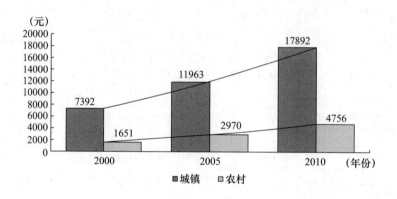

图5-1　城乡老年人年均收入变化（2000~2010年）

资料来源：中国城乡老年人生活状况（2000-2010）抽样调查数据（一）[J]. 老龄科学研究，2014，2（8）.

从人均收入的结构分析（见图5-2），养老保障收入占比近年来

---

① 西南财经大学中国家庭金融调查与研究中心. 中国家庭金融调查报告2012 [M]. 成都：西南财政大学出版社，2012.

连续上升，2010 年达 86.8%；其他来源、家庭转移、公共转移及市场挣得占比基本都在下降，其中家庭转移占比下降最为明显，2000 年占比为 8.8%，而 2010 年仅为 3.1%。

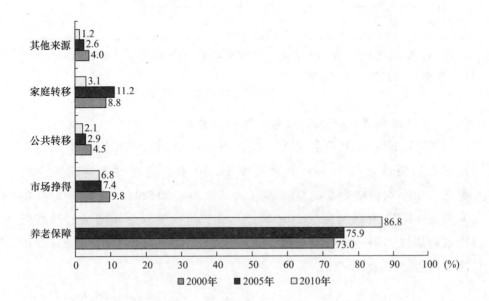

图 5 - 2　城镇老年人年均收入结构变化（2000 ~ 2010 年）

资料来源：中国城乡老年人生活状况（2000 - 2010）抽样调查数据（一）［J］. 老龄科学研究，2014，2（8）.

3. 健康状况

如表 5 - 2 所示，根据《2006 年中国城乡老年人口状况追踪调查情况》和《2010 年中国城乡老年人口状况追踪调查情况》数据可知，城镇老年人口的健康状况并无明显变化，健康一般的人口比例占半数以上；但 2010 年城镇失能的老年人口为 438 万，占城镇老年人调查人口总数的 5.6%；自理困难的老年人口为 971 万，占城镇老年人调查人口总数的 12.4%；认为自己日常生活需要照料的老年人口中 79 周岁及以下的占 14.4%，80 周岁及以上的为 39.9%。

表 5 - 2　城镇老年人口健康状况自评　　　　　单位: %

年份	很差	较差	一般	较好	很好
2006	4.2	15.6	52.3	22.9	5.0
2010	4.0	15.1	53.0	23.2	4.7

资料来源:《2006 年中国城乡老年人口状况追踪调查情况》、《2010 年中国城乡老年人口状况追踪调查情况》, 全国老龄办网站。

(二) 城镇居民个人的长寿风险识别分析

根据我国第五次和第六次人口普查数据可知, 十年间城市居民人口平均预期寿命从 75.47 岁增加到 81.39 岁, 增加幅度达 5.92 岁, 男性人口平均预期寿命的增加幅度大于女性; 而镇居民人口平均预期寿命从 74.77 岁增加到 79.09 岁, 人口平均预期寿命和增加值都略低于城市居民; 不论是城市居民还是镇居民, 女性人口平均预期寿命均高于男性 (见表 5 - 3)。

表 5 - 3　城镇居民人口平均预期寿命状况　　　　　单位: 岁

类别	2000 年			2010 年		
	男女平均	男性平均	女性平均	男女平均	男性平均	女性平均
城市	75.47	73.40	77.66	81.39	79.44	83.45
镇	74.77	72.61	77.09	79.09	76.93	81.45
农村	70.32	68.71	72.03	75.45	72.94	78.25

资料来源: 根据《第五次人口普查数据》、《第六次人口普查数据》中的死亡率数据计算形成, 中国统计局网站。

长寿风险影响最为直接的是老年人口, 即年老以后的健康状况、收入状况是影响长寿风险大小的关键因素。随着我国经济社会的持续发展, 城镇居民人口平均预期寿命仍有望增加。尽管目前城镇居民的收入在逐年提高，但是其生活成本也在逐年上升，同时目前城镇居民老年人口收入严重依赖于养老保障，若未来健康状况恶化或养老保障提供的收入降低，并且个人金融资产管理能力不强，那么城镇居民个人将会面临较大的长寿风险。

二、农村居民个人面临的长寿风险识别

（一）农村居民的基本概述

1. 收入与资产状况

根据表 5-1 可知，2012 年农村居民实际人均可支配收入是 1978 年的 10.69 倍，年平均增长率为 7.39%。城乡居民实际人均可支配收入的相对收入差距一直在增加。尽管城镇居民和农村居民的实际人均可支配收入年平均增速相差不大，但是两者之间的绝对额差值在 2012 年已达 2511.5 元，城乡居民实际人均可支配收入之比一直在增加，表明我国城乡居民个人的收入差距越来越大。根据西南财经大学 2012 年发布的《中国家庭金融调查报告》显示：中国家庭金融资产平均为 6.38 万元；但农村家庭金融资产平均为 3.10 万元，不到城市家庭金融资产平均的 1/3。

2. 老年人口收入状况和就业状况

根据历年中国城乡老年人生活状况调查的数据，老年人人均年收入从 2000 年的 1561 元增加到 2005 年的 2970 元和 2010 年的 4756 元，十年的平均年增长率达 8.8%。从人均收入的结构分析，家庭转移占比下降最为明显，其他来源和公共转移占比则提升明显；市场挣得占比连续下降，从 2000 年的 40.9% 降到 2010 年的 32%；养老保障占比连年上升，2000 年仅为 10.7%，2010 年已达 18.7%（见图 5-3）。老年人继续务农的比例为 44.3%，务工与做生意的占 8.6%。农村拥有自己产权住房的老年人口为 71.2%，住房属于子女的老年人口为 26.5%，租公房的为 0.2%，租私房的为 0.4%，其他占 1.8%。

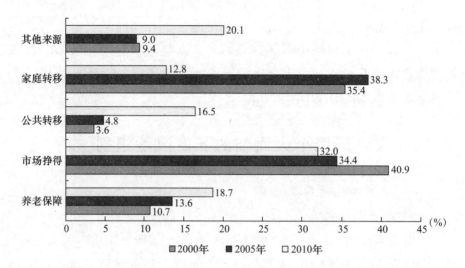

图 5 - 3　农村老年人年均收入结构变化（2000～2010 年）

资料来源：中国城乡老年人生活状况（2000 - 2010）抽样调查数据（一）［J］．老龄科学研究，2014，2（8）．

3. 健康状况

根据表 5 - 4 数据可知，农村老年人口的健康水平呈下降趋势。健康状况为很差和较差的人口比例从 2006 年的 26.5% 增加到 2010 年的 28.5%；健康状况一般的人口比例基本不变，为 50% 左右。同时根据《2010 年中国城乡老年人口状况追踪调查情况》显示，2010 年农村失能的老年人为 775 万，占农村老年人调查人口总数的 7.8%；自理困难的老年人为 1847 万，占农村老年人调查人口总数的 18.6%；认为自己日常生活需要照料的老年人中 79 周岁及以下的占 14.4%，80 周岁及以上的为 39.9%。[1]

表 5 - 4　农村老年人口健康状况自评　　　　　单位：%

年份	很差	较差	一般	较好	很好
2006	5.8	20.7	50.4	19.2	3.9

---

[1] 2010 年中国城乡老年人口状况追踪调查情况［EB/OL］．全国老龄办网站，http//www. cncap-rc. gov. cn.

续表

年份	很差	较差	一般	较好	很好
2010	6.0	22.5	50.5	17.7	3.3

资料来源：《2006 年中国城乡老年人口状况追踪调查情况》、《2010 年中国城乡老年人口状况追踪调查情况》，全国老龄办网站。

（二）农村居民个人的长寿风险识别分析

由表 5-3 可知，十年间农村居民人口平均预期寿命从 2000 年的 70.32 岁增加到 2010 年的 75.45 岁，增加幅度达 5.13 岁，其中女性人口平均预期寿命高于男性，女性人口平均预期寿命的增加幅度也大于男性。长寿风险影响最为直接的是老年人口，即年老以后的健康状况、收入状况是影响长寿风险大小的关键因素。而未来我国社会经济发展的潜力巨大，人口平均预期寿命的增加空间仍然可观。据 2012 年联合国人口司的预测，我国人口平均预期寿命在 2015～2020 年将达到 76 岁，2095～2100 年进一步增加到 85.3 岁。尽管近年来农村居民的收入逐年上升，但与城镇居民的收入水平仍然相差很大，同时其生活成本也在逐年上升，而且农村居民老年人口收入严重依赖于市场挣得和家庭转移，若未来健康状况恶化或家庭经济保障功能下降，致使其收入降低，那么农村居民个人将会面临较大的长寿风险。

第二节　个人面临的长寿风险评估

一、城镇居民个人面临的长寿风险评估

由于个体存在较大的不确定性，通过定量方式分析城镇居民个人面临的长寿风险存在较大的难度，因此本节仅对城镇居民个人面临的长寿风险进行定性评估，简略分析我国城镇居民个人目前所面临的长

寿风险状况。

（一）影响长寿风险的主要因素

1. 城镇职工基本养老保险制度的替代率

我国的城镇职工基本养老保险制度是在当时社会福利制度变革的大背景下建立的，从而其制度的替代率比较高，2002 年的替代率为72.9%。按照国际一般标准，养老保险制度的替代率为 50% 左右就能维持制度参加者的基本生活。尽管近年来我国城镇职工基本养老保险制度的替代率一直在下降，但 2011 年其替代率仍有 50.3%（见表5 - 5）。但是随着党的十八大将我国社会保障体系的改革方针确立为"保基本"，城镇职工基本养老保险制度的替代率存在进一步下降的趋势。

表5 - 5　2002～2011 年城镇职工基本养老保险制度替代率　　单位:%

年份	2002	2003	2004	2005	2006	2007	2008	2009	2010	2011
替代率	72.9	65.1	60.8	57.7	57.5	57.3	55.9	52.4	51.1	50.3

资料来源：郑秉文. 中国养老金发展报告 2012 ［M］. 北京：经济管理出版社，2012.

2. 居民消费理念

节俭是中华民族的传统美德之一，但随着改革开放和市场经济的盛行，我国居民个人社会物质化倾向增强，逐渐从低收入、低消费的生活方式转向较高收入、较高消费的生活方式，居民个人的超前消费意识逐年增强，甚至已成为现代生活的一部分，如贷款买房、贷款买车、信用卡消费等，追求较高的生活品质。目前，根据中国人民银行发布的《中国支付体系发展报告》显示，2006 年末我国信用卡发卡量仅为 5000 张左右，而至 2012 年末已快速增加到 3.3 亿张，全年的信用卡交易金额更是达到 10 万亿元（见表5 - 6）。此外，我国存款利率水平近年来一直处于较低水平，有些年份甚至低于当年的通货膨胀率，加之我国资本市场不发达，缺乏合适的投资渠道，我国居民个人储蓄倾向下降。

表 5 – 6　2006 年以来我国信用卡发卡量状况　　　单位：亿张

年份	2006	2007	2008	2009	2010	2011	2012
发卡量	0.5	0.9	1.42	1.86	2.1	2.85	3.3

资料来源：中国人民银行支付结算司. 中国支付体系发展报告［M］. 北京：中国金融出版社，2007.

3. 家庭经济保障功能

随着生育率的下降、家庭规模的缩小、社会生存压力的逐步增大以及传统赡养老人观念的淡化，家庭养老方式正在不断受到冲击，其保障功能已逐步弱化。我国的人口计划生育政策尽管有效控制了人口规模的增长，却使家庭规模变小，趋向"四二一"结构，即由祖父、祖母、外祖父、外祖母四人，父亲、母亲二人和一个独生子女所构成的金字塔形的家庭结构。这种家庭结构不仅会给独生子女在个性品质、行为心理等培养方面带来不利影响，而且会使第二代独生子女夫妇的抚养负担增加，进而给处于代际顶端的四位老人带来较大的长寿风险。

（二）定性评估

从城镇居民基本状况以及影响长寿风险的主要因素分析，城镇居民中老年人 2010 年的收入为 17892 元，其中 86.8% 通过养老保障、6.8% 通过市场挣得、3.1% 通过家庭转移获得。老年人的收入在 2010 年大约为每月 1500 元，以现有消费水平分析，在健康状况一般的情况下，能勉强维持基本生活。

如表 5 – 7、表 5 – 8 所示，2010 年城市居民在 60 岁时预期余命为 22.25 岁，存活至 80 岁的概率有 59.73%；镇居民在 60 岁时预期余命为 14.04 岁，存活至 80 岁的概率有 51.63%。随着年龄的增加，身体健康状况和机能状况会开始恶化，老年人从市场挣得的收入会大幅下降。城镇居民收入的来源主要是城镇职工基本养老保险制度，现行城镇职工基本养老保险制度的替代率仍有 50%，从而城镇居民个人面临的长寿风险较小。但是一旦未来城镇职工基本养老保险制度改革导致替代率下降，加之居民消费理念的转变，家庭结构的变化，城镇居民个人将会面临越来越严重的长寿风险。

表 5 - 7　2010 年城市居民人口的预期余命和特定年龄段的生存率

类别	60 岁时预期余命（岁）	特定年龄段的生存率（%）							
		65 岁	70 岁	75 岁	80 岁	85 岁	90 岁	95 岁	100 岁及以上
男女平均	22.25	89.98	84.17	74.54	59.73	40.34	20.75	7.63	1.82
男性	20.51	87.02	79.91	68.80	52.94	33.72	15.94	5.58	1.44
女性	24.08	93.08	88.58	80.50	66.99	47.47	25.83	9.75	2.22

资料来源：根据《第六次人口普查数据》中的死亡率数据计算形成，中国统计局网站。

表 5 - 8　2010 年镇居民人口的预期余命和特定年龄段的生存率

类别	60 岁时预期余命（岁）	特定年龄段的生存率（%）							
		65 岁	70 岁	75 岁	80 岁	85 岁	90 岁	95 岁	100 岁及以上
男女平均	14.04	86.63	79.22	67.65	51.63	32.84	16.18	5.98	1.50
男性	12.75	83.06	74.33	61.29	44.41	26.26	11.76	4.26	1.09
女性	15.45	90.49	84.61	74.75	59.77	40.18	20.96	7.83	1.91

资料来源：根据《第五次人口普查数据》、《第六次人口普查数据》中的死亡率数据计算形成，中国统计局网站。

二、农村居民个人面临的长寿风险评估

（一）影响长寿风险的主要因素

1. 城乡居民基本养老保险制度的替代率

2009 年国务院颁布的《国务院关于开展新型农村社会养老保险试点的指导意见》（国发〔2009〕32 号），重启了已停滞了十年的养老保障制度探索。新型农村社会养老保险全国人均领取养老金水平在 2010 年为 105.89 元（2010 年按照相关规定，其最低领取的养老金金额应为每年 660 元，但在制度实施之初就存在大量新增人口）；在 2011 年，最低养老金金额上升为 658.71 元，占农村居民家庭人均纯

收入的 9.44%；2012 年最低养老金金额进一步提高，达到 859.15
元，占农村居民家庭人均纯收入的 10.85%。尽管最低养老金金额增
长的速度很快，但其绝对额却偏低，并不能保障农村居民个人年老后
的基本生活支出。换言之，城乡居民基本养老保险制度的替代率仍然
较低。

2. 农村社会救助和扶贫等的资金投入

我国长期运行的城乡二元体制使得农村地区大范围的贫困落后状
况依然存在，城乡差距扩大的趋势并没有得到根本性改变。农村地区
集中了我国大多数的贫困人口，根据国务院扶贫开发领导小组办公室
发布的数据显示，2013 年全国扶贫人口达 8249 万人，其中城市化水
平较低的西藏、甘肃、贵州、青海、新疆等地区的贫困发生率仍在
15% 以上。而现行的农村社会救助项目主要局限于基本生活救助，包
括最低生活保障、灾害救助制度、医疗救助等，农村社会福利机构一
般是敬老院、养老院和残疾人福利院等，而当前在农村入住敬老院的
人群一般仅限于"五保"老人。根据民政部公布的《2013 年社会服
务发展统计公报》数据显示，2013 年农村低保资金仅为 866.9 亿元，
农村五保供养资金为 172.3 亿元，加之各种财政资金在实际使用中也
存在一定的执行障碍，农村社会的社会救助、扶贫等资金缺乏程度更
为严重。

3. 农村居民中老年人的自养能力

我国农村经济发展水平与城市经济发展水平相比仍然较低，以人
均收入水平作为分析指标并根据表 5 - 1 数据可知，2012 年城乡居民
的名义收入之比为 3.1，实际收入之比为 2.76。农民辛苦劳作一年的
收入在必要开支外，并无多余存款，这种现象在不发达的偏远地区尤
为明显。由于我国广大农村地区受传统观念的影响依然较大，农村居
民个人在年轻时期所得经济收入基本上都花费在子女教育、子女婚
嫁、老人赡养、家庭投资等方面，个人通过储蓄达到自养的意识非常
薄弱，特别是在知识经济发达的现代社会，不少农村居民个人意识到
教育对改变个人命运的重要性，从而宁愿自己受苦以供养子女上学。
然而，目前农村居民个人在年老以后的生活多数仍依赖于子女的经济

供养，由于代际之间的经济存在严重不平等，老年人获得的赡养费用远低于其用于子女供养的费用。因此，目前农村居民个人在年老以后的自养能力较低。

4. 家庭和土地的经济保障功能

随着生育率的下降、家庭规模的缩小、社会生存压力的逐步增大以及传统赡养老人的观念淡化，家庭养老方式正在不断受到冲击，其保障功能已逐步弱化。我国实行的人口计划生育政策尽管主要针对城镇居民，但对农村居民也有一定限制，农村居民家庭规模整体上也开始下降，进而使处于代际顶端的老人面临长寿风险。土地是农民最为重要的财产，它可以为农民提供最基本的生活保障和就业机会，也可以为后代提供土地继承权，同时也给农民带来资产的增值效用和直接受益功效，甚至可以使他们节约重新获取的大笔费用。随着城镇化进程的加快，农民失去土地后，土地对农民的一系列作用也会消失，尽管农民可以获得一部分征地补偿费用，但是这部分费用通常不高且一次性发放，若失地农民无法较好适应城市生活方式，享受与城市居民同等的社会保障，他们年老以后的生活状况令人担忧，也更易面临长寿风险。

（二）定性评估

从农村居民基本状况以及影响长寿风险的主要因素分析，农村居民中老年人 2010 年的收入仅为 4756 元，其中 32% 通过市场挣得、12.8% 通过家庭转移、18.7% 通过养老保障获得。按照目前的消费水平，这些资金已不足以维持基本生活，目前农村居民个人较城镇居民个人面临更大的长寿风险。而且，农村老年人口的健康状况开始恶化，由此产生的医疗费用支出也会相应增加。从表 5 - 9 可知，2010 年农村居民在 60 岁时预期余命为 17.64 岁，存活至 80 岁的概率仍有 41.9%，随着年龄的增加，身体健康状况和机能状况出现恶化，老年人从市场挣得的收入会大幅下降，从家庭和养老保障转移获得的收入将是其收入主要形式，但是我国现有的城乡居民基本养老保险制度提供的养老金很低，加上家庭、土地经济保障功能的弱化，未来农村居民个人将会面临越来越严重的长寿风险。

表5-9 2010年农村居民人口的预期余命和特定年龄段的生存率

类别	60 岁时预期余命（岁）	特定年龄段的生存率（%）						
		65 岁	70 岁	75 岁	80 岁	85 岁	90 岁	95 岁	100 岁及以上
男女平均	17.64	80.84	71.89	58.65	41.90	24.05	10.13	2.85	0.48
男性	15.69	76.15	66.04	51.70	34.46	17.74	6.30	1.49	0.20
女性	19.84	86.02	78.52	66.68	50.44	31.20	14.42	4.37	0.78

资料来源：根据《第六次人口普查数据》中的死亡率数据计算形成，中国统计局网站。

第三节　个人应对长寿风险的现状及其原因分析

一、个人应对长寿风险的现状

从上节长寿风险的分析与评估可知，目前我国城镇居民个人与农村居民个人面临的长寿风险存在相当大的差异，农村居民个人较城镇居民个人更易受到长寿风险的影响，且未来无论是城镇居民个人还是农村居民个人都会面临越来越严重的长寿风险（见表5-10）。

表5-10 2006~2012年基本养老保险覆盖率

年份	2006	2007	2008	2009	2010	2011	2012
城镇基本养老保险人数（万人）	18766	20136	21891	23549	25707	28391	30427
全部基本养老保险人数占 15 岁及以上人口比重（%）	17.79	18.91	20.34	21.65	22.99	25.22	26.90
全部基本养老保险人数占总就业人口比重（%）	25.03	26.73	28.97	31.06	33.78	37.15	39.67
全部基本养老保险人数占城镇就业人口比重（%）	63.33	65.05	68.19	70.67	74.11	79.05	82.01

资料来源：根据《中国统计年鉴》相关数据整理形成。

现阶段，我国城镇居民个人主要是通过参加城镇职工基本养老保险和城乡居民基本养老保险、参加企业年金计划、购买保险公司商业养老年金产品、进行个人储蓄、家庭养老等途径管理长寿风险，其中参加城镇职工基本养老保险和城乡居民基本养老保险是最主要的途径（见表5-11）。

表5-11　2009～2012年企业年金各项覆盖率和影响程度指标

单位：%

年份	2009	2010	2011	2012
企业参保率	—	0.33	0.36	0.40
城镇就业人口参保率	3.54	3.85	4.39	4.97
基金占 GDP 比率	0.76	0.71	0.76	0.93

资料来源：郑秉文. 中国养老金发展报告2012［M］. 北京：经济管理出版社，2012. 其中，"企业参保率"是指建立企业年金的企业数占全国企业数（含支分机构）的比率；"城镇就业人口参保率"是指参加企业年金职工人数占城镇就业人数的比率；"基金占 GDP 比率"是指企业年金基金占 GDP 的比率。

　　而农村居民个人则主要通过参加城乡居民基本养老保险制度、个人储蓄以及家庭、土地等风险自留方式管理长寿风险。2013年城乡居民基本养老保险的参保人数达到了4.975亿人，比2012年末增加了1381万人；2013年实际领取城乡居民基本养老保险养老金的人数达到了1.38亿人，比2012年城乡居民基本养老保险领取养老金人数增长了3%①。2013年城乡居民基本养老保险参保人数和领取养老金人数较2012年、2011年急剧下滑，其主要原因在于城乡居民基本养老保险制度扩面速度比较缓慢，以及保障水平偏低极大地降低了农村居民个人的参保性。

---

① 郑秉文. 中国养老金发展报告2013——社保经办服务体系改革［M］. 北京：经济管理出版社，2013：52.

二、长寿风险应对现状产生的原因

(一) 城镇居民个人应对现状产生的原因

1. 未充分认识长寿风险并过度依赖政府会承担最终兜底责任

对城镇居民个人而言，更长的寿命是一个共同的追求，长寿被视为一种幸福的标志，从而个人会做出各种努力以期活得更久，但是个人在追求长寿并关注长寿使其受益的同时通常忽略长寿也会给其自身带来年老以后资金短缺的风险。同时，长寿风险是一种长期积累形成的重大风险，管理这种风险的应对措施一般需要实施多年之后才可见成效，并且如果补救行动出现拖延，这一问题将更难得到有效解决。

由于我国是社会主义国家以及过去长期运行计划经济体制等因素，使城镇居民个人对政府有着极大的信任，认为政府会解决一切问题并最终承担养老责任，换言之，城镇居民个人相信个人所面临的长寿风险最终会转移给政府承担。美国智库"战略与国际研究中心"（CSIS）2012 年发布的报告《平衡传统与现代：东亚地区退休养老前景》① 曾对"谁最应该为退休人员提供收入"在新加坡、韩国、马来西亚、中国大陆、中国香港、中国台湾进行了问卷调查，结果显示，"政府"选项中，中国大陆的比例值达 63%，位列第一。皮尤研究中心在2013 年 3 月至 4 月对 21 个国家的 22425 名受访者进行了一次各国对老龄化态度的调查，其发布的调查报告结果显示，大部分国家市民认为政府该为养老买单；在"谁为老年人的生活买单，家庭、政府还是老年人自己"的问题上，有 13 个国家的多数市民认为，养老应该靠政府，而中国就是其中之一：接近一半（47%）的中国人认为，在改善老人生活方面，政府责任最大；20% 认为应依靠家庭，仅有 9% 选择了应靠老人自己。而韩国人是世界上最赞成"养老靠自己"的国

---

① Jackson R. , Howe N. , and Peter T. Balancing Tradition and Modernity: The Future of Retirement in East Asia [M] . Washington D. C. : Centre for Strategic and International Studies (CSIS), 2012.

家，选择这一选项的比例超过了一半，占53%①。

2. 个人风险管理意识较低且长寿风险管理能力不强

城镇居民个人大多习惯于靠政府、企业或家庭进行养老，通过参加政府提供的基本养老保险计划、企业提供的企业年金计划抑或是家庭成员供养等传统方式管理长寿风险。个人管理长寿风险的意识较低，同时对风险管理的知识了解较少，个人管理长寿风险的能力也不强，至今为止，保险也未成为我国居民风险管理的基本手段。

3. 对年金保险、长期护理保险等商业保险产品认识不足且保险产品缺乏吸引力

尽管养老年金保险产品普遍被认为是管理长寿风险的最佳工具之一，但是我国城镇居民个人对商业养老年金保险产品的认识存在明显不足，致使城镇居民个人通过购买年金产品进行养老进而防范长寿风险的意识一直不强。而以下几点因素进一步降低了城镇居民个人购买商业年金保险产品的意愿：第一，我国城镇居民个人需要用税后的收入来购买年金产品，这与银行储蓄或投资股票并无明显区别；第二，尽管中国保监会自2013年8月取消了人身保险预定利率的限制，但商业年金保险产品的收益率较其他金融产品相对较低的现状也在很大程度上降低了城镇居民个人购买商业年金保险产品的意愿；第三，商业年金保险产品多面向35~45岁的人群，其保费自然较高，从而导致收入有限的年轻城镇居民个人无能力购买。

从商业年金保险产品角度分析，我国保险产品结构过于单一，产品同质化现象极为严重。尽管我国基本每家保险公司都销售不同形式的商业年金保险产品，但是这些年金保险产品在费率、保障范围方面十分类似，无法满足城镇居民个人多样化的保险需求。同时，这些商业年金产品的给付期间多数是固定期限且给付金额为固定金额，终身给付期限的年金保险产品和按一定比例递增的年金保险产品比例不高，也在一定程度上降低了年金保险产品管理个体长寿风险的吸引力。

---

① 中国老龄科学研究中心网站。

（二）农村居民个人应对现状产生的原因

1. 未充分认识长寿风险并过度依靠家庭、土地等经济保障模式

通过家庭经济保障模式实现养老是我国农村居民个人运用的主要养老模式，具有深厚的伦理和人文传统。土地是大多数农村居民个人赖以生存的基础，也是农村居民个人最为可靠、最基本的经济保障模式。农村居民个人一直以来就通过家庭、土地实现年老以后的经济保障，惯性思维使得农村居民个人不愿改变，同时也未充分认识到个人面临的长寿风险。

2. 农村居民个人收入水平较低

2010 年我国就成为世界第二大经济体；2013 年国内生产总值仅落后于美国，排在世界第二位。虽然我国经济快速发展但是人均收入在全球的排名却靠后，处于中等收入国家行列。而且二元经济体制的长期运行致使我国农村居民人均收入水平和增长率都低于城镇居民，与此同时从图 5 - 1 可知，农村居民中老年人的收入情况也远不及城镇。农村居民个人较低的收入水平就如同"巧妇难为无米之炊"，严重阻碍了农村居民个人管理长寿风险的能力。

3. 个人的长寿风险管理能力极弱

农村居民个人管理长寿风险的方式多为风险自留，主要依靠个人储蓄、家庭成员供养。我国民众特别是农村居民，受传统的未雨绸缪思想影响较深，这种思想反映在经济行为中表现为储蓄率比较高，经济生活中的互助性比较强。但是随着长寿风险的加大，这些方式不足以有效管理个人面临的长寿风险。而且由于农村居民个人对金融保险知识以及风险管理知识的了解更低，致使其管理长寿风险的能力极弱。

4. 对商业保险认识较弱且无针对农村居民的保险产品

尽管商业保险在我国发展极为迅速，但在当前农村居民保险意识淡薄的情况下，农村居民普遍将保险视为一种类似于银行理财产品的金融产品，若保险期间没有出现保险事故进而得不到保险公司赔付，就会朴素地认为所缴纳的保费打了水漂，从而一定程度上阻碍了农村居民对商业保险的理解与支持。同时，农村居民的信念观念淡薄导致

农村保险市场经常性出现"从众性投保"、"集体性退保"、"保险市场破坏性挖掘后难以恢复"等现象，致使农村居民较之城镇居民更加不愿通过购买年金产品管理长寿风险。此外，我国商业年金保险产品的设计一般多是针对城镇居民，所需要的保费通常较高，与农村居民需求并不匹配。

第六章　中国长寿风险应对的
风险管理方式分析

第一节　政府应对长寿风险的方式分析

一、风险自留

（一）基本论述

风险自留即政府以其自有资金承担长寿风险造成的经济损失。风险自留是政府应对长寿风险的基本方式，也是各国政府在长寿风险发展的最初阶段运用较为普遍的方式。但这种风险管理方式的运用需基于一定前提：一是政府面临的长寿风险较小且可控；二是政府拥有足够的财政资金用于弥补缺口。从我国政府面临的长寿风险实证分析中可知，目前城镇职工基本养老保险制度的个人账户和城乡居民基本养老保险制度的个人账户存在 5 年的资金缺口，城乡居民基本养老保险制度中的基础养老金部分、改革后机关事业单位养老保险制度的个人账户以及社会救助制度也将随着预期寿命的增加和覆盖面的扩大产生越来越大的长寿风险缺口。作为这些制度"最终兜底者"的中国政府，自然有可能在未来面临较大的资金支出，即政府面临的长寿风险愈加严重。政府采用风险自留方式管理长寿风险，即政府通过加大财政资金投入、筹集社会捐赠资金等多种形式弥补长寿风险造成的资金缺口。

（二）可行性分析

我国政府面临的长寿风险主要源于社会基本养老保险制度和社会救济制度等，这些都是社会保障体系的重要组成部分，也是政府不可推卸的责任，从而其本身有义务承担这些风险。然而随着人口老龄化进程的加快，这部分的资金支出金额越来越庞大，政府是否有足够的、持续的财政资金，是能否运用风险自留方式的关键。从目前世界其他国家政府的实践可知，政府完全自留这些长寿风险从长期来看并不现实。

虽然近年来我国一般公共财政收入持续增长，但与发达国家的财政规模相比依然偏小。根据财政部公布的数据显示，2014年全国一般公共财政收入为140350亿元，较2013年增长8.6%，但比2012年、2013年的年增长率分别下降了4.3个和1.6个百分点；一般公共财政收入占2014年GDP比重约为22.06%，与往年基本一致；其中税收收入为119158亿元，占财政收入的比重为84.9%。① 然而根据国际货币基金组织的《政府财政统计年鉴（2007）》公布的2006年51个国家财政收入占GDP比重数据计算，各国财政收入占GDP的比重平均为40.6%，其中20个工业化国家的平均水平为45.3%，30个发展中国家的平均水平为35.9%。这表明，当前我国财政收入占GDP的比重不仅低于发达国家的平均水平，也低于发展中国家的平均水平。② 与此同时，我国财政支出的规模也在不断增大，2014年一般公共财政支出累计151662元，比2013年增长8.2%。尽管改革开放以来我国经济社会发展迅速，并在2010年成为世界第二大经济体，但仍然无法在短时间内改变我国是一个发展中大国的事实。我国13亿的庞大人口规模，以及长期以来城乡和区域之间的不平衡发展，致使经济社

---

① 2014 年财政收支情况［EB/OL］. 财政部网站，http：//gks. mof. gov. cn/zhengfuxinxi/ tongjishuju/201501/t201501301186487. html.

② 李雁争. 中国财政收入占 GDP 比重低于国际水平［N］. 上海证券报，2009 - 05 - 07.

会发展中存在较多的薄弱环节，需要政府投入大量的财政资金予以支持，例如"三农"、医疗、教育、就业、社会保障、保障性安居工程等。近年来，我国政府在社会保障和就业方面的财政支出占总财政支出的比重一直保持在10%左右①，较其他国家这一比例偏低，政府应该提高其社会保障方面的财政投入。但是随着我国经济开始进入新常态，经济增长速度将由高速增长转向中低速增长，这会在一定程度上影响我国财政收入的增长速度。因此，政府通过风险自留方式管理长寿风险具有一定可行性但不能长久，而且这是一种被动的长寿风险管理方式，不能有效管理政府面临的长寿风险。

二、风险控制

（一）调整社会基本养老保险制度参数

风险控制即政府通过调整社会基本养老保险制度参数、提高养老保险资金收益率以及改革现有社会基本养老保险制度等方式控制政府面临的长寿风险，降低因长寿风险导致的巨大损失。政府通过调整社会基本养老保险制度参数的风险控制方式管理长寿风险亦是目前各国政府运用较为普遍的方式，也是我国政府改革现有基本养老保险制度的基本趋势。有序的、逐步的制度参数调整既能够管理长寿风险又能够避免制度改革引发的社会过度反应。

1. 基本论述

缴费率、退休年龄以及计发月数是基本养老保险制度中个人账户精算平衡的内生变量，政府通常可以运用行政手段对其进行调整，但是需满足个人账户一定替代率的前提，以达到基本养老保险制度的基本保障目的。我国个人账户按月领取的养老金并不是根据一定工资比例发放，而是根据退休时个人账户所积累资金总额除以计发月数确定。

根据公式（2-5）可知，计发月数的确定受到投资收益率、预期

---

① 根据历年我国《财政收支情况》数据估算，财政部网站。

寿命以及退休年龄的直接影响。而个人账户的替代率等于个人账户按月领取的养老金与制度参加者的月平均工资收入的比值。根据公式（2-6）可知，个人账户的长寿风险缺口等于实际寿命和预期寿命的差值（月数）与个人账户按月领取的养老金的乘积。

在其他参数不变的情况下，若单独提高计发月数，则个人账户按月领取的养老金将减少，从而个人账户的长寿风险缺口将缩小，但这同时会造成个人账户替代率的下降。而政府如果单独提高缴费率或推迟退休年龄，在计发月数不变的情况下，个人账户按月领取的养老金会增多，那么个人账户的长寿风险缺口也会增大。

因此，单独提高缴费率、推迟退休年龄或提高计发月数都不会有效控制长寿风险。但是如果推迟退休年龄或提高缴费率的同时提高计发月数，则可以在一定程度上控制长寿风险，并且不会过分降低个人账户的替代率。

2. 可行性分析

中国现行的法定退休年龄是根据 1951 年颁布的《劳动保险条例》确定的，并且基本未做调整①，而当时我国的人口平均预期寿命并不高，从而导致目前我国法定退休年龄和领取养老金的年龄相较于美国、日本、欧洲以及其他经济合作与发展组织国家明显偏低。我国人口平均预期寿命的增加和居民身体健康状况的提升从生理上表明我国民众具备更长劳动年限的劳动能力。同时从个人角度分析，适当推迟退休年龄也对个人比较有利：一方面，劳动者的在职工资收入普遍高于养老金收入，因此推迟退休年龄会增加个人整体收入；另一方面，个人缴费期限的延长会增加实行完全积累制的个人账户资金，自然也提高了退休后的个人账户养老金收入。通过这样的分析可在一定程度上减轻民众对推迟退休年龄的抵触。尽管推迟退休年龄在理论上具有

---

① 中共中央组织部、人力资源和社会保障部：《关于机关事业单位县处级女干部和具有高级职称的女性专业技术人员退休年龄问题的通知》（组通字〔2015〕14 号），"党政机关、人民团体中的正、副县处级及相应职务层次的女干部，事业单位中担任党务、行政管理工作的相当于正、副处级的女干部和具有高级职称的女性专业技术人员，年满六十周岁退休；并于 2015 年 3 月 1 日执行"。

一定可行性，但必须与其他因素综合考虑才能实行。

计发月数的确定取决于投资收益率、预期寿命以及退休年龄，并与退休年龄、投资收益率成反比，与预期寿命成正比。目前，我国的计发月数根据国发〔2005〕38 号文规定形成，它的确定取决于当时的投资收益率、预期寿命以及退休年龄。我国的退休年龄一直未变，投资收益率随着金融市场的发展有所提高，但预期寿命却大幅增加，因此推迟退休年龄的同时提高计发月数具有很大的可行性。

由于我国目前个人账户的缴费率已较高，因此政府提高缴费率的同时提高计发月数会遇到相当大的阻碍，可行性较小。

（二）提高个人账户资金的投资收益率

1. 基本论述

我国个人账户资金按规定是以记账利率进行积累。只要个人账户资金的投资收益率高于记账利率，政府就能从个人账户资金的投资运作中获取一定的投资收益。在目前个人账户资金的记账利率仅为 2%～3% 的实际情况下，个人账户资金的实际投资收益率越高，所获得的投资收益额就越高，从而政府可以使用这部分额外的投资收益额弥补长寿风险对个人账户造成的资金缺口，而不必动用财政资金。

养老基金中的资金积累阶段通常较长，即养老计划或制度的参加者至少在十年或数十年后才能领取养老金，因此养老资金形成的养老基金具有长期性和稳定性的特征，并且适用于周期较长、回报率较高的长期投资，同时养老基金也具有较高的抗风险性。20 世纪 80 年代至 90 年代期间，美国就积极投资运作养老基金，在扣除通货膨胀影响后，其养老基金的投资收益率仍保持较高的投资水平，基本在 10% 左右。养老基金的成功投资运作在很大程度上提高了美国老龄人口的养老金收入水平，自然也降低了政府面临的长寿风险。

2. 可行性分析

目前，我国个人账户资金由社会保障基金理事会进行管理，但社会保障基金理事会在我国仍具有政府机构性质，从而在保值增值的目标中更为关注养老资金的保值，即资金的安全性。这种理念自然会影响它的投资行为，使其偏向比较保守，致使资金的投资收益率与其他金融机构的资金运作水平相比偏低。然而党的十八届三中全会中审议通过的《中共中央关于全面深化改革若干重大问题的决定》提出，"经济体制改革是全面深化改革的重点，核心是处理好政府和市场的关系，使市场在资源配置中发挥决定性作用和更好发挥政府作用"，这为个人账户资金市场化运作创造了良好的政策环境，而且逐步完善的金融市场也为资金的运作提供了市场。政府可将个人账户资金转移给专门的金融机构进行投资运作，并设定最低投资收益率以降低个人账户资金的投资风险；或者如同美国的401K计划，计划的参加者可以根据个人的不同需求选择不同的投资组合，进而提高个人账户资金整体的投资收益率水平；或者是我国社会保障基金理事会进一步提高资金的投资运作水平。总而言之，政府通过提高资金收益率以达到控制长寿风险的目的具有相当大的可行性。

（三）改革制度设计

1. 基本论述

根据有关规定，我国城镇职工基本养老保险制度、城乡居民基本养老保险制度以及改革后的机关事业单位养老保险制度中个人账户的剩余资金在制度参加者死亡后可以依法继承，这使得个人账户不具有互助功能，即短寿的制度参加者的个人账户剩余资金不会用于弥补长寿的制度参加者个人账户的资金缺口，进而加大了长寿风险对个人账户的影响。在我国制度的最初设计中，个人账户虽然是社会基本养老制度的重要组成部分，但类似于一种强制储蓄行为，其具有的可继承性在很大程度上提升了制度参加者缴费的积极性。对于参加者个人来说，其个人账户应该达到精算平衡，即个人所缴资金的积累值等于从个人账户所领取的养老金总额。但由于计发月数的确定是基于个人账户总体精算平衡所得的平均值，从而隐含了个人账户中参加者之间可以互助的重要假设，然而个人账户的可继承性又禁止这种互助假设。换言之，当制度参加者的实际寿命低于制度设计的平均预期寿命，制度参加者自身个人账户的剩余资金可由其继承人依法继承，并不会滞留于个人账户用于总体精算平衡；当制度参加者的实际寿命高于制度设计的平均预期寿命，那么制度参加者在领取完自身个人账户的所有积累资金外，根据我国的有关规定，还可以继续领取养老金，而这部分资金目前由社会统筹资金支付，从而导致个人账户并不是一个封闭系统，自然无法达到总体精算平衡。因此，取消个人账户的可继承性能够实现个人账户中长寿和短寿的制度参加者之间的互助，进而降低个人账户中的长寿风险。

2. 可行性分析

直接取消个人账户的可继承性是改革制度设计的措施之一。讨论个人账户的可继承性首先涉及的基本问题就是确定个人账户的性质，即个人账户是公共性质还是私人性质。我国的个人账户在城镇职工基本养老保险制度设计之初就明确规定个人账户的积累资金将归个人账户持有人所有，表明个人账户的资金可在一定程度上视为强制性的个人储蓄，那么个人账户的私人属性便无可争议。如果取消个人账户的可继承性，即将本身具有私人性质的个人账户转换为能够实现"共济"的公共性质个人账户，其所遇到的阻碍必然相当巨大，因而在我国目前环境下取消个人账户可继承性的可行性极低。

三、风险转移

（一）商业保险

1. 基本论述

商业保险本质上是一种市场化的风险转移与风险分担机制，是市场经济对社会经济活动进行调节的必备手段和内在要求。它是一种以大数法则、概率论等理论和社会科学中互助共济、公平自愿等理念为基础的人类理性契约行为。商业保险一方面通过提供补充保险业务，对社会保险起到重要补充作用；另一方面通过提供适应不同需要的保险产品满足社会主体不同风险管理的需求。

保险公司可以为不同风险偏好的消费者提供适合的年金保险产品来实现风险转移。例如，美国的多家保险公司为个人退休账户提供专门的年金产品，即 IRA 适格年金（IRA Qualified Annuities），这个类型的年金产品的收益水平和风险水平介于银行存款和共同基金之间，而且带有一些保障收益的条款，可以较好地防止个人在金融市场不稳定时遭受损失，也能较好地管理个人账户资金，从而保障未来收益。智利的个人账户实行个人缴费、个人所有、完全积累、私人机构运营的模式，因此政府可以将这部分长寿风险转移给私人机构。如果制度参加者退休时选择终身年金方式，即参加者在退休时利用个人账户资金向保险公司购买一份终身年金产品，进而保险公司取代政府承担参加者退休后所生存年限里按月给付年金的责任，那么政府就通过保险方式将个人账户的长寿风险转移给了保险公司。

我国的社会基本养老保险制度的个人账户目前仍由政府最终兜底，即长寿风险造成的资金缺口由社会统筹支付。借鉴智利、美国的实践经验，政府可以通过保险方式将个人账户的长寿风险转移给保险公司，参加者在退休时可以利用个人账户的积累资金购买适合的年金保险产品以实现退休后的经济保障。通过购买保险公司的年金产品，个人可将社会基本养老保险制度的个人账户收益转化为一份养老年金保险产品，定期得到保险金收益，同时享受保险公司资金运用的收益，避免通货膨胀风险，这样能够提高养老金计划收益的资金利用效率，保障计划收益安全，同时合理安排消费支出，确保老年时期有稳定的收入来源。

2. 可行性分析

首先，商业保险公司是一种管理风险的专门机构，所具有的风险管理技术、精算技术、资产负债管理技术、产品和服务创新技术，以及现代保险监管技术等方面的优势，正是管理长寿风险的关键所在。

其次，党的十八届三中全会审议通过的《中共中央关于全面深化改革若干重大问题的决定》（以下简称《决定》）提出，"经济体制改革是全面深化改革的重点，核心是处理好政府和市场的关系，使市场在资源配置中发挥决定性作用和更好发挥政府作用"。保险业是对外开放时间较早、市场化运作程度较深的行业，也是市场经济不可或缺的制度安排和政府为民惠而不费的有效途径，在完善和发展中国特色社会主义制度和全面深化改革中有着重要的作用。《决定》同时提出"加快发展企业年金、职业年金、商业保险、构建多层次社会保障体系"以及十八大报告提出"社会保障坚持全覆盖、保基本、多层次、可持续方针",表明社会保障体系只是提供最基本的经济保障,与此同时政府和企业逐渐从承担风险的主体这种角色中淡出。而2014年8月出台的《国务院关于加快发展现代保险服务业的若干意见》则提出"保险成为政府、企业、居民风险管理和财富管理的基本手段,成为提高保障水平和保障质量的重要渠道,成为政府改进公共服务、加强社会管理的有效工具"、"使现代保险服务业成为完善金融体系的支柱力量"、"把商业保险建成社会保障体系的重要支柱"等重要论述,为商业保险管理长寿风险以及商业保险的长期发展提供了良好的政策环境。

最后,目前我国个人账户资金的记账利率极低,而保险公司年金产品的预定利率较高,那么个人账户的参加者反对这种方式的概率会降低。因此从目前状况分析,政府通过保险方式管理长寿风险具有极大的可行性。

（二）资本市场转移

1. 基本论述

政府面临的长寿风险是聚合长寿风险,具有系统性风险特征,可以通过资本市场转移的风险转移方式进行管理。资本市场转移方式即政府发行或购买长寿风险证券化产品,将面临的长寿风险转移给资本市场以达到有效管理自身长寿风险目的的一种风险转移方式。政府可以直接发行长寿债券来实现长寿风险的套期保值,也可以通过购买保险公司或其他金融机构发行的长寿债券、长寿互换等产品实现长寿风险的转移。

2. 可行性分析

构造长寿风险证券化产品的关键因素是存在合理的死亡率或生存率指数,目前我国死亡率和生存率数据极度缺乏,不具备建立合理死亡率和生存率指数的条件。而且从目前我国资本市场的发展状况角度分析,我国资本市场未具备出现长寿债券、长寿互换等长寿风险产品的基本条件,资本市场有着较大的发展空间。此外,尽管长寿债券可以实现长寿风险的转移,政府也可以在代际间实现长寿风险的合理分配，但若政府发行长寿债券，其作为长寿债券的最终发行者，将承担最终支付义务，因此在我国政府已经承担了社会基本养老保险制度产生的可观长寿风险情况下，不宜通过发行长寿债券来增加现有的长寿风险。但是，政府有责任推动资本市场的快速发展，促进长寿风险转移市场的形成，为未来资本市场转移方式的运用创造基本条件。

第二节　保险公司应对长寿风险的方式分析

一、风险控制

（一）改变保险产品设计

1. 基本论述

风险控制即保险公司通过提高保险产品的投保年龄、领取年龄，提高保费等改变保险产品设计的方式来控制保险公司所面临的长寿风险，降低保险产品产生长寿风险的概率。Blake、Cairns 和 Dowd（2006）提出保险公司可以通过限制年金购买年龄、创新年金产品等方式管理长寿风险。根据表 6－1 可知，在 30～60 岁，尽管终身年金保险产品购买者的投保年龄越大，长寿风险对年金保险产品的影响就会越大，但是其相对原有保费的比例却在下降。也就是说，投保年龄越大，终身年金保险产品的保费越高，保费增加的速度高于长寿风险对年金保险产品的影响；投保年龄越大，死亡率变动的程度越低，长寿风险对其影响也越低。换言之，保险公司可以通过限制购买年龄（提高年金保险的购买年龄）来降低整体年金产品面临的长寿风险。当然，保险公司也可以通过提高保费来控制长寿风险。

2. 可行性分析

现阶段我国的保险费已处于较高位并附加了一定安全值，从而继续提高保费来控制长寿风险存在一定难度。保险业是金融服务行业，满足保险消费者的需求，更好地为消费者提供服务是保险业的基本准则之一。保险公司限制投保人的购买年龄，一是违背了服务消费者的理念，二是降低了保险产品在金融产品中的竞争力。因此，我国保险公司通过提高保费、限制投保人的年龄控制长寿风险的可行性较低。

（二）提高保险资金的投资收益率

1．基本论述

预定利率假设、死亡率假设和死亡率趋势假设是年金保险产品定价的三个关键因素，其中预定利率假设取决于相关保险监管规定和保险资金投资收益率的共同作用。通过计算不同预定利率水平、不同生命表的终身年金现值可得到 L[①]（见表 6－1、表 6－2）：某一女性投保人 30 岁时购买一种需要 61 周岁后才能领取且领取的年金金额为 1元的终身年金产品，在 i＝2.5% 的预定利率假设下，运用 1990～1993 年、2000～2003 年两张养老金女生命表计算可得到 L 为1.115412 元，即由于所使用的生命表不同，在同一预定利率水平和其他假设下，终身年金精算现值会出现差值，死亡率改善即 30 岁时余命增加会增加终身年金的未来给付 1.115412 元。

表6－1　不同预定利率水平下基于养老金业务女表（1990－1993）和

养老金业务女表（2000－2003）的终身年金精算现值差值L　单位：元

年龄（岁）	i＝2.5%	i＝3%	i＝5%	i＝8%
30	1.115412	0.882648	0.356859	0.099985
31	1.142596	0.90854	0.37441	0.107877
32	1.170394	0.935151	0.392803	0.116385
33	1.198801	0.962485	0.412072	0.125553
34	1.227783	0.990521	0.432236	0.135424

---

① 此处 L 与第四章中 L 表示同一意思，即长寿风险对以年龄 x 购买年金金额为 1 元的终身年金产品的影响值。

续表

年龄（岁）	i = 2.5%	i = 3%	i = 5%	i = 8%
35	1.257293	1.01923	0.453313	0.146043
36	1.287283	1.048575	0.475316	0.157453
37	1.317722	1.07854	0.498267	0.169706
38	1.348581	1.109104	0.522186	0.182853
39	1.379836	1.140255	0.547097	0.196951
40	1.411461	1.171974	0.573023	0.212057
41	1.443389	1.204208	0.599965	0.228223
42	1.475523	1.236879	0.627908	0.245495
43	1.507736	1.269878	0.656818	0.263912
44	1.539843	1.303048	0.686626	0.283493
45	1.571671	1.336231	0.717257	0.304254
46	1.603051	1.369279	0.748633	0.326206
47	1.63385	1.402065	0.780683	0.34936
48	1.663791	1.434335	0.813246	0.373675
49	1.692992	1.466183	0.846375	0.399217
50	1.721305	1.497464	0.879966	0.425967
51	1.748735	1.52817	0.914003	0.453952
52	1.774476	1.557553	0.947949	0.482875
53	1.798327	1.585408	0.981609	0.512618
54	1.819816	1.611272	1.014592	0.542918
55	1.838475	1.634679	1.046467	0.573452
56	1.853779	1.655098	1.076729	0.603804
57	1.865707	1.672461	1.105177	0.633722
58	1.874475	1.686912	1.131768	0.663035
59	1.879826	1.69816	1.156108	0.691295
60	1.879908	1.7044	1.176559	0.717059

资料来源：根据第四章数据及公式计算形成。

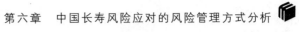

表 6-2　不同预定利率水平下基于养老金业务男表（1990-1993）和
养老金业务男表（2000-2003）的终身年金精算现值差值 L　单位：元

年龄（岁）	i = 2.5%	i = 3%	i = 5%	i = 8%
30	1.129191	0.901441	0.376668	0.110113
31	1.157651	0.928654	0.395548	0.118924
32	1.186802	0.956665	0.415361	0.128435
33	1.216598	0.985447	0.436128	0.138693
34	1.246997	1.014971	0.45787	0.149744
35	1.277937	1.045195	0.480599	0.161637
36	1.309384	1.076098	0.504338	0.174427
37	1.34129	1.107644	0.529102	0.188167
38	1.373624	1.139815	0.554915	0.202917
39	1.406369	1.172601	0.581806	0.218741
40	1.439482	1.205972	0.609792	0.235703
41	1.472905	1.239881	0.63888	0.253865
42	1.506519	1.274231	0.669047	0.273276
43	1.540177	1.308896	0.700248	0.293977
44	1.573697	1.343715	0.732414	0.315994
45	1.606891	1.378523	0.765463	0.339346
46	1.639604	1.413177	0.799319	0.364053
47	1.671676	1.447528	0.833896	0.390124
48	1.702761	1.481257	0.868989	0.417498
49	1.732921	1.514406	0.904611	0.446227
50	1.76198	1.546801	0.940634	0.476278
51	1.789532	1.578058	0.976771	0.507513
52	1.81486	1.607499	1.012506	0.539636
53	1.837092	1.634295	1.047176	0.572213
54	1.855428	1.657662	1.080096	0.604744
55	1.869223	1.676947	1.110627	0.6367
56	1.877922	1.691566	1.138136	0.667493
57	1.881232	1.701165	1.162121	0.69656
58	1.87908	1.705595	1.182201	0.723367

续表

年龄（岁）	i = 2.5%	i = 3%	i = 5%	i = 8%
59	1.871756	1.705038	1.198239	0.747503
60	1.860012	1.700122	1.210451	0.768786

资料来源：根据第四章数据及公式计算形成。

但根据图6-1、图6-2分析可知，在不改变其他因素的情况下，随着预定利率水平的提高，L值越来越小，表明若保险公司资金的实际投资收益率高于最初的预定利率，那么长寿风险对终身年金的影响将降低。因此，提高保险资金的投资收益率可以降低长寿风险对终身年金的影响。

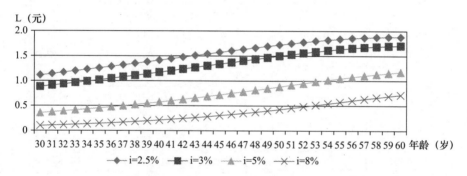

图6-1　不同预定利率水平下基于养老金业务女表（1990-1993）和养老金业务女表（2000-2003）的终身年金精算现值差值L

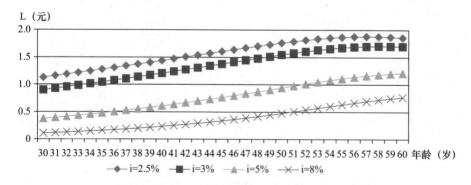

图6-2　不同预定利率水平下基于养老金业务男表（1990-1993）和养老金业务男表（2000-2003）的终身年金精算现值差值L

2. 可行性分析

随着2013年8月普通型人身保险费率政策改革以及2012年以来保险资金运用政策的重大变化，我国保险资金运用的范围进一步扩大，资金运用的结构持续调整，助推保险资金的收益率明显提高。自从允许保险资金投资基础设施债券计划、股权投资等相对稳定的高收益率领域，加之近年来资本市场回暖，2014年我国保险资金的投资收益率达6.3%，创2009年以来的最高水平。因此，随着保险资金运用范围的增大、保险公司资金运用水平的提高，以及我国资本市场乃至金融市场的进一步完善与发展，保险资金投资收益率提高的可行性极大。

（三）风险对冲

1. 基本论述

在金融学中，风险对冲是通过构建合理证券或产品抵消或降低组合所承受风险的一种风险管理策略。保险公司的寿险产品与年金产品的死亡率风险大约对称，若死亡率提高，寿险保单部分的额外给付接近年金保单部分给付的减少；若死亡率比预期要低，则寿险保单部分给付的减少接近年金保单部分给付的增加。

2. 可行性分析

（1）保险业发展理念逐渐转向保障和风险管理。自1981年恢复国内保险业务以来，我国保险业长期实行粗放经营模式。保险公司过多关注保险费用规模的扩大，而不注重保险服务质量的提高，致使我国保险业面临发展方式较为粗放、合规风险突出、市场秩序混乱等多种问题。随着国家对保险业重视程度的提高以及经济发展水平的提高，越来越多的风险管理和保险专家以及保险业界人员呼吁保险业应回归保障和风险管理的本质。从长寿风险管理的角度分析，运用自然对冲的方式管理长寿风险，增加具有保障功能的寿险产品比例，既有助于保险公司管理长寿风险，也有助于促使整个保险业回归保障的本质功能，更有助于促进保险业结构转型、提高保险业长期竞争力。

（2）我国现阶段不具备运用再保险和资本市场转移方式管理长寿风险的条件。我国的资本市场尽管发展迅速，但是仍然十分不发达。

国外的资本市场早已存在形式多样的长寿债券、死亡率互换、q 远期合约等长寿风险衍生产品，而且 Swiss Re 已成功发行长寿债券，但是我国的资本市场至今未出现这些长寿风险衍生产品，从而利用这些金融衍生产品将长寿风险向资本市场转移的能力极其有限。然而，保险公司运用风险对冲策略管理长寿风险并不需要涉及这些长寿风险衍生产品，而是与保险公司最基本的寿险产品和年金产品相关。因此，资本市场不发达并不会影响保险公司运用风险对冲策略来控制长寿风险。加之目前多种因素综合作用导致我国保险公司的经营费用一直较高，而这些费用必然会通过保费转嫁给保险消费者，既会降低保险产品相对其他金融理财产品的竞争力，也会不利于保险业的长期发展。保险公司若通过长寿风险衍生品将长寿风险转移给资本市场势必产生巨大的交易成本，因此风险对冲相较于资本市场转移方式将大幅度减少交易成本，从而降低保险公司的经营费用，最终降低保费，提高保险产品的竞争力。此外，我国目前再保险市场并不强大，由于死亡率数据的缺乏，国外再保险公司也并没有在我国开展这方面的再保险业务。

二、风险转移

（一）再保险

1. 基本论述

再保险是指保险人为了分散风险、减轻自身的保险责任而将原承保的部分保险责任转嫁给另一个保险人承保的行为。一般来说，保险公司进行再保险的目的主要是分摊损失风险、扩大承保能力、控制责任、稳定经营等。保险公司通过再保险进行长寿风险的转移是寿险公司应对长寿风险的方式之一，即保险公司与再保险公司签订再保险合同，将一部分长寿风险转移给再保险公司，从而达到有效管理保险公司自身面临的长寿风险的目的。

2. 可行性分析

从国外的经验来看，再保险公司不太愿意接受长寿风险，这一方面是由于未来死亡率难以预测，另一方面因为再保险公司对长寿风险的容纳能力也有限。但是近年来也出现了一些处理长寿风险的合约再保险。随着对长寿风险认识的不断加深，尤其是随着市场需求的增加，长寿风险的再保险业务也会得到发展。但我国目前再保险市场并不发达，再保险公司数量有限，再保险的能力有限。因此，目前阶段通过再保险转移保险公司面临的长寿风险具有较大难度，但随着我国保险公司面临的长寿风险越来越大，以及我国再保险市场发展，通过再保险转移长寿风险将是未来保险公司风险管理的主要方式之一。

（二）资本市场转移

1．基本论述

利用资本市场对长寿风险实行证券化已经成为金融创新的一个发展趋势。由于资本市场具有资金数量大、流动性好以及地域分布广等多方面的优势，可以将承保风险转移给资本市场的投资者。长寿风险证券化就是将寿险公司承保的长寿风险，通过债券收益与死亡率挂钩的长寿债券传递给资本市场上的投资者，从而实现长寿风险转移的目的。长寿债券的发行机构通常是具有较高资信水平（信用级别较高、没有破产风险）的金融机构，一般可称为特殊目的机构（SPV），它设立的主要目的是实现长寿风险证券化。特殊目的机构通常以自身名义来发行长寿债券向资本市场的投资者进行融资，然后将所融资到的资金对人寿保险公司进行保险赔付。这种方式的优点包括：一是将长寿风险转移至资本市场，较之再保险方式，它可以转移极端的长寿风险从而降低人寿保险公司资产负债表上的长寿风险；二是实现了"风险隔离"，通过对长寿债券的资信能力与人寿保险公司的资信能力进行了分离，既较好地保障了资本市场投资者的利益又促进了长寿债券的销售；三是所建立的长寿指数增加了透明度，有利于人寿保险公司管理长寿风险。尽管长寿债券是一种有效管理长寿风险的方法，将其运用到实际生活之中也十分必要，但是它作为一种金融衍生工具，本身具有风险性和不确定性，长寿债券的定价与生存指数关系密切，而生存指数取决于死亡率计算结果，因而如何对它进行合理定价，就成为债券能否成功发行的关键。

2. 可行性分析

保险公司通过资本市场转移长寿风险是一种技术性要求极高的风险管理方式。长寿债券的发行是一项牵涉面较广的复杂的系统工程，其能否成功运作受到法律环境、资本市场、经营监管、精算、会计、税收等诸多配套环境的制约。目前我国并不具备这种条件，因此现阶段此种方式运用的可行性较小。

第三节　个人应对长寿风险的方式分析

一、风险控制

（一）基本论述

风险控制即个人为了维持退休后的正常生活水平，可以通过提高资产管理能力或提高年老以后收入水平来弥补年老后资金的不足，以达到降低长寿风险发生概率或减少长寿风险造成损失的目的。个人长寿风险管理从本质上分析是个人在生命周期内合理配置所积累财富的行为。若个人在超预期的生存年限中拥有足够的财富，那么他将不会面临长寿风险。为了达到这个目的，个人可以在年轻时积累足够多的财富，提高资产管理能力，实现资金的保值增值；也可在年老后继续工作以提高年老以后的收入水平。

（二）可行性分析

根据《2012 年中国家庭金融调查报告》、《中国居民部门资产负债表》① 可知，我国居民家庭金融资产仍以无风险资产为主，存款的

---

① 李杨等. 中国国家资产负债表2013——理论、方法与风险评估［M］. 北京：中国社会科学出版社，2013：94.

比例仍在50%，但目前银行存款利率却一直低位徘徊，甚至某些年份存款利率低于通货膨胀率。个人通过银行存款方式投资储蓄并不会有效实现资金的保值增值。但是居民个人可以通过资本市场、房地产市场等投资市场增加收益。而居民在法定退休后，若具有继续工作的能力和健康状况，可以继续工作以提高年老以后的收入水平。目前我国逐渐完善的国内资本市场、逐步开放的国外资本市场和逐步出台的人口老龄化政策使得这种风险管理方式具有较大的可行性。

二、风险转移

（一）年金保险

1. 基本论述

商业保险本质上是一种市场化的风险转移与风险分担机制。人寿保险需求理论的创建者以色列经济学家雅瑞（1965）在生命周期假说的基础上，提出了人寿保险需求的分析框架，即购买年金可以应对寿命不确定性带来的长寿风险，实现最优消费，即人们的最优生命周期消费需要财富和资产的年金化，而购买年金和人寿保险是实现最优消费的途径。[①] Swiss Re（2007）指出年金产品能够提供长寿风险保护，即个人可以购买年金获得一定期限的收入流，若购买终身型年金，则可得到终身的收入流，从而能够应对寿命延长导致的储蓄不足的风险。保险公司及其他金融机构可以为不同风险偏好的消费者提供适合的年金保险产品。保险消费者通过购买保险公司提供保险产品实现风险转移。养老年金产品亦是一种金融投资产品，它可以使投资者，即养老年金产品受益人在年金合同规定的期间内定期获取养老金支付（通常为每月）。

现假设两位老年人在60岁退休时的资产为20万元，并且退休后不存在任何形式的收入。其中一位老年人A购买了一份终身养老年金产品，如果名义利率为5%，那么老年人A将在有生之年每月领取

---

① 江生忠. 寿险业务结构研究［M］. 天津：南开大学出版社，2012.

833.33元；另一位老年人B则将20万元按照5%的利率存入银行，若每月同样消费833.33元，仅能够花费23年左右。因此，年金产品具有长寿风险保护的功能。

美国的个人年金产品多样化，主要包括灵活保费递延年金、趸缴保费递延年金、趸缴保费即期年金、变额年金和权益指数年金五类。灵活保费递延年金允许保单所有者在不低于保险人规定的最低限额内灵活选择缴费时间和数额，具有现金价值，并且可以享有延期纳税的优惠，在美国是一种非常流行的年金保险产品，能够促使个人以此建立个人储蓄。

2. 可行性分析

（1）经济转型创造了商业保险的需求。从个人角度分析，伴随着我国经济改革与转型，个人经历了从"单位人"到"社会人"的转变，个人对政府、企业或集体的超经济依附关系已逐步瓦解，政府逐渐从承担风险的主体这种角色淡出，个人的主体地位则日渐明确。从目前我国社会保障体制改革趋势来看，党的十八大报告明确提出我国社会保障体系建设的基本方针为"全覆盖、保基本、多层次、可持续"，表明社会保障体系只是提供最基本的经济保障。个人为了妥善应对生、老、病、死、伤等多种风险（例如长寿风险）进而维持相当的生活水平，就必须积极主动地参与经济保障体系的构建，体现了个人对商业保险的需求。

（2）传统的家庭经济保障功能和土地经济保障功能弱化。通过家庭和土地实现经济保障是我国民众特别是农村民众运用最为普遍、最悠久的方式。在家庭经济保障方式下，老年人尤其是长寿之人的生活收入主要来自家庭成员的供养。这种模式在中国古代乃至计划经济时代都发挥了重要的作用，至今在广大的农村地区，"养儿防老"的传统观念仍然根深蒂固。但是我国经济社会发生以下深刻的变化致使家庭的经济保障功能式微：一是计划生育政策的实施尽管在一定程度上控制了人口规模的快速增长，但是也带来了家庭规模缩小、家庭功能弱化、核心家庭增多等后果；二是我国农村经济发展通常以家庭为单位，家庭规模和劳动力的减少在一定程度上减少了家庭收入，从而降低了家庭赡养长寿老人的能力；三是居民观念开始变化，老年人的独立意识增强，加之目前社会年轻人的价值观正在变化致使子女不孝和"重幼轻老"的现象时有出现。这些都使得传统的家庭经济保障方式逐步瓦解与分化，个人依赖于家庭管理长寿风险的方式有效性降低。

同时，土地的经济保障功能同样弱化。土地是农业生产的基础要素，也是农村居民收入的主要来源。改革开放后，随着工业化进程的快速推进，我国用于农业生存的土地递减明显，直接影响了农民的经济收入；而且城镇化速度的加快也使得与农民相伴共生的耕地征用速度加快，越来越多的农民被动失去土地，尽管失地农民可以获取一定补助，但这种补助通常是一次性支付，若失地农民无法合理运用这笔补助资金，其未来生活特别是年老后生活有可能无法得到基本且有效的保障。此外，由于大批农业劳动者从农业转向工业，农民的收入结构随之发生较大变化，从土地中获取的收入比例也大幅下降。

总而言之，在现阶段随着家庭经济保障功能和土地经济保障功能的同时弱化，在社会保障体系无法提供足够保障时，个人通过商业保险等方式转移个体长寿风险，以获得年老以后足够的经济保障不失为一种有效的风险管理方式。

（3）我国商业保险市场特别是年金市场迅速发展。新中国成立至20世纪80年代的"传统计划经济体制"阶段，我国商业保险需求被福利制度所取代，商业保险发展停滞；20世纪80年代中期至90年代中期，政府逐步改革社会养老保险，改变国家和企业包揽养老保障的局面，并为了满足个人和企业风险管理需要以及聚集金融资产，政府恢复了保险业的发展，市场对年金产品的需求也逐渐得到释放；之后商业保险市场快速发展，年金市场也是如此。目前我国已经发展成为世界保险大国。2013年中国保险业保费收入位居全球第四位：寿险保费收入位居全球第四位，非寿险保费收入位居全球第三位，成为全球极为重要的保险市场，也是国际保险巨头竞相争夺的重要市场之一。年金保险产品也逐步多样化，2011年5月，中国保监会发布了《关于开展变额年金保险试点的通知》和《变额年金保险管理暂行办法》，标志着变额年金保险开始在我国进行正式试点。

（4）居民收入的增加提高了商业保险的购买力。自改革开放以来，我国居民收入随着经济的快速发展稳步提高，居民的可支配收入越来越多。从表5－1可知，2012年城镇居民实际人均可支配收入是1978年的11.47倍，年平均增长率为7.52%；农村居民实际人均可支配收入是1978年的10.69倍，年平均增长率为7.39%。根据马斯洛需求层次理论分析可知，保险满足的是人们对安全的需求，伴随着我国居民收入水平的上升、居民防范风险要求的提高和对商业保险认识的加深，保险消费将逐步成为现代消费的重要组成部分，从而居民购买商业保险产品的需求也会增加，购买商业保险的能力也会增强。

（二）住房反向抵押养老保险

1. 基本论述

根据《中国保监会关于开展老年人住房反向抵押养老保险试点的指导意见》中的定义可知，住房反向抵押养老保险是一种将"住房抵押"与"终身养老年金保险"相结合的创新型养老保险。换言之，如果某个老人拥有房屋的完全产权，那么他可以将这处房产抵押给保险公司，同时这处房产的占有权、使用权、收益权以及需经保险公司同意的处置权仍然归属这位老人，并且他自抵押成功起可按合同约定定期领取直至身故的养老金。当这位老人身故之后，保险公司就会根据合同约定获得这处抵押房产的处置权，并优先使用处置房产所得资金支付养老保险有关费用。由保险公司开展的老年人反向抵押养老保险所具有的最大优势为反向抵押与终身养老年金保险的相互结合，它使得保险公司承担了老人所面临的长寿风险，其依照合同约定定期终身支付的养老金能够保障老人的晚年生活；而且老人身故后，偿付保险公司已支付的养老保险相关费用之后剩余的处置资金仍由老人的法定继承人承担，如果处置房产的所得资金不足以偿付保险公司的相关费用，保险公司将承担这部分损失，并且不得向老人的利益相关人追偿损失。

2. 可行性分析

尽管我国自2014年7月1日起至2016年6月30日开始在北京、上海、广州、武汉针对60周岁以上拥有房屋完全独立产权的老年人进行住房反向抵押养老保险的试点，直至 2015 年 4 月中国保监会才审批通过幸福人寿"幸福房来宝老年人住房反向抵押养老保险（A款）"并允许在上述四个城市试点。但是由于我国住房反向抵押养老保险赖以生存和发展的法律环境尚不具备、保险市场发展不完善以及保险公司精算技术和资产负债管理技术不足、道德风险以及老人希望将住房作为遗产赠与子女的传统观念存在使得通过住房反向抵押养老保险转移长寿风险存在较大阻碍，目前分析其可行性并不大。

第七章 长寿风险管理与养老保障体系的国际比较研究

第一节 德国的长寿风险管理与养老保障体系分析

一、德国养老保障体系概述

(一) 人口老龄化状况

德国是欧洲人口老龄化程度最高的国家,在世界范围内,其人口老龄化程度仅次于日本。1932 年德国 65 岁及以上老年人占比就达 7%,随后德国人口老龄化的趋势不断加重,1972 年 65 岁及以上老年人占比达到 14%。2010 年德国人平均寿命达 79.80 岁,其中男性达 77.70 岁,女性达 82.74 岁。随着德国社会经济的发展,人口平均预期寿命的增加空间仍然可观。根据 2012 年联合国人口司的预测数据可知,德国人口平均预期寿命在 2015 ~ 2020 年将达到 81.4 岁,2095 ~ 2100 年将进一步增加到 91.2 岁(见表 7 - 1)。

表7-1 2010~2100年德国人口平均预期寿命预测值　单位：岁

年份	2010~2015	2015~2020	2020~2025	2045~2050	2095~2100
德国人口平均预期寿命预测值	80.7	81.4	82.2	85.4	91.2

资料来源：联合国.世界人口展望：2012年修订版［J］.2012.

如表7-2所示，根据2012年联合国人口司的预测数据可知，2050年德国60岁及以上人口比重将上升至39.6%，其中80岁及以上的高龄人口占比为14.4%，这两项指标在2100年将分别达到39.9%和16.4%。德国人口老龄化程度将进一步加深。

表7-2 2050年和2100年德国人口年龄结构预测值

年份	2050				2100			
年龄区间（岁）	0~14	15~59	60+	80+	0~14	15~59	60+	80+
占比（%）	12.6	47.8	39.6	14.4	13.4	46.7	39.9	16.4

资料来源：联合国.世界人口展望：2012年修订版［J］.2012.

（二）养老保障体系的基本内容

德国是世界上社会保障制度最完善和复杂的国家之一，德国社会保障的起源可以追溯到中世纪。当时的矿工们筹建了集体的金库，用以资助遇难或贫困的成员，这是德国当今企业年金的前身。德国的养老保险始于1889年的《老年和残疾社会保险》，它在德国整个社会保障中所占基金最多、保险金支出也最大，地位十分重要。养老保险主要的目标是保证退休者在退休后仍能维持与退休前相差无几的生活水平。

经过一百多年的长期发展和建设，目前德国已形成多支柱的养老保障体系，具体包括法定养老保险、企业补充养老保险、自愿养老保险和特定群体的养老保险几个部分。其中，法定养老保险是养老保障体系的第一支柱；企业补充养老保险是第二支柱，是对法定养老保险的补充；第三支柱是自愿养老保险，也是对法定养老保险的补充。

1. 法定养老保险

德国的法定养老保险采用现收现付模式，并且是强制型的养老保险制度。法定养老保险的保险项目包括养老保险、病残保险和遗属抚恤。法定养老保险是德国养老保障体系中的主要支柱。

（1）覆盖范围。所有的雇佣劳动者及独立经营业者都参加法定养老保险，目前法定养老保险覆盖总体从业人员的90%。

（2）资金筹集。所有法定养老保险的参与者都必须依法按时缴纳养老保险费，因此法定养老保险所需资金70%左右来自雇主和雇员缴纳的保险费，30%来自国家财政支付的专项税收和联邦政府补贴。雇主和雇员的费率根据实际需要随时调整，2010年的缴费比例为工资的19.9%，由雇主和雇员各负担一半，当雇员月收入低于某一限额时，则由雇主单独支付。国家财政补贴的金额约占当年养老金总支出的1/5。

（3）待遇水平。养老金根据退休者退休时的工资和工龄长短计算，但最高不超过退休前最后一个月工资的75%。《德国社会法典》第6册第35条规定，正常保险金领取需参保人达到规定退休年龄并达到一定缴费年限，参保人领取退休金的条件为满67周岁。养老金数额按照一个特定的、公开的公式计算，以一生收入为计算基础，采取点数法，然后再根据养老金的类型和退休年龄等进行调整。

2. 企业补充养老保险

企业补充养老保险是企业自愿为员工提供的一种福利待遇，是法定养老保险的补充。企业补充养老保险是企业的自愿行为，政府仅对其进行宏观调控。为了防止因雇主破产而无力支付养老金债务的风险，德国设立了雇主住址的养老保险基金会作为担保机构。如果企业破产，无法支付本企业补充养老金，则由该基金会支付。

3. 自愿养老保险

自愿养老保险是由商业机构提供，个人自愿参加、自愿选择经办机构的养老保险形式，也是一种补充的养老保险形式，主要为那些想在退休后得到更多养老金收入的人提供额外的经济保障。自愿养老保险的对象主要是医生、牙医、药剂师、律师以及艺术工作者等。

4. 特定群体保险

公务员养老保险制度是德国独立的养老保险，覆盖范围为不能参加法定养老保险的联邦和地方公务员、法官、军人。这个制度实行现收现付制，所需资金全部由政府财政负担。公务员的退休年龄统一为65周岁，退休后可按规定领取养老金，养老金税前达到平均工资的75%。

农民养老保险制度也是德国独立的养老保险。按照《农村社会保障法》规定，原则上所有农民都有义务参加养老保险。该制度也实行现收现付制，30%左右的资金来源于参与者所缴费用，70%来源于联邦政府补贴，保险费数额以法律形式确定。

（三）养老保障体系的改革历程

德国养老保障体系的发展主要经历了三个阶段：第一阶段为从设立至1957年，期间德国养老保障体系为完全融资体系；第二阶段为1957～2001年，养老保障体系转型为现收现付体系；第三阶段为2001年至今，养老保障体系逐步转变为多支柱养老体系。在1972年实施改革之后，德国养老保障体系得以扩张。为应对人口老龄化等问题，德国养老体系先后经历了1992年养老改革、1999年改革立法、2001年李斯特改革以及2004年改革调整。德国养老保障体系改革在遏制养老金成本上升方面取得了相当大的成功。

（1）1992年改革。1992年改革既不属于"革新"也不属于"体系转换"，但是在阻止养老金缴纳比例上升方面最为有效。实施1992年改革的主要目的在于防止以下因素进一步对德国养老保障体系产生不利影响：第一，缴纳者与养老金获得者比例对养老保障体系发展的不利影响；第二，平均退休年龄低；第三，预期寿命上升；第四，雇佣类型发生改变；第五，出生率低。1992年改革并未在体系中引入融资要素，只是在现有现收现付制体系下采取了三项措施：第一，应对长寿风险，提高退休年龄，减少德国养老保障体系中的早退休现象。德国在2000～2001年，将男性退休年龄从63岁提高至65岁；2000～2006年，将女性退休年龄从60岁提高至65岁。雇员在正常退休年龄前退休，每月退休金将被削减；在正常退休年龄后退休，每月养老金将得到提高。Berkel（2004）研究发现，通过引入早退休调整因子，1992 年改革有效延迟退休年龄两年。第二，福利计算由锚定总工资转为锚定净工资，这不仅降低了德国养老保障体系的福利水平，而且作为内置稳定器，有利于德国养老保障体系的稳定。但是，在人口老龄化程度不断加深的情形下，这一措施也带来了两代人养老金分担机制的变化。第三，提高政府预算转移。

（2）1999 年改革。Rürup（2002）指出，在 1989 年东德和西德实现统一后，由于东德采取西德的货币和社会保险体系，西德养老保障体系扩展至东德，动摇了对 1992 年养老改革的稳定效应预期。此外，德国统一后出现了高失业率问题。为改善劳动力市场，德国政府以养老保险体系作为劳动市场调节工具，希望通过推动劳动力的部分失业和年老雇员的早退休，为更多年轻人寻找工作提供机会。但是，由于失业问题的根源在于结构性调整，与年龄结构并不相关，早退休安排实质上无法帮助更多年轻人获得雇佣。劳动力市场的放松以及失业保险的压力，给养老保险体系造成了严重的负面效应。由于失业压力从失业保险转移至养老保险体系，这一举措抵消了 1992 年养老保障体系改革实际所产生的效用。并且，由于低生育率和高寿命预期下的人口老龄化程度加剧，德国养老保障体系逐渐失去了代际平衡，对德国养老保险体系提出了进一步改革的要求。1997 年通过的 1999 年改革方案是德国政治斗争相互妥协的结果，其宗旨是保证现收现付制体系不引入任何融资因素。改革的核心内容是在养老金指数公式中引入人口因素、更多考虑教育期间权重和改变伤残养老保障体系，并将替代率从 1999 年的 70% 降低至 2030 年的 64%。然而，由于 1998 年政府发生变化，1999 年改革的主要内容被取消，但是有关改革效应并未随之消失。

（3）2001 年李斯特改革。2001 年 5 月 11 日，德国通过根据劳动部长李斯特命名的养老金改革法案。这一改革属于结构性重要改革，于 2002 年 1 月 1 日生效。它通过实现融资养老金对现收现付体系的部分替代和引入私人养老金作为额外的资本融资支柱，降低了税收和缴纳负担，将德国现收现付制养老保障体系整体转变为真正的多支柱体系。这个改革具有三个主要目标：第一，确保缴纳率的可持续。李斯特改革通过稳定缴纳比例，限制非工资劳动成本的进一步上升，取得代际公平承担平衡。根据这一改革法案，直到 2020 年，公共退休保险的缴纳比例将低于 20%，2030 年低于 22%，同时净替代率在 67% 以上。第二，确保养老金水平的长期稳定。一是将目前养老金占平均净收入的 70% 这一比例逐步降低至 2030 年的 67%～68%；二是改变参考收入的计算方法，假定总收入中减去 4% 并投资于新融资补充私人养老金，与以前改革中采用的净收入定义相比，新定义意味实际现收现付制养老金比预计的下降更多。第三，推广补充私人养老金储蓄。公共养老金的下降将通过非强制性的补充养老金予以弥补，主要包括职业养老金和私人养老金。补充养老金通过税收递延和税收减免，或者通过个人和职业养老金计划的直接补贴得到支持。

（4）2004 年改革。随着李斯特改革措施的出台，政策制定者逐渐意识到，难以单纯依靠李斯特改革同时维持缴纳率和养老金目标水平，因此于 2002 年 11 月设立了一个新的改革委员会——"德国社会保险系统可持续发展委员会"，其改革目标与李斯特改革一致，即在稳定缴纳率的同时，确保未来合适的养老金水平。2003 年 8 月提出的改革建议主要包括两个方面：第一，将正常退休年龄从 2011 年的 65 岁逐步提高至 2035 年的 67 岁，并制定针对不同类型早退休年龄的调整措施；第二，修订养老金计算公式，引入"人口可持续因素"因子，并修订李斯特养老金制度。"人口可持续因素"本质上是全社会养老保险体系中缴纳者相对于养老金领取者的比例，是养老金融资最为重要的长期决定因素。"人口可持续因素"既考虑了人口预期寿命的发展，也考虑了整体人口结构发展、人口流动发展等因素。引入可持续因素将养老金调整与决定养老金融资的重要因素直接关联起来，使新养老金福利指数公式具有更大的自我稳定效应。委员会设定其值为 1/4，以保证直到 2020 年低于 20% 的缴纳比例和 2030 年低于 22% 的缴纳比例。与李斯特改革计划路径相比较，新的养老金公式将导致养老金福利水平进一步下降。养老金福利水平的下降可以通过第二支柱和第三支柱水平的提高予以弥补。"德国社会保险系统可持续发展委员会"建议改变职业和私人养老金管理，包括增强养老基金福利的动态化、提高私人养老金提供的透明性和引入 EET 类型事后征税养老金（"EE"指养老金缴纳和资本收益免税，"T"指享受税收福利），使德国养老保障体系变得更受欢迎且更易于掌控。

二、德国长寿风险管理状况分析

（一）长寿风险分析

1. 风险识别

长寿风险源于人口平均预期寿命的不确定性增加，因而政府实施的各种现收现付制的待遇确定型养老保险制度、社会救助制度等必然会受到长寿风险的直接影响。德国养老保障体系中的法定养老保险就是现收现付制的待遇确定型养老保险计划。德国法定养老保险制度采取"代际协调原则"，即由目前正在工作的一代人，用其所缴纳的退休保险金来支付退休人员的退休金。按照一般规律，德国现收现付制的法定养老保险制度最合理有效的比例应该是每 3 个在职员工为 1 个退休人员支付养老金。但随着人口预期寿命的非预期增加以及人口生育率的下降，仅至 2005 年德国的人口状况就要求每 100 个 20～59 岁之间的在职员工为 45 个退休人员支付养老金。不断加剧的人口老龄化意味着领取养老金的老年人口规模在不断增加，而缴费人数却在不断减少。与此同时，德国是传统福利国家，法定养老金的替代率一直居高不下。德国政府的法定养老保险计划需要更多的资金支付预期寿命增加的老年人口养老金。

德国政府颁布的于 2003 年生效的《老年人和收入能力降低者基本需求保护法案》规定：所有由于年老永久不再工作，或者收入不足以维持生计的人，其基本生活需求都将得到保障；年满 65 周岁，或者年满 18 周岁并且因疾病永久性完全丧失工作能力的德意志联邦共和国的永久居民，如果无法维持自己的生计，都可以享受这种无须缴费的福利制度。这个制度所需的资金全部由国家财政支付，如果获得这种福利的参加者预期寿命超预期增加，那么所增加的资金将无偿由国家财政支付，政府也会因此面临长寿风险。

公务员养老保险制度完全由国家财政支付和农民养老保险制度70%由国家财政支付的特性使得这两个制度的参与者一旦预期寿命增加，由此带来的额外支出将由政府承担。因此，德国政府面临的长寿风险主要来自法定养老保险制度、公务员养老保险制度、农民养老保险制度以及某些社会救助制度。

德国企业所面临的长寿风险主要来自所提供的待遇确定型补充养老保险计划。德国保险公司所面临的长寿风险则来自所提供的养老年金产品等。如果补充养老保险计划和自愿养老保险计划是缴费确定型计划，且个人仅通过投资收益与所缴费用获得养老金，那么这种缴费确定型的养老金计划所产生的长寿风险将由参与者个人承担，成为个体意义上的长寿风险。

2. 风险评估

德国养老保障体系的设计理念与基于税收的养老保障体系不同，它主要是保障退休后的生活水平与工作期间相同，而不是确保老年的生活水平不低于贫困线。因此，德国退休人员的养老金和整个工作期间的平均劳动力收入呈正相关，养老保障体系几乎起不到资产再分配的作用。像德国养老金体系的支付通常被理解为缴付而不是"纳税"，因而德国养老金体系被称为"退休保险"，不同于美国所谓的"社会保障"。德国法定养老金制度是世界上最慷慨的制度之一。根据现行的法定养老保险制度中养老金的计算方式估算可知，凡投保45年的，法定养老保险金的替代率达到70%，是目前世界上法定养老金替代率中比较高的国家。而德国企业补充养老保险和自愿养老保险所支付养老金的比例大约分别为20%和10%。因而，养老保障体系中的聚合长寿风险大部分由德国政府承担，企业、保险公司以及个人承担的较少。根据近年来德国人口老龄化发展情况可知，德国政府一直面临较为严重的聚合长寿风险，但随着德国政府一系列养老保障体系改革措施的实施，德国养老保障体系的成本在一定程度上得到了控制，但是未来德国人口老龄化程度还将进一步加深、人口预期寿命还将进一步增加，长寿风险对德国养老保障体系的影响将越来越大。

（二）聚合长寿风险管理

1. 政府的风险应对策略

（1）推迟养老金的领取年龄和提高法定退休年龄。这两种风险应对策略都可以延长参与者的缴费年限以及减少参与者领取养老金的年限，能够减少法定养老金制度因参与者预期寿命增加所带来的支付资金。德国政府在1992年的养老金改革规定，到2001年后，对提前领取养老金者，其养老金要打一定折扣，即在65岁前领取养老金者，每提前1个月，养老金金额降低0.3%，也就是每提前1年则削减3.6%的养老金。之后德国提高法定养老保险的投保年限，从过去5年以上的投保年限增加到35年，即参与者必须缴费35年以上才能领取法定养老金。

德国政府在1992年的改革提出：2000～2001年，将男性退休年龄从63岁提高至65岁；2000～2006年，将女性退休年龄从60岁提高至65岁。2004年，德国政府成立的"德国社会保险系统可持续发展委员会"认为，人均寿命的增加会给养老保险带来较大的支付压力，提出将德国的法定退休年龄从65岁延长至67岁，而这将至少可以抵消养老保险1/3的支付压力。2006年，德国工会和社民党共同通过法律决议，即在2012～2029年，逐步将退休年龄延长至67周岁，前12年每年延长1个月，之后每年延长2个月（见表7-3）。同时最少缴纳45年的养老保险，才能在65周岁退休时拿到全额养老保障。新的年龄限制对1964年之后出生的人有效，并于2011年付诸实施。

表7-3 德国延长法定退休年龄表

出生时间	推延退休	法定退休年龄
1949年1月	1个月	65周岁1个月
1949年2月	2个月	65周岁2个月
1949年3～12月	3个月	65周岁3个月
1950年	4个月	65周岁4个月

续表

出生时间	推延退休	法定退休年龄
1951 年	5 个月	65 周岁 5 个月
1952 年	6 个月	65 周岁 6 个月
1953 年	7 个月	65 周岁 7 个月
1954 年	8 个月	65 周岁 8 个月
1955 年	9 个月	65 周岁 9 个月
1956 年	10 个月	65 周岁 10 个月
1957 年	11 个月	65 周岁 11 个月
1958 年	12 个月	66 周岁
1959 年	14 个月	66 周岁 2 个月
1960 年	16 个月	66 周岁 4 个月
1961 年	18 个月	66 周岁 6 个月
1962 年	20 个月	66 周岁 8 个月
1963 年	22 个月	66 周岁 10 个月
1964 年	24 个月	67 周岁

资料来源：社会保障研究所课题组. 提高法定退休年龄政策国际比较分析 [J] . 2011.

（2）降低国家法定养老金替代率。2004 年，德国政府成立的"德国社会保险系统可持续发展委员会"为了防止养老保险系统陷入支付危机，提出扩展原有的公共养老金指数的计算公式，将"可持续因子"纳入指数的计算公式。可持续因子本质上是整个养老保险体系的赡养比率，主要反映整个养老保险中养老保费缴纳人数与养老金领取人数之间的相互关系和变化趋势，其值由取值范围在"0"到"1"之间的权数因子决定。"可持续因子"是决定养老金发放标准的最为重要的长期指标。事实上，德国在 1999 年就曾提出将"人口因子"纳入公共养老金计发公式的设想，但未能实现。"可持续因子"不仅关注人均预期寿命，而且关注人口的出生、流动以及就业的发展趋势，将其纳入计算公式能够实现养老金数额，根据德国人口变化的具体情况适时调整从而有效控制养老金的过度增加。当人均预期寿命增加时可通过养老金数额的降低得到平衡，长寿风险导致的养老保险体系额外成本可由现有的保费缴纳者和养老金领取者共同分担，从而达到降低养老保险制度中政府的养老保障责任的目的。目前，权数因子的值被定为"1/4"，这使得公共养老金的发放标准低于 2001 年改革确定的水准。德国政府在近年来的改革措施中也提出进一步降低法定养老金的替代率，从 2009 年的 53% 降为 2020 年的 46%，进而降为 2030 年的 43%。

（3）提高国家法定养老保险的缴费率。德国的法定养老保险实行现收现付制，巨大的养老金支付依赖于调整法定养老金计划的参数来平衡。如表 7-4 所示，第二次世界大战之后，德国养老金缴费率持续增加，从 1950 年的 10% 提高到 1997 年的 20.3%。德国政府在近年来的改革措施中提出将逐步提高法定养老金的个人缴费比例，从目前的 19.5% 提高至 2030 年的 22%。

表 7-4　1949~1997 年德国养老保险缴费率变化情况　　单位:%

年份	1949	1950	1955	1957	1968	1969	1970	1973	1981	1985	1986	1997
缴费率	5.60	10	11	14	15	16	17	18	18.50	18.70	19.20	20.30

资料来源：刘跃斌，高颖．德国的养老保险体制改革［J］．武汉大学学报（哲学社会科学版），2005（5）．

（4）风险自留：加大财政补贴。从筹资来源可知，法定养老保险、公务员养老保险、农民养老保险都有来自政府的财政补贴。为了应对人口老龄化和长寿风险的影响，德国政府对养老保险的财政补贴不断快速增加。这一补贴在 1998 年为 9632 万马克，是 1970 年的 9.1 倍，此期间的养老保险补贴占国家总支出的份额也从 19.4% 增加到 24.1%[①]。德国政府对养老金的税收转移规模从 1991 年的 21% 上升到

---

① 丁纯．德国养老保障体制的改革［J］．欧洲，2000（2）．

了 2006 年的 33%，在联邦财政预算中，2006 年对于养老金的转移支付总额已达 770 亿欧元，这其中还不包括 550 亿欧元的对于参保人的附加支出以及 110 亿欧元的对于私人养老储蓄的津贴。根据德国政府 2009 年的改革计划，政府将每年给养老保险基金增加 700 亿欧元补贴，同时将提高的生态税补充到养老基金中去。但德国有关专家认为，这些措施对人口老龄化的局面只是杯水车薪。

2. 个体长寿风险管理

（1）养老保险。德国的社会养老保险是世界上最慷慨的养老保险制度，德国的法定养老保险提供了较多的养老金，即德国公民可以通过法定养老保险在一定程度上较好地管理个体长寿风险。同时，德国是全球保险业极为发达的国家之一，是全球第六大寿险市场。德国民众也通过购买保险公司的年金和养老金产品来管理个人所面临的长寿风险。2007～2011 年，德国的年金和养老金保费收入逐年增加，其在德国寿险保费总规模的占比达 1/3（见表 7-5）。

表 7-5　德国寿险保费的分布　　　　　　单位: %

年份	两全险	投连两全险、投连年金险	年金和养老金	团险	补充责任险
2007	36.50	13.30	30.80	12.60	6.80
2008	35.50	14.50	30.70	12.20	7.00
2009	34.80	13.30	33.30	12.00	6.70
2010	32.20	13.00	35.40	12.90	6.40
2011	30.80	13.90	35.40	12.70	7.20

资料来源：Statistical Yearbook of German Insurance, 2012, CLAMC.

（2）长期护理保险。德国是世界上长期护理保险发展较为完善的国家之一，是社会长期护理保险制度的典型代表。随着德国人口老龄化程度的加剧以及人口平均预期寿命的进一步增加，德国民众对护理保险的需求成为一种趋势。德国是长期护理保险制度法律化的探索者。《社会护理保险法》在 1995 年 1 月 1 日的正式生效，标志着德国社会长期护理保险制度的建立。德国长期护理保险制度是逐步实施的：第一阶段包括自1995年1月1日开始征收长期护理保险费，以及从1995年4月1日起开始提供与家庭医疗有关的保险给付和服务；第二阶段包括从1995年6月1日起开始提供与医疗有关的保险给付和服务。德国在2008年7月通过的《护理保险结构性继续发展法》进一步完善了长期护理保险制度。

德国《社会护理保险法》规定了"护理保险跟从医疗保险"这一原则。护理对象包括：所有医疗保险的投保人；国家官员、法官和职业军人则由国家负责，他们患病和需要护理时有专门人员负责并承担有关费用；除此之外的所有公民纳入法定护理保险体系。护理保险服务等级依据具体情况分为3大类，这3大类护理根据各自的护理强度又划分为3个级别。护理保险资金筹集遵循社会互助原则，由政府、企业、个人和医疗保险机构四方负担，政府承担1/3以上；企业与个人负担较小。德国政府明确规定了12种护理保险的给付形式，投保人可以根据自己的需求选择不同的给付形式，从而保证了各阶层人员的护理保险落到实处。由于长期护理保险基金隶属于健康保险基金，所有社会健康保险计划的参与者自动被长期护理保险计划覆盖，目前德国有约250个长期护理保险基金。没有被长期护理保险覆盖的德国公民，则可参与私人提供的长期护理保险。德国公共长期护理保险的覆盖率约为90%，私人长期护理保险的覆盖率约为9%。德国社会长期护理保险制度的建立有效地解决了老病残者的护理问题，当然也包括预期寿命增加带来的老年人护理问题。

三、德国长寿风险管理经验总结

德国是世界上第一个建立社会保障制度的国家，其养老保障体系的建立强调了国家责任意识，政府提供的法定养老保险具有较高的替代率。德国是世界人口老龄化程度严重的国家，政府面临的聚合长寿风险较为严重。德国政府通过对养老保障体系的多次重大改革，使政府所面临的长寿风险在一定期间和一定程度上得到了较为有效的管理。尽管随着人口老龄化进程的进一步加剧，现有的长寿风险应对策略仍存在局限性，但是德国之前的长寿风险管理实践以及完善养老保障体系建设的经验仍值得我国借鉴，具体包括：

（一）建立完善的法律制度，保持养老保障体系改革的整体性

德国是立法先行的国家，养老保障体系中各种养老保险制度的规范、高效运行都离不开完善的法律制度。德国完善的法律制度不仅体现在法律的齐全上，也反映为法律的稳定性和动态性保持一个合理的度。德国政府尽管对养老保障体系中各种养老保险计划的多项条款进行了几十次的调整，但是整体的治理原则得以保持。

（二）调整制度参数和养老金计算公式，突出养老保障的个人责任

德国政府面临较为严重的聚合长寿风险，这种风险不能分散，但是可以转移。通过推迟领取养老金的年龄、提高法定退休年龄、提高缴费率、降低养老金水平等措施可在一定期间和一定程度上控制政府面临的长寿风险。当然，在降低政府责任的同时也增加了个人责任。2004 年，德国政府提出扩展原有的公共养老金指数的计算公式，将"可持续因子"纳入指数的计算公式。"可持续因子"不仅关注人均预期寿命，而且关注人口的出生、流动以及就业的发展趋势，将其纳入计算公式使其能够实现养老金数额并根据德国人口变化的具体情况适时调整从而有效控制养老金的过度增加。

（三）设立社会长期护理保险制度，增加个体长寿风险管理方式

人口平均预期寿命的增加扩大了护理保险的需求。德国通过设立社会长期护理保险制度，将其纳入社会保障体系，使其成为第五大社会保险。2005 年数据显示，在德国，当个人成为合格的社会保险使用者时，长期护理保险能够使以州为单位的社会救助费用下降2/3。社会长期护理保险制度既可以有效缓解老龄化社会日益突出的护理费用过高与护理需求增大的矛盾，也在一定程度上管理了个体长寿风险。

（四）制定税收等优惠政策，增加其他主体的长寿风险管理责任

聚合长寿风险是一种系统性风险，仅依赖于政府的自身力量难以有效管理。德国政府通过税收等优惠政策，支持公众购买商业性养老保险，鼓励企业设立补充养老保险，从而改变养老保障过分依赖法定

养老保险体系的局面，增加企业、保险公司等长寿风险管理主体的责任。例如，德国政府通过直接养老储蓄补贴、免税特别支出、所得税展延等方式支持民众购买经政府认可的商业性养老保险。

第二节　美国的长寿风险管理与养老保障体系分析

一、美国养老保障体系概述

（一）人口老龄化状况

美国早在 20 世纪 40 年代就进入了老龄化社会，但仍然是发达国家中生育率最高和人口增长最快的国家。其背后的主要原因是，美国作为世界主要移民目的地国家，每年吸引了来自世界其他国家的众多移民。这使得美国的老龄化形势与其他国家而言有较大的差异。我们从世界银行的世界发展指数（WDI）中提取出人口抚养率、预期寿命和出生率等指标，可以看出美国面临的人口老龄化挑战及其特点。

如图 7-1 所示，美国的生育率在 1960~1975 年由 3.5 左右急速下降到 2.0 左右，随后基本维持在这一水平，但从 2008 年起又有一定下降。与此同时，人口预期寿命从 1960 年的 70 岁左右逐渐上升到目前的 80 岁左右水平。在人口出生率下降和预期寿命上升两个因素的综合作用下，美国人口老龄化程度还是有所加深，老年人口抚养比缓慢升高，由 1960 年的 15% 逐渐提升到 20% 以上。虽然这一抚养比相对于许多发达国家而言是比较低的，但近年来通过合法移民途径进入美国的人数日益下降，通过合法移民缓解人口老龄化的难度日益加大，从而成为未来美国人口面临的一个潜在问题。

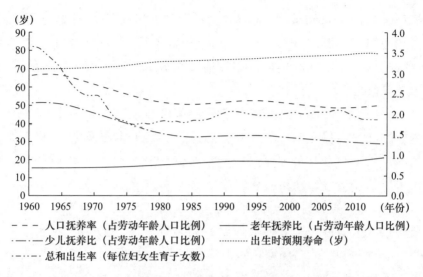

- - - 人口抚养率（占劳动年龄人口比例）　——— 老年抚养比（占劳动年龄人口比例）
-·-·- 少儿抚养比（占劳动年龄人口比例）　········· 出生时预期寿命（岁）
-·-·- 总和出生率（每位妇女生育子女数）

图 7 - 1　美国人口抚养率

资料来源：世界银行，世界发展指数。

（二）养老保障体系的基本内容

美国现行的养老保障体系由政府强制执行的社会保障计划（Social Security Program）、雇主补充养老计划和个人退休账户三大支柱组成。

1. 社会保障计划

政府强制执行的社会保障计划面向全社会提供基本的退休生活保障，覆盖全国96%的就业人口，是美国养老保障这个多层次体系的基石。这个社会保障计划的正式名称是年老、生存和失能保险（OAS-DI）计划，提供的福利包括：为62岁或62岁以上退休人员或半退休人员及其配偶和子女每月提供福利金；为失能人员及其配偶和子女每月提供福利金；对于符合要求的患有疾病的雇员，如果死亡则提供给其继承者一次性的死亡支付，如果生存则每月提供其本人福利金，而那些不符合完全支付条件的62岁或以上的雇员可以享受其配偶的福利（只要其配偶符合各种条件）。

1983年的《社会保障法修正案》对领取福利金资格条件的限制做了很大的修改。限额福利金领取年龄还是62岁，但是全额福利金领取年龄延长至65岁，以后可能更大。估计在2005～2016年，领取全额福利金的年龄会维持在66岁左右。2022年以后，可能会达到67岁。在此期间，提前退休人员的福利金额（从62岁开始支付）可能会有所减少。领取金额减少的幅度有可能从现在的20%提升到30%（2022年以后）。

月福利金的数额与雇员在其工作期间的收入有关（雇员在工作期间需要缴纳社会保障税）。福利金的计算，需要参照雇员在其工作期间的收入水平和当时美国雇员的平均收入变化。为实现社会公平，低收入水平的雇员可以获得更多的福利金。

如果70岁以下的养老金计划参与者在退休之后仍然工作，并且其薪金超过某个限额，则其社会保障福利金就会相应减少，或者干脆不能领取。1990年，65～69岁的退休雇员，如果其退休后的收入少于每年9360美元，就可以毫无保留地领取所有的福利金，但是如果其退休后收入超出该限额，则每超过3美元，其福利金就会相应减少1美元。还有一种方法是根据退休后的月收入来计算其应领取的福利金金额。但是，不管采用哪种方法，对于70岁以上的人，无论他（她）能挣多少钱，他（她）都可以领取全部的社会保障福利金。

一旦开始领取月度福利金，福利金金额就会随着领取人的收入自动调整。1986年之前，只有当消费物价指数比上期增加3%以上，才有可能调整月度福利金金额。1986年，美国国会通过立法取消了这一规定，而将福利金的调整与通货膨胀率挂钩。

在1983年修订《社会保障法案》之前，社会保障福利是不征收收入税的。但是从1984年开始，有一半以上的社会保障福利被纳入收入税体系（只要个人收入超过25000美元或夫妻收入总体超过32000美元）。税收所依据的收入水平计算方法如下：调整过的总收入加上税前利息收入，再加上一半的社会保障福利金。

2. 雇主补充养老计划

由政府或者雇主出资，带有福利的养老金计划构成了养老保障体系的第二支柱，前者为公共部门养老金计划，是指联邦、州和地方政府为其雇员提供的各种养老金计划；后者为雇主养老金计划，是指企业及一些非营利组织和机构为其雇员提供的养老金计划，通常也被称为私人养老金计划。

美国的私人养老金计划主要由企业和员工进行协商来决定采用何种方式进行养老保险制度安排，因此美国私人养老金计划种类也很多（见图 7－2）。其中，最为典型的为 401（K）计划。下面我们就以401（K）计划为例进行详细介绍。

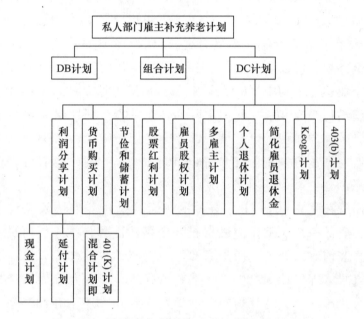

图 7－2　美国私人部门雇主补充养老计划分类

在任何规模的雇员组群中，都有一些人愿意拥有现金利润分享计划而另一些人愿意拥有一个延付的利润分享计划。收入不多且家庭负担重的年轻雇员愿意拥有一个每年分红的利润分享计划；而年长且高收入的雇员，有的因家庭成员而增加的财务压力，并且有为老年储蓄积累的意识，这些人愿意拥有一个延迟支付计划。这两种人的要求和意愿可以通过一个利润分享计划来得到满足，这个利润分享计划允许雇员拥有现金或缴费积累的延付账户的权利。该计划被称为"现金或延付计划"或"401（K）计划"。

美国 1978 年的《税收法案》在国家税法中增加了 401（K）条

款，从此将这种养老协议称为"401（K）计划"。这种计划是时下流行的退休储蓄工具，它为雇员提供了有效避税的储蓄手段，可以将当前应缴纳的税收推迟到未来税收较低时缴纳。同时，养老计划的设计和缴费水平变得灵活机动。这种计划十分适合那些经常更换工作的雇员，因为雇员的缴费立即成为属于雇员不可取消的权利，所以跳槽不会影响账户中的积累。401（K）计划在极其广泛的领域，如不同的行业，不同的收入人群和不同规模的公司中都得以应用。然而，401（K）计划在较大型的企业中最为流行；小型企业没有实力经营任何一种养老金计划，所以401（K）计划未能在其内部实行；大部分私人营利性企业建立了401（K）计划；1986年7月2日之后成立的非营利性组织不得享有401（K）计划，但许多非营利性组织可以依据税法403条款建立相似的延期纳税的年金计划；1986年5月6日之后成立的州政府和地方政府也不能享有401（K）计划，他们可以依据税法457条款建立类似的养老计划。

符合国家税法401（K）条款的现金或延付养老协议允许雇员选择自己工资的一个比例作为缴费投入合格的退休计划中。雇员缴费并不被当作当前收入处理，而是通常作为工资的税前扣除，由雇主以雇员的名义投入养老计划之中。在某些情况下，雇主允许雇员选择将利润分享分摊投入到养老计划中。不管是工资扣除还是利润分享，雇员都可以延期缴纳401（K）计划中应缴的所得税，直到退出计划时再进行缴纳。没有投入401（K）的其他养老计划的缴费被视为当前收入应当即缴税。雇员只有达到规定年龄和服务年限才有资格加入401（K）计划。1974年颁布的《雇员退休收入保障法案》规定了这种资格年龄和服务年限的最大值。在401（K）计划中，服务年限的最大单位期间为1年。401（K）计划有两种基本类型：一是通过实际的工资扣减；二是通过利润分享分配。在工资扣减计划中，雇员要决定以工资的一定比例作为缴费投入到计划中去（否则就要缴纳现金）。可以根据现有工资扣减，也可以根据联邦所得税和各州税收所依据的基础工资扣减。在401（K）计划中可以只由雇员缴费，或只由雇主缴费或两者皆有。

在 401（K）计划中，雇员可以选择将利润分享分配金交由一个信托账户延迟支付，或者立即提取现金。延迟支付在分配时才纳税而现金提取则在当时纳税。401（K）计划缴费常见的有四种类型：①可选择的缴费——以工资扣减形式缴纳的可延缓缴税的雇员缴费，通常由雇主以雇员的名义缴纳。②匹配缴费——与雇员缴费相匹配的雇主缴费，但是雇主不一定按照 1：1 的比例进行匹配。③不可选择的缴费——匹配缴费以外的雇主缴费，这是为了遵循元歧视条款。④自愿缴费——税后缴纳的雇员缴费，不是通过税前的工资扣减缴纳的。参加计划的雇员可以选择 401（K）计划投资方向（有时只能选择自己缴费部分，有时也可以选择雇主缴费部分）。这些投资方向包括：固定基金（或担保投资合同），即一种与保险公司签订担保利率合同的投资；平衡基金，即混合投资于股票和债券以确保稳定和增值的投资；股票基金，高收益高风险投资。雇员可以根据个人退休计划目标的不同选择不同的基金。其他可供选择的投资还有债券基金、货币市场基金、固定收入证券和公司股票。大部分雇主提供比较保守的投资选择，少数提供风险性较大的投资选择。

3. 个人退休账户

第三支柱是个人自行管理的个人退休账户（Individual Retirement Accounts，IRA），是一种由联邦政府通过提供税收优惠而发起、个人自愿参与的补充养老金计划。IRA 是美国专为雇员或雇员受益人设立的享有福利的信托或代管账户，美国所有的工薪者及其配偶都可以建立这种自助型的退休账户，这种个人养老储蓄计划的参加者在为养老进行储蓄或投资时可享受税收优惠。

IRA 是一种养老储蓄计划，在美国，它与养老金制度、政府老年福利救济制度共同支撑美国退休保障体系。IRA 与传统养老金的区别在于没有国家的强行干预，也不要求雇主提供资金，而是完全由个人选择参加并完全由个人支配或享用的一种退休计划或特别金融安排。参加者自愿将在岗工作时每年所得工资的一部分专项储蓄起来以备日后退休时享用。

IRA 的税收优惠有两种类型：第一种，根据所拥有的 IRA 账户类型和个人情况的不同，个人投资于 IRA 的资金可全部或部分免税；第二种，一般情况下，IRA 账户中的金额直到被提取时才被征税。若符合一定的提取规则，则这些金额可完全免税。根据 IRA 执行规定的差异，IRA 可分为 Roth IRA、SIMPLE IRA 和传统 IRA 即除去前两者外的任何 IRA。传统 IRA 账户有两个优点：第一，根据投资情况，投资者可以享受投资本金全部或部分免税的优惠；第二，通常情况下，IRA 账户中的资金，包括收入和利润，只有当被提取时才被课税。

传统 IRA 可以以个人储蓄退休账户或年金形式存在，它既可作为简易雇员退休金的一部分，也可作为雇主和雇员联合信托账户的一部分。Roth IRA 也是一种个人退休计划，除一些特殊规定外，Roth IRA 适用于传统 IRA 的规则。Roth IRA 与传统 IRA 最大的区别在于，投资于 Roth IRA 的金额不可从应税所得中扣除，但若满足规定条件，从 Roth IRA 提款可免税。参加者超过 70.5 岁后仍可对 Roth IRA 进行投资，并且账户中的金额没有必须提取的年龄限制，只要拥有者在世就可保留。

在过去的 20 年中，IRA 投资的资产组合结构发生了显著变化。19 世纪 80 年代早期，人们主要将 IRA 资产投资于银行存款。1981 年末，380 亿美元的 IRA 资产中约 3/4 的部分都被投资于银行存款，只有 7% 被投资于共同基金，12% 投资于经纪人账户中的股票，其余的 9% 为年金。经过 20 多年的发展，IRA 资产投资于银行存款的比例稳定下降，在 2003 年下降到 9%。与之对应的，投资于共同基金和证券的资产比例上升了，2003 年末，这两项投资占了 3 万亿美元 IRA 总资产的 80%，其中共同基金占总资产的 43%，证券占 37%。2003 年，投资于人寿保险的资产所占比例与 1981 年基本相当。IRA 资产投资组合结构的变化反映出美国金融和财政体系的不断发展。首先，金融改革促使资本市场的产品更加多样化，投资者有了更广阔的选择余地；其次，人们的风险承受能力有所增强，开始更多地投资股票、证券等风险性更大的金融工具，但高风险也意味着高回报潜力；最后，人们在工作场合与同事讨论证券和共同基金投资问题的机会增多了，因而减少了投资的学习成本。

（三）养老保障体系的改革历程

美国养老保险体系的建立是时任美国总统的小罗斯福在应对大萧条时所采取的"新政"的组成部分。1934 年 6 月 8 日，罗斯福提交给国会一份特别咨文，要求提供一些保障，并指令创建了一个"经济保障委员会"讨论社会保障问题，于 1935 年 8 月签署《社会保障法案》，这项法律确立了一种强制性的老年保险制度，其经费部分来自工资税，部分来自向雇主征收的赋税。《社会保障法案》和相关立法的通过和实施，为许多人提供了基本的收入和维持生活的源泉，在一定程度上使人们免受贫困和急需的折磨。随后爆发的第二次世界大战又在一定程度上缓解了社会保障问题，于是直到 20 世纪 60 年代初，美国的社会保障制度几乎一直在原有水平上运转。战时及战后的繁荣使人们认为贫穷"不再是什么大问题而是一种附带现象"，于是，20 世纪 50 年代末期，各州相继开始制定严格的行政政策，旨在削减福利资助的人数，阻止新的申请者进入，但由于强大的工会压力，许多私人企业或开始提供保障性的福利，或提高其提供的福利水平，同时一些新的福利项目通过立法并成为社会保障的一部分。

尽管如此，社会保障与社会实际需求仍相差甚远。于是 20 世纪 60 年代初，肯尼迪总统宣布"向贫困开战"，于 1962 年通过关于社会保障法的公共福利修正案，极大地提高了联邦制政府对地方政府社会工作的支持水平（提供服务费用的 75%）和范围。约翰逊总统则继续推行福利改革运动，但并没有取得预期的效果，国会每年向全国拨出的经费比实际需要的要少很多；另外，拨出的款项大部分也都被白白浪费掉，或因官僚作风、或因行动迟缓以及政治纷争而不知去向。到 1966 年底，约翰逊总统对这些援助项目日益失去信心。

1968 年，尼克松就任总统，做出了很多惊人之举，他制定了一系列计划，被称为"新联邦主义"。1972 年 10 月，联邦政府承担起了所有援助老年人、盲人、残疾者的责任。"补充保障收入计划"于 1974 年 1 月起生效。1974 年 8 月，福特限制福利资金，削减健康与福利预算。在其执政期间，社会保障水平唯一没有下降的是老年人的保险，老年人生活获得改善的主要原因是大多数老年人从"老年保险"项目中获得了巨大收益,即收入转移支付项目的扩展和有效实施。20 世纪 60 年代,美国的老年人不仅数量庞大,而且组织日益有力。1972 年,"老年游说团"使老年人从老年保险制度中所得的收益增加了 20%,1974 年又在 1972 年的基础上增加了 11%。1975 年又将收益与工资挂钩,使其随工资增加而增加,"补充保障收入计划"中对老年人的支付开始以通货膨胀指数为基础来决定支付水平,这样老年人的生活水平就不易受经济波动的影响。

1980 年秋,里根入主白宫,他执政后组建了一个由两党人员组成的"全国社会保障改革委员会",提出一系列社会保障修正案,老年人从此不必为其生活费用而担心,这些修正案重新确认了政府对社会保障的责任。20 世纪 80 年代是美国社会保障制度遭受批评和瓦解最严重的时期,也是美国现代社会保障制度的成熟和发展时期,因此 80年代被称为美国社会保障制度的"分水岭":以强化工作动机、提高工作能力和自救能力、强化社会保险为特征的美国现代社会保障制度的基本轮廓已经定型。

促使雇主采用养老金计划的原因之一是雇主想借此吸引和留住生产效率高的雇员。这种动机常常混合着其他的原因,如为退休雇员或老年雇员提供经济保障的意愿,但其前提是雇主认为养老金计划的成本能够通过公司其他方面运营的节约得到弥补。另一个原因是由联邦政府征收的税收减少,从而降低了养老金计划的成本。影响养老金计划的第三个因素是工会的态度。在 20 世纪 40 年代末之前,工会对养老金计划的态度要么是无动于衷,要么是公开反对。许多较老的、有组织的工会认为雇主的养老金计划会削弱工人对工会的忠诚,认为养老金计划是雇主用于降低工资的手段。直到 1949 年,工会的态度才发生了转变,其原因是新一轮的加薪谈判变得非常困难,于是工会要求用养老金来代替工资,而联邦法院认为养老金计划属于谈判内容的做法也为工会观念的转变铺平了道路。20 世纪后 60 年的社会和政治状况也推动了私人养老计划的发展。20 世纪 30 年代早期的经济危机使人们在一夜之间变得一无所有,辛苦积存的储蓄丧失殆尽,被没有保障的阴影所笼罩,美国民众对保障变得更加关注。各种经济改革建议中突出的是老龄收入的社会保障，联邦 OASDI 法案正是这些建议的产物。

"二战"前，美国私人部门养老金的主要计划为 DB 计划，"二战"后则转向 DC 计划，DB 计划与 DC 计划在私人养老金中的比重发生了较大变化。20 世纪 90 年代后期，在私人部门的养老金计划中已经很少见到传统的 DB 计划。新企业大部分建立 401（K）计划作为唯一的养老金计划。经营时间长的大公司则同时提供传统的 DB 计划和 401（K）计划。此外，现金余额计划也得到私人部门的普遍使用。很多雇员逐渐把 DC 计划看作一种储蓄工具，经常更换工作的人尤其偏爱 DC 计划。

二、美国长寿风险管理状况分析

（一）长寿风险分析

1. 长寿风险识别

长寿风险源于人口平均预期寿命的不确定性增加。政府面临的长寿风险源自其所实施的各种现收现付制的待遇确定型养老保险制度、社会救助制度等；企业面临的长寿风险源自其所提供的待遇确定型养老保险计划；保险公司面临的长寿风险来自其所提供的年金产品、长期护理保险产品等。如果缴费确定型养老保险计划个人账户所积累的资金仅通过投资等获得收益，那么缴费确定型养老保险计划的长寿风险将由参与者个人承担。

美国的社会养老保险采用专项税收筹资方式，具有现收现付、独立预算、联邦政府财政提供最终担保、联邦政府统一管理、社保资金实行全国统筹的特点，这表明美国政府面临的长寿风险主要来自其社会养老保险。企业所面临的长寿风险主要来自第二支柱的待遇确定型职业年金计划。保险公司所面临的长寿风险则来自第三支柱个人养老保险中的年金产品等。

2. 风险评估

美国、英国都是"自由主义"的福利国家，其养老保障体系的建设在公平与效率的平衡中更加注重效率，实行市场化运作。社会养老保险仅发挥基础保障的作用。在美国，第一支柱的社会养老保险替代率不高，一般可为退休人员提供30%～40%的替代率，只能保障职工退休后的基本生活需要，其更高的待遇来自职业年金计划和个人养老保险及其他储蓄。第二支柱的职业年金计划可为退休人员提供30%～40%的替代率。由此可见，美国养老保障体系中三个支柱所承担养老责任基本相当。但是，由于目前第二支柱中职业年金计划多为缴费确定型计划，个人因此将承担个体意义上的长寿风险。同时根据 OECD 的 2011 年养老金报告可知，美国养老保障体系中强制型公共养老金和自愿缴费型职业年金计划能够提供78.2%的替代率。因此，尽管美国的政府、企业、保险公司和个人都面临长寿风险，但各个主体之间面临的长寿风险并没有出现过度失衡。

（二）聚合长寿风险管理

1. 政府的长寿风险应对策略

美国政府运用提高法定退休年龄的应对策略来管理长寿风险。美国在 1983 年修订的《社会保障法案》中提出，到 2025 年将职工的法定退休年龄从 65 周岁提高至 67 周岁，但未明确具体的计划实施时间（见表 7 - 6）。2003 年美国才开始实施真正意义上的退休年龄改革，计划用 22 年实现《社会保障法案》的改革目标。

表 7 - 6　美国统一的法定退休年龄改革计划

出生时间	法定退休年龄
1937 年及以前	65 周岁
1938 年	65 周岁 + 2 个月
1939 年	65 周岁 + 4 个月
1940 年	65 周岁 + 6 个月
1941 年	65 周岁 + 8 个月
1942 年	65 周岁 + 10 个月
1943 ～ 1954 年	66 周岁
1955 年	66 周岁 + 2 个月

续表

出生时间	法定退休年龄
1956 年	66 周岁 + 4 个月
1957 年	66 周岁 + 6 个月
1958 年	66 周岁 + 8 个月
1959 年	66 周岁 + 10 个月
1960 年及以后	67 周岁

资料来源：社会保障研究所课题组．提高法定退休年龄政策国际比较分析［J］.2011.

2. 企业和保险公司的长寿风险应对策略

（1）通过资本市场转移长寿风险。由长寿风险分析可知，美国企业面临的长寿风险来自所提供的待遇确定型养老金计划；而保险公司面临的长寿风险主要来自于所提供的年金产品。美国是资本市场、商业保险市场极为发达的国家，也是金融衍生品市场极其发达的国家。它在通过风险转移方式转移企业和保险公司面临的聚合长寿风险方面也有一些实践。

美国尽管已经开始发展长寿风险转移市场，但是由于市场上长寿风险意识或长寿风险关注水平较低，其发展规模较小。然而，美国养老金买入市场在 2011 年 5 月有了爆发式增长，美国保诚集团与 Hickory Springs 制造公司进行了首例养老金买入交易，其交易金额达 7.5 亿美元。2012 年 6 月，美国通用公司与美国保诚集团进行了一项交易金额为 260 亿美元的部分养老金全额买断交易。

（2）提高投资收益率。美国规模庞大的养老资产主要由社保基金、IRAs 和 DC 计划、私人 DB 计划、年金组成，其中最重要的组成部分是 IRAs 和 DC 计划中的 401（K）计划。除了社保基金，美国养老资金运用范围极为广泛，不仅可投资于股票、债券、房地产、海外投资、风险创业投资，还可以投资于期货和期权等金融衍生品。这种宽松的政策有利于增强养老金计划提供者的抗风险能力和偿付能力，而且能够提高资金运用的效率，获取较好的综合收益率，以弥补其他诸如长寿风险所带来的经济损失。

3．个体长寿风险管理

（1）养老保险。美国养老保障体系中社会保障计划提供的养老金水平约为退休者工资的40％，401（K）等私人养老金计划能够提供40％左右的退休收入。此外，美国是世界最大的寿险市场，年金保险市场极为发达，个人可以通过购买年金保险的方式较好地将长寿风险转移给保险公司（见表7－7）。

表7－7　美国寿险业保费收入情况　　　单位：10亿美元

年份	2001	2002	2003	2004	2005	2006	2007	2008	2009	2010
传统寿险	171	175	170	176	177	183	197	175	158	161
年金保险	375	407	401	404	381	394	413	411	352	346
意外和健康保险	128	134	142	150	136	154	163	171	173	176

资料来源：瑞士再保险．了解寿险业盈利状况［J］．Sigma，2012（1）．

（2）购买住房反向抵押。美国是全球较早发展"住房反向抵押"金融产品的国家，其基本目的之一是基于部分老年人口的特殊需求，增加贫困老人收入。它的发展历程大致可分为三个阶段：第一个阶段是20世纪70年代针对反向抵押贷款的调查和研究，以及1983年新泽西州一家银行正式发售相关反向抵押产品的首次实践。由于政府支持不到位、产品本身结构不易理解、宣传不到位和市场运作混乱等因素，此阶段的发展并不理想，总体规模较小。第二个阶段是1987年美国联邦政府颁布《1987年国家住房法案》，标志着"住房反向抵押"金融产品进入初步发展阶段。由于二级市场发展不完善，此时的"住房反向抵押"尚未真正成熟。第三个阶段是20世纪90年代，"住房反向抵押"得到进一步发展和完善，由联邦住房管理局（FHA）推出且由政府信用担保的住房权益转换抵押贷款（HECMs）的交易量从1991年的389份增加到1995年的4166份，虽然随后出现了房利美的Home Keeper、私人金融机构雷曼的财务自由计划等相关产品，但HEC-Ms的市场份额仍达90％~95％（见表7－8）。

表 7 - 8 美国主要"住房反抵押"金融产品的比较

类别	HECMs	Home Keeper 计划	财务自由计划
贷款机构	FHA 授权的商业银行或其他金融机构	房利美	老年财务自由基金公司
性质	政府主导	半官方	私营
适合人群	房屋价值较低的借款人	房屋价值中等的借款人	房屋价值高的借款人
贷款限额	从 160176～290319 美元不等,依所在地最高贷款限额而定	最高贷款额为 3337000 美元,依所在地最高贷款限额而定	700000 美元
支付方式	趸领、终身年金、定期年金、信用额度或其组合	终身年金、定期年金、信用额度或其组合	趸领,购买年金或开放式最高信用额度,未用额度每年增长 5%
初始费用	贷款额的 2% 或者 2000 美元	住房评估价值的 2%,或最高贷款额度的 2% 加 1% 贴息	不超过住房评估价值的 2%
贷款利率	浮动利率,一般不超过一年期国债利率变动,并且一年 Neri 不允许变动超过 2%,在贷款整个有效期内,利率变动不超过 5%	浮动利率,根据二级市场一月期 CD 指数调整,上限 12%	贷款成本根据房屋价值一定比例在到期日计算
担保情况	FHA 担保	无	无
二级市场	Fannie Mae 购买合格的贷款	Fannie Mae 购买合格的贷款	Fannie Mae 购买合格的贷款

资料来源:江生忠,薄滂沱. 商业养老保险及其产业链延伸国际比较研究 [M]. 天津:南开大学出版社,2015:123.

(3) 长期护理保险。美国是世界上最早发展长期护理保险的国家,也是实行商业性长期护理保险的典型国家。美国的长期护理保险最早产生于 20 世纪 70 年代,借助 Medicare 的设计框架设立,但在这个阶段,长期护理保险的市场占有率很低。20 世纪 90 年代后,随着美国政府医疗保障体系改革的推进和《健康保险责任法案》的出台，长期护理保险才得以迅速发展。2010年3月，美国总统奥巴马签署的《病人保护及可负担的保健护理法案》也进一步促进了消费者购买长期护理保险的行为。目前，长期护理保险已成为美国的主要险种之一，有些地区的长期护理保险市场份额甚至达到当地人身保险市场份额的30%。

美国长期护理保险的保障对象包括个人和团体，任何年龄段的人群都可以自愿购买个人长期护理保险，相关数据显示，中老年人是长期护理保险的主要投保人。等待期、给付期、通货保护条款以及不丧失保单价值等条款影响长期护理保险的保费，但是与普通寿险及健康保险不同，其保费具有一定的稳定性，一般不会随投保人个人情况的（年龄、健康状况等）改变而变化（见表7-9）。

表7-9   日给付额为200美元的基本长期护理保险的平均年保费

单位：美元

购买时间（岁）	每年复利5%的通货保护条款		
	4年给付期	5年给付期	终身给付期
50	4349	5083	7374
60	5331	6269	8927
70	9206	10549	15070
75	13500	15157	20930
购买时间（岁）	无通货保护条款		
	4年给付期	5年给付期	终身给付期
50	1294	1514	1997
60	2057	2426	3307
70	4914	5834	7777
75	8146	8291	12337

资料来源：NAIC长期护理保险指引。

美国的长期护理保险承保被保险人在家庭中或家庭外发生的一系列因接受各种个人护理服务而发生的护理费用。这些服务具体包括：具有诊断、预防、康复等治疗性质的护理服务，其他不具有治疗性质的家庭护理等，护理服务时间需持续 12 个月及以上。保险金给付条件为日常活动、认知障碍二者之一或二者均可；给付额确定的方法包括费用发生法、弥偿法、身体条件判定法，当前美国大部分长期护理保险采用费用发生法确定，通常以现金形式给付。但随着保险公司介入护理服务市场，实物给付的方式也被广泛应用。

三、美国长寿风险管理经验总结

（一）提供多种投资方向与产品，提高 DC 计划参与人的投资收益

由于雇员退休后领取的资金多少由个人账户长期投资累计的金额决定，那么这种计划下的长寿风险和投资风险也将由参与者个人承担。美国 401（K）计划采用参与人直接投资的方式，由雇员个人自行选择基金的投资组合，包括决定投资的金融资产、基金在各种金融产品间的分配。401（K）计划通常会向参与人提供三种以上的投资方向，这些投资方向会根据风险特征的不同被编制成目录，供计划参与人从中选择适合的产品进行投资。这些可供选择的投资方向通常包括股票基金、债券基金、公司股票、货币基金、平衡基金、GICS 及其他稳定基金等金融产品；参与者可以根据自身风险偏好和收益需求自主选择个人账户中资金的投资方式。因此，美国 DC 计划通过提供多种投资方向和投资产品，能够提高参与者个人的投资能力，获得较好的投资收益。

（二）建立合理的长寿风险分担机制

长寿风险是一种长期积累形成的风险，仅仅依靠政府、企业、保险公司或是个人都无法有效管理。只有在四个主体间建立合理的长寿风险分担机制，即政府、企业、保险公司和个人都承担一部分长寿风险，才能有效地管理长寿风险。目前，美国政府、企业、保险公司以

及个人之间已经初步形成了较为合理的风险分担机制。

（三）创新长寿风险管理方式，提高各主体的长寿风险管理能力

长寿风险管理涉及的主体和影响因素较多、范围较广且相互影响，是一个全过程、综合性的管理，这就要求所运用的风险管理方式多样化，单一的风险管理方式并不会达到有效管理长寿风险的目的。美国企业、保险公司等金融机构积极探索通过资本市场转移长寿风险的方式，已经出现了养老金买入、长寿互换等风险管理方式，提高了企业和保险公司的长寿风险管理能力。与此同时，住房反向抵押市场、商业长期护理保险市场的快速发展也促进了美国公民个人的长寿风险管理能力。

第三节　英国的长寿风险管理与养老保障体系分析

一、英国养老保障体系概述

（一）人口老龄化状况

人口老龄化是人类社会发展到一定阶段的产物。人口平均预期寿命的增加和生育率的下降是造成人口老龄化并使其程度加深的关键因素。英国是世界人口老龄化程度较深的国家，1929 年英国 65 岁及以上老年人占比为 7%，1975 年这一比例就达到了 14%。英国在 1960 ～ 1980 年经历了较为显著的人口生育率下降，从 3.0 左右下降到了 1.6 左右，随后稳定在 2.0 以内。而人口预期寿命从 70 岁逐渐平稳上升至 80 岁，从而出生率下降和预期寿命上升一起，使得英国老年抚养率从 20% 以内逐渐上升至近 30%（见图 7 - 3）。

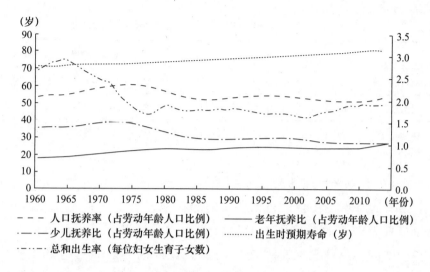

- - - - 人口抚养率（占劳动年龄人口比例）
- ·—· 少儿抚养比（占劳动年龄人口比例）
- ·-··· 总和出生率（每位妇女生育子女数）
- —— 老年抚养比（占劳动年龄人口比例）
- ········· 出生时预期寿命（岁）

图 7-3 英国人口结构

资料来源：世界银行，世界发展指数数据库。

随着英国社会经济的进一步发展，其人口平均预期寿命的增加空间仍然可观。根据 2012 年联合国人口司的预测数据可知，英国人口平均预期寿命在 2015～2020 年将达到 81.2 岁，2095～2100 年将进一步增加到 90 岁（见表 7-10）。

表 7-10 2010～2100 年英国人口平均预期寿命预测值 单位：岁

年份	2010～2015	2015～2020	2020～2025	2045～2050	2095～2100
英国人口平均预期寿命预测值	80.4	81.2	82	85	90

资料来源：联合国．世界人口展望：2012 年修订版［J］．2012．

同时，英国人口老龄化的程度也会进一步加深。如表 7-11 所示，根据 2012 年联合国人口司的预测数据可知，2050 年英国 60 岁及以上人口比重将上升至 30.7%，其中 80 岁及以上的高龄人口占比为 9.5%；这些指标在 2100 年将分别达到 35.2% 和 13.4%。

表 7 – 11   2050 年和 2100 年英国人口年龄结构预测值

年份	2050				2100			
年龄区间（岁）	0 ~ 14	15 ~ 59	60 +	80 +	0 ~ 14	15 ~ 59	60 +	80 +
占比（%）	16.6	52.6	30.7	9.5	15.4	49.4	35.2	13.4

资料来源：联合国. 世界人口展望：2012 年修订版［J］. 2012.

（二）养老保障体系的基本内容

英国是西欧"社会福利制度"的起源地，也是世界上社会福利制度发展最为全面的国家之一。英国最早的养老保险思想可追溯至 13 世纪中叶的英王亨利三世；最早的社会保障制度思想可追溯至 1601 年的《济贫法》，即各种济贫自助机构和教会组织的救济贫民活动。1590 年就出现了专为英国皇家海军提供养老保险的职业养老金计划——查塔姆基金。这是英国第一个基金型的职业养老金计划，之后又陆续建立了覆盖其他职业领域的养老金计划。随着 1906 年英国自由党领袖劳合·乔治出任首相并致力于提高老年人、儿童和失业者社会保障的立法的制定与推行，1908 年非供款型《养老金法案》的通过，1925 年《寡妇、孤儿和老年人纳款性养老金法案》的通过，以及 1944 年英国政府对贝弗里奇报告《社会保险及相关福利服务》主要原则的接受等重要事件的发生，至此英国现代养老保障体系的基础基本建立。

经过几十年持续不断的重大变革、长期建设和发展，英国形成了制度完善，机构健全，保障多层次、多支柱的养老保障体系，其具体包括：零支柱的国民年金；第一支柱的国家基本养老金计划和国家第二养老金计划；第二支柱的职业年金计划；第三支柱的个人养老计划。

1. 零支柱：国民年金

国民年金的资金完全由国家财政承担，参加者无须缴费。该国民年金仅面向所有 60 岁以上，收入在最低标准以下，且没有参加其他支柱养老金计划的老年人。

2. 第一支柱：国家基本养老金计划

国家基本养老金计划是英国政府提供的最基本的养老保险计划，也是英国公民退休后的最低收入保障。国家基本养老金计划具有强制性、费率统一、全民覆盖、现收现付的特征，并非"惠普式"的养老保险制度。但不可否认的是，国家基本养老保险计划本身具有较强的收入再分配功能。不论缴纳的基本养老保险费的金额是多少，最后每位符合领取条件的退休人员都可得到等额的基础年金。

（1）覆盖面。国家基本养老金计划要求所有工薪雇员参加。

（2）筹资方式。国家基本养老金计划所需资金由国家财政、雇主和雇员强制性缴费共同负担。它通常以国民保险税的方式缴纳，缴费人群包括有雇主的雇员、自营职业者和没有正式职业的自愿缴纳者等群体，并实行不同的缴费规则。自 2012 年起，雇主缴税 13.8%，雇员缴税 12%，合计为 25.8%。

（3）领取养老金年龄。英国法定退休年龄为男性 65 岁，女性 60 岁。根据 1995 年和 2007 年立法规定，到 2020 年女性退休年龄将提高到 65 岁，到 2046 年退休年龄将统一提高到 68 岁。

（4）计发办法。国家基本养老金计划规定统一的给付标准限额，并根据不同的缴费年限给予差别调整。2010 年，国家基本养老金为每人每周 97.65 英镑，或者每对夫妇 156.15 英镑。缴费年限达到 30 年可领取满额基本养老金，缴费年限不足 30 年的，领取的养老金数额相应进行差别调整。

（5）养老金调整机制。国家基本养老金计划实行每年增长的调整机制，目前规定增长水平只与物价水平挂钩。英国物价涨幅较缓慢，而工资增长相对较快，因此新的立法规定，从 2012 年起国家基本养老金增长与工资收入增长率挂钩。

（6）保险基金投资。国家基本养老金计划实行现收现付制，其结余资金构成国家保险基金，并只能通过存入银行或购买国债进行投资，禁止购买股票、投资不动产等行为。

3. 第一支柱：国家第二养老金计划

国家第二养老金计划（Second State Pension，简称 S2P）是国家提供的与收入相关联的一项国家基本养老金附加计划,其目的是弥补国家基本养老金的不足。国家第二养老金计划前身是英国政府 1978 年建立的第二个层次(第一个层次是统一比例的基本养老金计划)的与收入关联的养老金计划(简称 SERPS)。后来英国对其进行了改革,旨在为中低收入者提供更为慷慨的补充养老金。从 2002 年 6 月开始,改革后的 SERPS 被称为国家第二养老金。国家第二养老金与国家基本养老金一起构成国家养老金,是英国养老保障体系的第一支柱。

(1)覆盖范围。国家第二养老金计划的主要目标人群是中低收入者以及看护长期患病或身体残疾者的从业人员。作为国家养老金体系的一部分,它的准入门槛很低,任何已缴纳国家基本养老金保费,同时又没有参加职业养老金或个人养老金计划的雇员将自动具备享受资格。

(2)"协议退出"。该计划设定了"协议退出"机制,其明确规定,如果雇员在职业养老金计划中获得的养老金等于他们能够在 SERPS 计划中可能获得的最低保证养老金时,雇员可以"协议退出" SERPS 计划。"协议退出"为收入较高者提供了相对优惠的选择余地,引导其加入职业养老金及个人养老金计划,本人及其雇主将会享受到国民保险税缴纳的折扣与优惠。该"协议退出"机制的目的是使国家全力帮助经济状况确实堪忧的人。

(3)待遇计发。为了体现公平原则,也为了吸引更多低收入群体加入该计划,国家第二养老金计划的计发方式采用了与工资报酬相关联的累退制,即在缴纳基本养老金保费年数相同的情况下,按不同收入层次支付给参保人不同的养老金,而且是年收入越少,所得到的替代率水平越高。作为对弱势群体的直接照顾,国家第二养老金计划的待遇给付水平明显优于它的前身国家收入关联计划。

对于普通收入者,国家基本养老金和国家第二养老金形成的第一支柱的最高替代率在 35% 左右。作为一个完整的老、遗、残制度体系,英国国家养老金制度还包括支付某些丧偶者的丧亲福利金,以及一些不与养老保险缴费条件挂钩,由政府税收支出的补贴,如养老金补贴、对伤残者及看护者的相关津贴、冬季燃气费补助等。

4. 第二支柱：职业养老金计划

职业养老金计划是指由公司或雇主机构发起设立，成员为本企业或机构内工作人员的养老金计划。由职业养老金计划构成的第二支柱，是英国养老金体系中最重要的组成部分。职工退休后由国家基本养老金提供最低生活保障，而退休后主要收入来源则是职业养老金，所以英国职业养老金计划的地位相当重要。

（1）参与资格。雇员要成为职业养老金计划的成员，必须具备职业养老金计划规定的资格条件。有些职业养老金计划对年龄和服务年限有一定的要求。就年龄标准来说，公共部门18岁即符合年龄要求，而私人部门通常要21岁。关于服务年限，有些养老金计划规定只有在雇主单位工作达到一定年限后，退休后才能享有本单位的职业养老金，大部分服务年限要求是5年。有些职业养老金计划只接受全职雇员加入，那些只从事临时性工作或部分时间工作的雇员，不能加入这些职业养老金计划。

（2）资金筹集。职业养老金计划资金来源于雇员缴费或雇主缴费，或雇员及雇主双方的缴费。职业养老金计划缴费的基本原则之一是雇员必须缴纳费用，不过有一部分养老金计划成员享有养老金领取的权利但免缴养老金费用。公共部门无须雇员缴费的主要是那些中央政府公务员养老金计划；而私人部门免费的计划主要是那些公司高级管理阶层人员的养老金计划。除此之外的大部分职业养老金计划成员必须缴费。各职业养老金计划的缴费率有很大差异，有些计划是统一费率；有些计划根据雇员收入的不同，实行等级费率。英国官方对职业养老金计划雇员的基本缴费限制是雇员收入的15%，在此范围内的缴费免除个人所得税；对雇主的缴费比率则没有设定最高限制。1986年社会保障法案允许所有职业养老金计划雇员进行"自愿补充缴费"。1987年的金融法案又允许雇员在雇主设立的职业养老金计划之外再建立"独立自愿补充缴费"，即雇员缴费与雇主设立的主养老金计划的缴费分开，形成独立的养老基金。这种"独立自愿补充缴费"是完全便携式的养老金权益，若雇员离职，可以根据雇员的意愿自由转移，不受原雇主单位的制约。

（3）计发标准。职业养老金计划的养老金福利有两种计算基准。缴费确定型计划养老金计算完全根据雇员积累的缴费、缴费形成基金的投资收益、利息等资本增值等合计总值，它基本上是固定的养老金水平。待遇确定型计划执行最后工资收入计算基准，雇员的养老金水平是根据雇员在退休前的工资收入或退休前一段时间的平均工资收入来计算。计算养老金的工资收入基准确定后，年工龄养老金积累的比例是决定退休后养老金水平的另一个关键因素。英国通常的年养老金积累比率是 60 分位制和 80 分位制。按照英国社保法的规定，个人领取的全部养老金不能超过其最后工资收入的 2/3。关于养老金是否随通货膨胀率调整，英国规定企业养老金至少要与 5% 以下的通货膨胀率挂钩。

（4）类别。职业养老金计划包括待遇确定型（Defined Benefit Plan，简称 DB 制）、缴费确定型（Defined Contribution Plan，简称 DC 制）和混合型（Hybrid Plan）三种类型。以前多数大公司提供的都是待遇确定型（DB）职业养老金计划，后来不少公司将 DB 计划转为 DC 计划。DB 计划中，雇主需做出定额的养老金待遇承诺，并承担相应财务风险。DC 计划中，投资风险主要由雇员承担，同时雇员可享有更多的投资选择权。DC 计划目前已成为英国职业年金的主流模式，2012 年之后的新参加者，只能参加 DC 计划。

职业养老金计划根据是否得到税收部门的批准，可分成经批准的职业养老金计划和未得到批准的职业养老金计划，前者可依法享受税收优惠，后者则没有税收优惠。得到税收宽免批准的职业养老金计划中，雇员的缴费从应税收入中扣除，前提是雇员的缴费比例最高不超过其工资的 15%，雇员和雇主合计的缴费比例不超过雇员工资的 17.5%。雇主为养老金计划支付的缴费最终作为退休金发放给雇员，但在缴费期间不作为雇员的收入，也无须纳税。雇员和雇主缴费形成的养老基金投资收入和已实现资本利得，包括红利、资本增值、期货期权的收入，免缴资本利得税。但若已实现资本利得是养老基金通过在证券市场上过度交易获得的，不免资本利得税。雇员退休时可从其所在职业养老金计划中一次性领取养老金收入，这种一次性养老金收入免缴所得税；死亡时法定（或指定）受益人得到的一笔一次性现金免缴遗产税。但雇员退休后正常领取的定期（按月或周）养老金是应税收入。

（5）养老基金投资。职业养老金计划往往要形成一笔由私人部门管理的养老保险基金。对于这笔基金的投资，英国政府只对私人养老基金的投资做原则上的规定，即要遵循"审慎管理原则"，并且自身投资不能超过一定比例，但对养老基金具体的资产结构不做规定。

5. 第三支柱：个人养老金计划

个人养老金计划是由保险公司、银行等金融机构负责为个人或一群个人设计并提供个人选择的养老金计划，实行完全的个人积累制，基本为缴费确定型计划。没有为雇员提供职业年金计划的雇主必须与一家或多家保险公司、银行等金融机构达成协议，使其雇员能够参与个人养老金计划。同时，个人也可不经雇主而直接参加保险公司、银行等金融机构提供的 DC 计划。英国个人养老金计划类型较多，每个类型都有其独特的特点。

（1）资金来源。个人养老金计划资金来源于计划成员个人或其与雇主共同的缴费，及计划基金的投资收益。个人养老金计划计算缴费的基数是净相关收入。按 1988 年所得和公司税法 646 款规定，雇员净收入包括：工资、加班工资、奖金和其他需纳税的福利（如公司提供的公车等）。对自雇人员，费用和亏损要从净相关收入中扣除。个人收入中可能有些是可进行养老金缴费的收入，有些收入不属于可进行养老金缴费的收入。个人养老金计划规定，个人可以按最高 17.5% 的比例缴纳养老金缴费性收入。

（2）领取。个人养老金计划成员可以在达到 50 岁时选择一个时间起点领取养老金福利。个人养老金计划成员退休时，在养老金计划中积累的养老金价值必须用于购买年金。根据年金的期限、类型及支付时间和频率的不同，个人可领取的年金也不同。个人也可以选择一次性现金支付。1987 年英国金融法案规定，个人养老金计划不对年龄进行区分，可领取的一次性免税现金为退休时养老基金积累价值的25%，可领取的最大现金金额为 15 万英镑。1989 年的英国金融法案取消了一次性现金 15 万英镑最大领取金额的限制，但对领取比例未做变动。

（3）类型。适宜的个人养老金计划。它是经过批准的、允许协议退出国家收入关联计划的养老金计划。个人按照计划要求缴纳的缴费，主要投入在两种基金：保护权基金和个人基金。保护权基金用来提供保护权养老金，与 SERPS 计划提供的养老金水准相当。缴费标准是按照国民保险折扣费率外加 2% 的支付补贴（后降到 1%）。雇员和雇主缴纳的补充缴费，纳入个人基金。补充缴费可以一次性或分期缴纳。

最低缴费率的个人养老金计划。该计划由 1988 年金融法案首次引入，它只能按保护权基金的方式运作，适用人员为现在是非协议退出的职业养老金计划成员，但又想退出国家的 SERPS 计划的参与者。该计划有时又被称为"协议进入货币购买计划"。

自己负责投资的个人养老金计划。1989 年的金融法案允许个人养老金计划成员自己负责缴费基金的投资。这样的养老金计划被称为"自己负责投资的个人养老金计划"或"自我管理个人养老金计划"，其特点是把养老金计划的管理权和投资权分离，养老金计划提供者负责除投资外的其他一切管理，计划成员自己管理投资事宜。该计划最大的优势是有一些税收上的优惠。

团体个人养老金计划。该计划是指属于同一个雇主机构雇员的个人养老金计划的集合，但个人的养老金计划是完全便携性的，个人可以随意换工作而不受养老金计划的限制，也可以自己决定协议退出或协议进入 SERPS 计划。

泛行业便携养老金计划。该计划是为那些在规模较小公司工作、需要便携的公司计划而不是便携的个人计划的雇员设计成立的。其优势是有一定的规模效应，能降低运营成本。

锁定目标的货币购买计划。该计划锁定的目标是最后收入关联计划的养老金水平，就是说，通过递增缴费比例和改变资产配置的策略，尽量使本计划最后可支付的养老金能够达到最后收入关联计划可以支付的水平。

（三）养老保障体系的改革历程

1. 20 世纪 60 年代以前

19 世纪末 20 世纪初，随着老年人口的不断增加，英国社会老年问题逐渐严重，传统的"济贫法"对日益严重的老年问题无济于事。社会各界开始强烈要求建立有效的养老金制度。1906 年，上台执政的自由党宣布接受免费养老金制度原则。1908 年，英国议会正式批准自由党政府的养老金法案。法令规定，任何 70 岁以上老人只要符合该法令所规定的条件，就可以领取养老金，支付养老金所需的一切费用均来自政府拨款，只要议会批准该款项即可。1908 年的养老金法是 20 世纪英国社会保障制度的第一部重要立法，它在英国建立起国家养老金制度，使一部分老年贫民有了比较有效的养老保障。

20 世纪 60 年代以前的养老保障体系主要由基本国家养老保险组成，兼之少许其他自愿的职业养老保险计划、私人养老计划，换言之，此时的养老保障体系由单支柱构成，只有基本国家养老保险，其他自愿养老保险在法律形式上不足以构成支柱。基本国家养老保险以贝弗里奇报告为理论基础并于 1948 年正式运行。它主要依靠英国政府向参加者征收的工资税为被保险人提供费率统一的养老保险，实行现收现支方式；保险费由雇主与雇员共同缴纳，被保险人全额领取养老金必须缴纳应付保险费的 9/10，如果夫妻双方仅一人参加，那么依附一方领取养老金必须缴纳全额保险费的 67%，养老金金额相当于以英国家庭营养指标制度计算的最低生活水平；基本国家养老保险运行之初规定男性被保险人领取养老金的年龄为年满 65 岁，女性被保险人则为年满 60 岁。除此之外，全社会范围的并以经济状况为依据的国民社会资助是基本国家养老保险的重要补充部分。

2. 20 世纪 60~90 年代

随着社会、经济的发展以及英国于 20 世纪 60 年代开始进入老龄化社会，由单一支柱基本国家养老保险构成的养老保障体系面临养老资金不足、养老金替代率低等较大问题，英国政府对此进行了一系列重大改革，并增加了具强制性的国家二级养老保险，充当第二支柱。1959 年，英国颁布了新的国民保险法，建立起一种与收入相联系的养

长寿风险及其管理的理论和实证分析

老金制度，主要是提高了同一标准的养老金制度的交费和津贴标准。1961 年，与收入相联系的养老金制度正式开始运行。与收入相联系的养老金制度的实施，使英国建立起两种性质、三种形式的养老金制度：两种性质的养老金制度为国家养老金制度和私人职业养老金制度；三种形式为同一标准的养老金制度、与收入相联系的差别性养老金制度和私人职业养老金制度。

1975 年颁布的社保法案进一步推出了国家收入关联养老金计划，简称 SERPS。该法案要求全部雇员参加强制性的收入关联计划，同时允许已经是职业养老金计划的成员继续留在原计划内。后来规定，如果雇主机构提供职业养老金计划，在满足一定的条件下，雇员可以"协议退出"国家的 SERPS 计划。SERPS 提供的养老金水平，大约相当于雇员职业生涯中收入最好的 20 年平均工资的 1/4。在推出 SERPS 以前，英国政府对职业养老金计划没有太多的管理和介入，雇主在设立职业养老金计划时享有高度的自由。推出 SERPS 计划以后，英国政府开始建立和完善对职业养老金计划的监管。职业养老金计划要获得协议退出的许可，取得国家对协议退出计划的国民保险捐费率折扣，就必须保证"协议退出"计划的成员在职业养老金计划中获得的养老金等于他们能够在国家 SERPS 计划中可能获得的最低保证养老金。通过"协议退出"机制的建立，职业养老金计划不再是雇主纯粹自愿设立的，而需要政府审批、符合一定规范并能保证最低养老金水平，它与 SERPS 一起共同组成了英国社会养老制度中的第二法定支柱。

1979 年撒切尔政府执政，英国养老金制度进入激进改革时期，其首要目标是降低政府支出，主要措施是降低社会保障津贴标准并推行社会保障私人化。1986 年，英国颁布社会保障法，对社会养老制度进行了重大改革。该法案首先通过修订"国家收入关联计划"，降低国家养老金支付水平，让该计划与职业养老金计划和个人养老金计划相比失去吸引力，从而减少政府养老负担。其次，改革"职业养老金计划"，允许雇主机构设立"缴费确定型"而不是"待遇确定型"的职业养老金计划，为小企业主设立职业养老金计划提供了方便。最后，引入"个人养老金计划"。个人养老金计划的引入是 1986 年社保法最引人注目的地方，也是英国养老金体制中的一个创新。个人养老金计划不是由国家提供，也不是由雇主机构提供，而是由保险公司和其他金融中介机构负责设计并提供给个人选择的养老金计划。雇员可以像在超市购物一样，比较各家金融机构提供的个人养老金计划，选择最适合自己的产品。为鼓励雇员参加新推出的个人养老金计划，政府推出了优惠政策。这次改革基本上解决了国家财政由于为老年人口提供福利而面临的负担过重问题，实现了养老责任从国家向私人部门转移的目标。从国际比较的角度看，英国后来的养老金支付成本之所以能够处于较低水平，1986 年的改革功不可没。

3. 20 世纪 90 年代至 21 世纪初

20 世纪 90 年代，英国私人部门养老金计划发展迅速，职业养老金计划和个人养老金计划覆盖的工作人口合计超过了公共的 SERPS 计划。但与此同时，随着私人部门养老金计划的发展，其管理中存在的问题也逐渐暴露出来，其中最突出的问题是职业养老金计划养老基金的安全问题和个人养老金计划的高管理成本问题。私人部门养老金计划均实行积累制，许多职业养老金计划积累了规模庞大的养老基金，在对养老基金管理的过程中，发生了不少危害养老金计划成员的事件。1991 年暴露出来的麦克维尔挪用养老基金事件促使英国政府在1995 年出台了社保法。该法案对职业养老金计划的养老基金管理进行了全方位的规范，使得养老基金的管理有法可依，它从根本上改变了过去职业养老基金管理中存在的混乱局面，有效地维护了养老金计划成员的利益。在个人养老金计划发展方面，高昂的管理成本和销售佣金严重打击了雇员加入该类型计划的信心，也背离了政府推出个人养老金计划旨在提高养老金计划覆盖率的初衷。高昂的费用使得低收入雇员加入个人养老金计划后得到的养老年金不足以维持正常的生活，社会上出现了数量可观的领取退休金的老年贫困人口。为解决这些问题，英国政府双管齐下，于 1999 年又分别推出了"存托养老金计划"和"最低收入保证制度"。"存托养老金计划"是低管理成本的个人养老金计划，现在被看作是其他各种个人养老金计划的范本。它规定，养老基金管理人可以收取的最高管理佣金不得超过养老基金价值的

1%。"最低收入保证制度"是对社会中的弱势群体（主要是老人、妇女和儿童）实行的"收入支持"，如果他们的收入没有达到国家规定的最低收入标准，政府将提供补贴使之至少达到最低收入线。这两项制度都是解决社会贫困问题的有效举措。此外，为了保护妇女的养老权益，1999 年的《福利改革和养老金法案》还明确规定，在夫妻离婚分割财产时，养老金视同财产对待。

4. 21 世纪之后

进入 21 世纪以来，英国养老保险制度改革一直在继续。2000 年的《存托养老金计划管理条例》进一步加强了对存托养老金计划的监管。《2004 年养老金法案》创建了一个新的监管机构——养老金监管局，以替换职业养老金监管局（OPRA），该机构已在 2005 年 4 月 6 日正式行使权力，对职业养老金的监管更加有力。

《2008 年养老金法案》以法律形式确立了私人养老金体系的具体改革措施，旨在帮助更多的弱势群体获得国家养老金，同时又要通过推迟退休年龄减轻国家的财政负担。主要体现为以下两个方面：一是建立更具强制性的全覆盖的职业养老金计划。自 2012 年 10 月起，所有年收入 7475 英镑以上、年龄在 22 岁到法定退休年龄之间、没有参加任何职业养老计划的雇员都将"自动加入"（强制性的一种委婉说法）职业养老金计划，届时雇主将缴纳雇员工资的 3%，雇员本人缴纳 4%，政府以税收让利的形式计入 1%，合计 8% 的缴费注入雇员的个人账户，组成强制性的养老金的第二支柱。二是第三支柱的个人养老金逐步向第二支柱的职业养老金靠拢。第二、第三支柱的养老金缴费者均可以自 2012 年起加入国家职业储蓄信托（NEST），通过该信托的投资获取回报。NEST 为国家资助的低成本养老金储蓄计划，用来管理最少一个人的职业养老金计划，预计未来有多达 75 万家的中小企业参与，覆盖 900 万名私营企业的雇员。NEST 管理年费率远低于目前的私人养老金和寿险养老金。届时，第三支柱的个人养老金会更多地和第二支柱的职业年金融合，统一使用 NEST 平台，共同构成英国养老金体系的主体。

英国政府开始考虑通过养老金体系改革来应对危机、削减赤字。

2013 年颁布了《2013 养老金改革法案》，2014 年 3 月份发布《2014
年财政预算报告》，涉及多项养老金改革的内容，旨在提升养老金体
系运转的可持续性。

（1）开源节流，多渠道增加养老金积累。第一，将第二支柱职业
年金由自愿改为强制，并提高缴费比例。《2013 养老金改革法案》规
定，对于收入达一定标准的雇员，英国第二支柱职业养老金已成为具
有强制性的职业年金。该项政策已于 2012 年 7 月从规模最大的企业
开始实施，并将于 2017 年 4 月最终完成全面实施。预计此过程将积
累 80 亿~120 亿英镑养老金。第二，推迟领取年龄，减少养老金支
出。《2013 养老金改革法案》规定，参保者领取养老金年龄采取渐进
式推迟。女性开始领取养老金的年龄每 2 年增加 1 岁，2020 年提高至
65 岁，与男性持平。自 2020 年起，男女领取养老金的年龄都将进一
步提高，每 10 年增加 1 岁，到 2046 年将提高至 68 岁。同时，领取政
府全额养老金所需缴纳国民保险费的年限也从 30 年提高到 35 年。上
述措施有助于养老金财务状况的改善。此外，《2013 养老金改革法
案》取消了现有的国家基本养老金、第二养老金计划，将其合并成一
笔数额统一的政府养老金定期发放。新的"第一支柱"将从 2017 年 4
月起开始实施。

（2）扩大个人选择权，改善养老待遇水平。第一，取消养老金领
取的税收限制，提高养老金使用灵活度。《2014 年财政预算报告》指
出，对于 DC 计划的参保者，允许其在 55 岁时领取全部养老金。而在
原养老金体系中，如果参保者要一次性领取养老金，必须支付税率高
达 55% 的惩罚性税收。此外，参保者退休后的养老金不再被强制购买
年金，被允许以投资方式对养老金收入进行累积。退休者管理养老金
储蓄的自由度大为提高。第二，发行养老金债券，改善老年人待遇。
《2014 年财政预算报告》指出，2015 年 1 月，英国将以高于市场的利
率发行 100 亿英镑的养老金债券，用以支持国民养老。此类债券只允
许超过 65 岁的人购买，且投资上限为 1 万英镑。同时，规定个人年度
免税存款额上限为 1.5 万英镑，这意味着所有养老金债券储蓄将免征
利息税。

（3）加强职业年金的市场化运营。强制性的职业年金计划实施后，约有120万家中小企业及其约600万名员工逐步加入职业年金计划，市场需求将达到现有水平的7倍，而现有的养老金市场服务能力尚不足。因此，英国未雨绸缪地成立了国家职业储蓄信托（NEST），以0.3%的超低年管理费承接这些中小账户的投资管理服务。投资管理方面，NEST采取基金中基金（FOF）的方式，选择了7家基金管理人管理的10只子基金；投资范围方面，涵盖了全球市场股票、各类债券、货币市场工具以及不动产等。目前投资收益率表现良好。

二、英国长寿风险管理状况分析

（一）长寿风险分析

1. 长寿风险识别

长寿风险源于人口平均预期寿命的不确定性增加。政府面临的长寿风险源自其所实施的各种现收现付制的待遇确定型养老保险制度、社会救助制度等；企业面临的长寿风险源自其所提供的待遇确定型养老保险计划；保险公司面临的长寿风险来自其所提供的年金产品、长期护理产品等。如果缴费确定型养老保险计划个人账户所积累的资金仅通过投资等获得收益，那么缴费确定型养老保险计划的长寿风险将由参与者个人承担。

英国政府提供的国民年金属于一种福利制度，领取者无须缴纳任何费用，政府必然会受到长寿风险的直接影响，即随着领取者预期寿命的增加，政府必须提供额外的资金。国家基本养老保险是现收现付制的待遇确定型计划，因此不断加剧的人口老龄化意味着领取养老金的老年人口规模在不断增加，而缴费人数却在不断减少。英国政府的国家基本养老保险计划需要配置更多的资金以支付预期寿命增加的老年人口的养老金。

英国企业所面临的长寿风险主要来自其所提供的待遇确定型职业年金计划。英国职业年金计划包括待遇确定型、缴费确定型以及混合型多种形式。缴费确定型职业年金计划的长寿风险将由参与者个人承担，而待遇确定型职业年金计划的长寿风险将由企业承担。英国保险公司所面临的长寿风险则来自其所提供的养老年金产品等。

2. 风险评估

英国是"自由主义"的福利国家，养老保障体系的建设更关注效率，强调个人责任。国民年金和国家养老金只是发挥基础保障的作用。在英国，国家基本养老金的替代率较低，一般为20%～40%，只能保障职工退休后的基本生活需要，其更高的待遇来自职业养老金计划和个人储蓄养老保险。因此，英国政府面临的聚合长寿风险相对于其他主体来说，并不是最大的。早先建立的英国职业年金计划多数为待遇确定型计划，这种计划随着人口预期寿命的增加将使设立企业面临巨大的长寿风险，但是由于2008年《养老金法案》提出的2012年后参与者只能参加缴费型养老保险计划这一改革措施的实施，尽管目前英国企业还面临较为严重的长寿风险，但是随着待遇确定型养老保险计划的取消和缴费确定型养老保险的盛行，企业面临的长寿风险将变小。但与此同时，如果参与缴费确定型养老保险计划的个人未将个人账户所积累的资金购买保险公司年金产品，那么个人将无法将长寿风险转移给保险公司，从而面临较大的个体长寿风险。总而言之，从目前的长寿风险状况分析，英国政府面临的长寿风险较小，企业、保险公司以及个人面临的长寿风险较大，而随着人口老龄化进程的加快以及养老保障体系改革措施的实施，英国的保险公司和个人将面临越来越严重的长寿风险。

（二）聚合长寿风险管理

1. 政府的长寿风险应对策略

（1）提高法定退休年龄。1995年英国政府通过《养老金法案》，规定在2010～2020年提高女性的法定退休年龄，从60周岁延长至65周岁。2006年英国政府提高公务员的法定退休年龄，从60周岁延长至65周岁，不过符合一定条件的公务员仍可选择60周岁退休。2007年英国政府公布改革白皮书，规定在2020年，英国女性的法定退休年龄与男性法定退休年龄一样为65周岁，到2024年，所有公民的法定退休年龄将提高至66周岁，并于2044年最终提高到 68 周岁。

（2）降低国家基本养老金的替代率。在 21 世纪初，英国退休雇员的养老金收入中国家与私人部门承担的比例为 6∶4，按照英国政府设定的渐进式改革目标，上述比例在 2025 年将达到 5∶5，到 2050 年达到 4∶6，即私人部门将承担养老金给付的主要责任。

2．企业和保险公司的长寿风险应对策略

由长寿风险分析可知，英国企业面临的长寿风险来自其所提供的待遇确定型养老金计划，而保险公司的长寿风险主要来自于其所提供的年金产品。英国是人口老龄化程度较为严重的国家之一，但是资本市场、保险市场极为发达。英国较早对长寿风险管理开展理论研究和实践，是通过资本市场转移长寿风险的最先探索者和实践者，是长寿风险转移市场中的领导者，同时也是目前通过风险转移方式管理企业、保险公司面临的长寿风险最为有效的国家。

（1）养老金全额买断和养老金买入。英国提供待遇确定型养老金计划的企业通过养老金全额买断、养老金买入等方式将待遇确定型养老金计划所面临的长寿风险转移给保险公司。近年来，这个交易市场在英国发展极为迅速。根据大都会保险公司（MetLife）2010年的调查研究报告和 Hymans Robertson（2011）的养老金风险管理报告可知：21% 的待遇确定型养老金计划托管人考虑过养老金全额买断，2010 年其交易额达到 88.6 亿英镑；34% 的待遇确定型养老金计划托管人考虑过养老金买入，2010 年其交易额达到 428.6 亿英镑。

（2）长寿互换。2007 年 4 月，瑞士再保险公司和英国友诚保险的寿险部进行了第一次公开实质意义上的长寿风险互换交易。2008 年 2 月，第一笔资本市场中的长寿风险互换交易发生在 Lucida 和 JP 摩根之间。根据大都会保险公司（MetLife）2010 年的调查研究报告和 Hymans Robertson 的 2011 年养老金风险管理报告可知：47% 的托管人考虑过长寿风险互换；2009 年 1 月 30 日到 2011 年 9 月 30 日，长寿互换的交易金额达到 89 亿英镑（见表 7 - 12）。

表 7 - 12 部分英国养老金计划的长寿风险转移

时间	交易金额（10 亿英镑）	类型	养老金计划提供者	长寿风险转移至
2008 年 9 月	1	养老金买入	Cable &Wireless	Rrudential
2008 年 12 月	1.1	养老金全额买断	Thome	Pension Corporation
2009 年 7 月	1.9	长寿互换	RSA Insurance	Rothesay Life
2010 年 6 月	1.3	长寿互换	British Airways	Rothesay Life
2010 年 7 月	1.2	长寿互换	Babcock	Credit Svisse
2011 年 8 月	1.7	长寿互换	ITV	Credit Svisse
2011 年 10 月	1.1	养老金买入	Turner & Newall	Legal & General
2011 年 11 月	3.0	长寿互换	Rolls Royce	Deutsche Bank
2011 年 12 月	1.3	长寿互换	British Airways	Rothesay Life
2012 年 1 月	1.0	长寿互换	Pilkington	Legal & General

资料来源：Hymans Robertson.

（3）再保险。保险公司的年金产品也会受到长寿风险的影响，保险公司可以通过再保险方式将全部或部分长寿风险转移给再保险公司，以达到降低保险公司所面临的长寿风险的目的。2004 年至 2008 年第一季度，英国保险公司对大约 260 亿英镑的整体年金进行了再保险，超过当时初级年金保险市场规模的 15%（见表 7 - 13）。

表 7 - 13 2004 ~ 2008 年部分英国保险公司整体年金再保险交易

年份	交易金额（10 亿英镑）	分出保险公司	分入保险公司
2004	1.1	Scottish Life	Rrudential
2005	1.0	Co-operative Insurance Society	XL Re
2005	2.2	Phoenix & London	Cananda Life
2005	1.5	Phoenix Life & Pensions	Rrudential
2006	4.6	Equitable Life	Cananda Life
2007	1.8	Equitable Life	Rrudential
2007	1.7	Friends Provident	Swiss Re
2007	3.7	Zurich Assurance Limited	Swiss Re
2007	1.8	Co-operative Insurance Society	Swiss Re
2008	6.7	Standard Life	Cananda Life

资料来源：Swiss Re Economic Research &Consulting.

（4）提高投资收益率。英国保险业历史悠久，保险市场有健全的行业自律能力，一直偏好自我管理，政府极少干预。英国金融服务局通过保险公司偿付能力监管、精算师监管制度对保险资金运用进行监督管理，并不严格限定保险资金的投资方式与投资比例。宽监管的自律方式使得英国保险资金运用范围极为广泛，不仅可投资于股票、债券、房地产、海外投资、风险创业投资，还可以投资期货和期权等金融衍生品。这种保险资金运用渠道多样化的政策不仅有利于增强保险公司的抗风险能力和偿付能力，而且提高了保险公司资金运用的效率，可以获取较好的综合收益率，来弥补其他诸如长寿风险所带来的经济损失。

3. 个体长寿风险管理

（1）养老保险。英国公民个人不仅可以通过参与政府提供的国家基本养老保险制度、企业提供的职业年金计划管理个体长寿风险，而且可以通过购买保险公司的养老金和年金产品将个体长寿风险转移给保险公司。英国是全球保险业极为发达的国家之一，保险公司提供了多种多样的保险产品以满足保险消费者的不同需求。养老金和年金的保费收入占英国寿险业总保费收入的50%，表明英国公民个人通过购买保险公司养老金和年金产品较好地管理了个体长寿风险（见表7－14）。

表7－14　英国寿险业保费收入情况　　单位：10亿英镑

年份	2001	2002	2003	2004	2005	2006	2007	2008	2009	2010
保障	3	3	5	5	4	5	5	5	5	5
储蓄	36	33	25	27	33	38	45	31	16	15
养老金和年金	68	74	76	71	82	101	134	93	97	98
意外险和健康险	1	1	2	2	2	2	1	1	1	1

资料来源：瑞士再保险．了解寿险业盈利状况［J］．Sigma，2012（1）．

（2）住房反向抵押。英国的"住房反向抵押"产品通常被称作资产释放计划。20世纪80年代，英国就开始了早期的资产释放计划，其不包含"不追偿保证",且最终计划参与者获得的是股票和债券而不是现金。这一计划由于经济效益差在 1990 年被取缔。但 2011 年 4 月,英国政府推出了新的资产释放计划,并安排 8500 万英镑预算予以支持。新的资产释放计划包括住房生命周期贷款和住房价值转换计划两大类,其中住房生命周期贷款又可分为滚动利息贷款、单纯利息贷款、房屋收入计划和房屋改善计划四类。滚动利息贷款是借款人获得贷款后在贷款期内每月无须利息,而是通过复利计划计息方式不断累积到贷款总额中,贷款本息可在房主去世或房产最终被出售时偿还,滚动利息贷款实行固定利率或有上限的浮动利率计息。单纯利息贷款是贷款人每月偿还贷款利息,不需偿还本金,本金在房主去世或贷款期结束时偿还。房屋收入计划适合 80 岁以上的高龄老人,借款人生前通过释放住房价值,每月获得一定的贷款,改善退休后生活。房屋改善计划则是老年人全部出售或者部分出售房屋产权给一个投资公司,取得收入或年金,待老人去世后该公司获得全部或部分房屋处置权以及相应比例的房屋增值收益。

(3)长期护理保险。英国是实行国家保障型的长期护理政策的国家,它将长期护理保险作为一种公民应享有的社会福利,以公费负担护理津贴,资金以各级政府共同筹资为主。英国的商业长期护理保险始于 1991 年,当时有 11 个公司提供 18 种产品。相较于美国商业长期护理保险市场,目前英国商业长期护理保险市场还不是很成熟,英国政府通过许多条款来鼓励保险公司在长期护理方面进行产品创新,也鼓励人们购买相关的产品。

三、英国长寿风险管理经验总结

(一)发展个人养老金计划和缴费确定型职业年金计划,减少政府养老责任

英国自 20 世纪 80 年代以来开始进行市场化的养老金改革政策,1986 年的社保法允许雇主设立缴费确定型养老计划,政府为了鼓励职业年金计划从国家体制中退出,给予其一定国民保险缴费折扣,同时

引入由保险公司和其他金融中介机构负责的个人养老金计划。这些改革措施都比较成功，促使当时一半以上的雇员退出国家基本养老金计划，加入职业养老金计划和个人养老金计划，从而使得英国政府承担的公共养老金支出大幅降低。从这个发展趋势分析，私人养老金计划的快速发展，可较好分散养老责任，减少政府的养老责任。

（二）积极发展精算技术，创新长寿风险证券化产品

英国是全球精算技术最为强大的国家之一，对于精算技术的研究与运用已经有了上百年的历史。各种养老金计划、年金产品、长期护理保险产品、住房反向抵押产品的设计、运行与管理都离不开强大的精算技术支持。目前，不仅英国保险公司拥有强大的精算技术和众多专业的精算人才，政府也设立了专门的精算部门，对政府提供的各种养老金计划进行精算评估。这些都为英国保险公司和企业通过资本市场转移长寿风险创造了良好的条件，目前已经出现了长寿互换、q 远期合约等长寿风险证券化衍生产品的交易。

（三）建立死亡率数据收集与处理的专门机构

全面、完整、准确、及时以及连续的人口死亡状况数据是成功预测人口死亡率、生存率和制定长寿风险指数、构建长寿风险证券化、发展长寿风险转移市场的先决条件。英国成立了专门的死亡率数据机构 CMIB 对死亡状况进行系统化管理，全面收集与整理分析死亡状况数据，并定期公布历史数据和年度或季度的预测数据、组织死亡率预测方法的研究并与保险公司、企业等社会其他主体共享死亡数据。

（四）制定税收等优惠政策，促进私人养老金发展

政府提供税收等优惠政策是促进私人养老金发展的重要促进因素。英国政府在设计职业年金从国家体制"协议退出"机制、引进个人养老金计划、推动中小企业年金计划、扶植个人养老储蓄账户等制度改革过程中，都提供相当高的税收优惠政策。例如，英国政府对私人养老金计划实行 EET 税收模式；资助建立更低成本的私人养老金计划统一管理平台——国家职业储蓄信托作为私人养老金计划统一的管理平台；鼓励保险公司在长寿风险证券化产品、长期护理保险等方面进行创新；鼓励个人购买商业养老保险。

（五）完善保险市场和资本市场，积极发展长寿转移市场

聚合长寿风险是一种系统性风险，无法进行风险分散，通过资本市场进行转移成为一种重要管理的方式。而这种方式需要完善的保险市场和资本市场，需要专业的机构进行参与。英国的保险市场和资本市场极为发达，已经形成多层次、高效率、全覆盖的市场体系，能够满足多元化的投资融资需求，因而英国成为了全球长寿风险转移市场中的领导者，自 2007 年以来所转移的养老金负债达到 1674 亿美元。

第四节　日本的长寿风险管理与养老保障体系分析

一、日本养老保障体系概述

（一）人口老龄化状况

日本是目前世界上人口老龄化程度最为严重的国家。2003 年，日本男性人口平均寿命就达到 78.36 岁，女性为 85.33 岁，其中 65 岁以上的老年人口占 19.24%。根据联合国《2012 年世界人口展望》，2013 年及以后日本人口总数将继续负增长，2013 年总人口是12714.4 万人，2100 年将降至 8447.1 万人。日本既是全世界人口最高寿的国家，也是人口老龄化速度最快的发达国家。1960～1990 年，日本的老龄人口所占比例增加了 6.4%，美国、德国、法国和英国分别只增加 3.3%、3.5%、2.4% 和 4.0%。虽然日本在 1970 年才进入老龄化国家，而欧美等发达国家普遍在第二次世界大战以前就达到老龄化国家标准，但是从 65 岁及以上人口占总人口比例从 7% 上升到14% 所需时间而言，日本比任何欧美发达国家都要迅速，仅仅用了 24年时间。随着日本社会经济的进一步发展，人口平均预期寿命的增加空间仍然可观。根据 2012 年联合国人口司的预测数据可知，日本人

口平均预期寿命在 2015～2020 年将达到 84.08 岁，2095～2100 年将进一步增加到 93.70 岁（见表 7－15）。

表 7－15　2010～2100 年日本人口平均预期寿命预测值　单位：岁

年份	2010～2015	2015～2020	2020～2025	2045～2050	2095～2100
日本人口平均预期寿命预测值	83.30	84.08	84.81	88.07	93.70

资料来源：联合国.世界人口展望：2012 年修订版 ［J］.2012.

日本是一个长寿的国家，老龄化的程度很深。如表 7－16 所示，根据 2012 年联合国人口司的预测数据可知，2050 年，日本 60 岁及以上人口比重将上升至 42.5%，其中 80 岁及以上的高龄人口占比为 15.1%；尽管到 2100 年 60 岁及以上人口比重将略微下降至 40.9%，但是 80 岁及以上的高龄人口占比将大幅提高到 18.5%。

表 7－16　2050 年和 2100 年日本人口年龄结构预测值

年份	2050				2100			
年龄区间（岁）	0～14	15～59	60+	80+	0～14	15～59	60+	80+
占比（%）	12.4	45.1	42.5	15.1	13.4	45.6	40.9	18.5

资料来源：联合国.世界人口展望：2012 年修订版 ［J］.2012.

（二）养老保障体系的基本内容

"二战"以后，日本借助经济的快速发展，逐步建立了覆盖全民的养老保障体系。1961 年日本正式实施《国民年金法》，标志着日本进入全民享有年金的时代。经过多年的长期建设与改善，日本已经形成了较为成熟的养老保障体系。目前，日本的养老保障体系主要由三大支柱构成：第一支柱的公共养老金制度、第二支柱的企业补充养老金制度和第三支柱的个人养老保险。公共养老金制度是日本养老保障体系的基石，也是最基本的养老保险制度，其不能充分满足的部分则由企业养老金和个人养老金来填补。日本公共养老金制度是强制参加，并由国民年金、厚生年金和共济年金三个部分组成。

1. 国民年金（基础养老金）

国民年金始于1959年11月开始实施的《国民年金法》，最早的国民年金对于年龄达到一定岁数的公民是免费的，由国家承担所有费用，从1961年开始变更为收费养老金。1985年，日本修订了《国民年金法》，对公共养老金制度全面改革；到了1986年4月，所有在职职工及其配偶也全部参加了国民年金。从此，国民年金发展成为面向日本全体国民的普惠制养老金制度，同时也是一种强制年金制度。

（1）覆盖范围。按照《国民年金法》，参与者具体包括四类：第一类为在日本居住，20~60岁的农民、个人经营者、学生、自由职业者等；第二类为厚生年金或共济年金的参加者；第三类为厚生年金或共济年金参加者的年龄在20~60岁的被抚养配偶；第四类为年龄在60~65岁（不含65岁）的在日本无固定住所的老人。

（2）筹资模式。国民年金的资金来源于政府补助和雇员年金缴费中转出的部分，政府补助部分约占国民年金开支的1/2。但是无收入的老人、单亲家庭、残疾者、5人以下小工业中的被雇佣者、年收入低于一定标准的特殊对象等无须缴纳费用，全部由国家财政负担，因此国民年金之于这些特殊对象为非缴费型的福利年金制度。另外，个体经营者或无业人员加入国民年金，自2009年起需每月按1.47万日元缴纳保险费。

（3）领取条件。国民年金的领取年龄无论男女均为65周岁。这个制度采取弹性退休制，参与者可提前领取（最低60周岁）或延迟领取（最高70周岁），但是年金额会相应减少（每月减少0.5%）或增加（每月增加0.7%）。它的最低缴费年限为25年，领取全额养老金需缴费40年。

（4）待遇水平和待遇调整。国民年金分为养老年金、残障年金、寡妇年金、母子年金和遗孤年金五类。2010年，全额养老金为79.21万日元，占平均工资的15.8%。国民年金根据物价水平进行调整。

2. 厚生年金

厚生年金以稳定在职职工及其家属的生活水平为目的，在其年老、残疾、死亡时支付其保险金，是一种强制年金制度。该制度始于1942年，最初称为"职工养老金保险"，1944年改称为"厚生年金"，与国民年金一起构成日本养老保障体系的主体，该制度的保险人为政府和厚生年金基金。

（1）覆盖范围。参与者包括雇用5人以上职工的行业的企事业单位及一人以上的合作制法人机构，但65岁以上的在职职工除外。强制加入的单位有：常年雇用5名以上就业人员，从事制造业、矿业、电业、煤气业、运输业、货物装卸业、物品销售业、金融保险业等行业的企事业单位；常年雇用人员的国家或法人企事业单位。

（2）筹资模式。厚生年金的资金源于雇主和雇员的缴费。在2009年，厚生年金参与者按薪金总额的15.35%缴纳保险费，雇主和雇员各承担一半，缴费基础明确规定为工资总额和全年的奖金收入。之后养老制度改革措施规定，从2017年起厚生年金缴费率统一为18.3%。

（3）领取条件。雇员年金制度的领取年龄为60周岁，将逐步提高到65周岁。

（4）待遇调整。厚生年金的养老金与净工资增长率挂钩，并在2004年建立了养老金收支平衡调整机制，将根据物价指数、工资增长率等对养老金进行动态调整。

3. 共济年金

共济年金是各具体行业或部门设立的带有互助会性质的保险制度。参加者是共济组合，共分为四类：国家公务员等共济组合、地方公务员等共济组合、私立学校教职员共济组合、农林渔业团体职员共济组合。共济年金的缴费由参与人缴费和政府缴费组成，各负责一半，总缴费率为15.2%，国家财政负担其管理费用。年龄达到65周岁并按规定缴费的参与者可领取养老金。厚生养老金和共济养老金也被称为雇员养老金。

4. 企业补充养老金

除了上述养老金以外，为了丰富养老金的选择，一些私有企业还设立了企业补充养老金。目前，企业养老金分为一次性退休金、雇员养老金基金（EPF）、税收合格养老金（TQPP）。

5. 个人养老保险

日本的第三支柱主要采用个人年金保险、团体年金保险的方式来开展，由个人和家庭自愿储蓄和购买年金保险产品，主要由人寿保险来进行商业化的运营管理。

（三）养老保障体系的改革历程

明治维新时期，日本政府对军人和官吏实施了"恩给"制度，由中央政府出资，为退役军人和政府官员支付老年生活费。日本最早以民间劳动者为对象实施的养老保险，是根据 1939 年《船员保险法》和 1942 年《劳动者年金保险法》建立的劳动者养老保险制度。1944年，劳动者养老保险改名为厚生养老保险，范围扩大到女性劳动者。

从第二次世界大战到 20 世纪 50 年代，日本经济处于混乱状态，通货膨胀导致养老金储蓄严重缩水，养老金给付水平低、覆盖面小、功能有限。到了 20 世纪 50 年代，日本经济开始恢复发展，1954 年日本政府颁布了《厚生年金法（新法）》，把过去报酬比例制的养老金改为定额加报酬比例制，并且把开始年龄从 55 岁提高到 60 岁，同时设定了比平均保险费还低的保险费率。此次改革奠定了日本现行厚生养老保险制度的基本体系。随着经济的进一步发展，产业转型、社会家庭观念改变、人口死亡率骤降、养老金覆盖的人口少、工作人员储蓄不稳定等因素，促使日本国会在 1959 年 4 月批准了《国民年金法案》，先后决定实施非累积制的福利养老金（1959 年 11 月）和累积制的国民养老金（1961 年 4 月），并于 1961 年颁布了《通算年金通则法案》，避免因工作调动导致的领取年限不满问题，从而使得"国民皆年金"制度真正得到确立。

20 世纪 80 年代，日本老龄化进程加快。国民养老金制度由于领取者大幅增加而发生了财政困难，各制度间也存在待遇差异与重复给付现象。为确保养老金制度长期稳定地发展，1985 年，日本政府引入了全民共通的基础年金保险，将国民年金确立为基础养老金，加入厚生年金和共济年金的人员不必重复加入国民年金，其基础养老金由国民年金发放，费用由各自加入的具体养老金制度承担，迈出了养老金一体化的重要一步。

为确保代际给付和负担的平衡，日本政府在 1994 年又进一步改革了养老金制度，具体措施为：①推迟享受养老保险的年龄；②改革在职养老金计算方式，鼓励老年人就业愿望；③引入纯收入浮动制，随现役劳动者实际工资变动而相应更改养老金受给者工资；④对奖金征收特别保险费；⑤规定 60～64 岁领取失业保险金者停止享用养老金。

　　日本众议院于 2000 年 3 月通过了《国民年金法》、《厚生年金保险法》等 7 部法案，标志着对养老金制度的重大改革。这一改革从开源和节流两个侧面着手，旨在减轻国家财政支付养老金的沉重负担。在开源角度，为增加保费收入，法律规定将按月工资收取养老保险费改为按年收入收取，增加了年末奖金占比较高的企业员工的缴费负担；设立青年学生十年期保险费追纳制度；规定一定所得收入水平以下的可以减半缴纳保险费；引入在职老年人缴费制度；通过提高消费税等措施，保证养老金财源。在节流角度，法律调整了一系列保险金的给付比例和方法，包括基本养老金待遇调整、厚生养老金给付削减；提高厚生养老金给付年龄；将养老金给付与 CPI 挂钩。

　　在 2001 年养老金改革之前，日本养老金性质为规定受益型养老金，即根据收入、工作年限预先规定未来的给付额，资金由劳资双方共同使用。然而，在进入 20 世纪 90 年代后，日本就业人员老龄化问题日趋严重，经济泡沫破裂导致资金回收困难，劳动力在企业间流动加大，导致传统养老金制度不能与此相适应。为此，2001 年 7 月，日本通过新法案，将其养老金性质由规定受益型养老金转变为规定缴费型养老金，规定所缴纳的保险费可以从应税所得中计扣，养老金享受额度由养老金基金的运作实绩决定。这一新制度类似于美国的 401（K）计划。增加规定缴费型养老金后，个人也可以在设定的范围内追加企业养老金保险费，作为未来养老金来源的补充。这一部分的保险费以职工个人名义建立账户，并进行资金运作，由运行实绩决定养老金享受额度，促使劳动者更为关心企业养老金的运行管理。养老金制度向规定缴费型的转变，极大地减轻了企业财务支付养老金的负担，促进了日本企业的发展。

2004 年《日本养老保险金改革相关法案》的通过，成为日本政府在减轻养老金财政负担道路上的又一重大改革。这一法案的重点在于逐步提高养老保险费，并逐年减少养老金保险支付额。具体而言，在养老金缴费层面，法案规定，个人负担的养老金保费将分阶段提高，厚生养老金费率将进行阶段性调整；在养老金给付层面，规定养老金给付水平占平均年收入比例下降，引进 70 岁以上老年人减少养老金等措施。

二、日本长寿风险管理状况分析

（一）长寿风险分析

1. 风险识别

长寿风险源于人口平均预期寿命的不确定性增加，因而政府实施的各种现收现付制的待遇确定型养老保险制度、社会救助制度等必然会受到长寿风险的直接影响。公共养老金在日本养老体系中占据主导地位，是政府强制性的养老计划。日本中央政府不仅负担国民年金全部的行政管理费用，还负担全部养老金支出的 1/2，此外还负责厚生养老金和共济养老金的全部行政管理费用。这种公共养老金计划都是现收现付制和收益确定型计划。因此，随着预期寿命的增加，日本政府需配置更多的资金来支付公共养老保险计划参与者的养老金。

日本企业所面临的长寿风险主要来自其所提供的待遇确定型补充养老保险计划。传统的补充养老保险计划多为待遇确定型计划，但是日本在 2001 年通过《企业养老金改革》的立法，正式引入缴费确定型计划和完全积累制，并于 2004 年正式实施。缴费确定型养老计划的长寿风险是由参与者个人承担。日本保险公司所面临的长寿风险则来自其所提供的个人和团体年金产品等。

2. 风险评估

日本的公共养老金是养老保障体系中的主体，根据 OECD 养老金的研究报告可知，日本在 2011 年的强制型公共养老金计划的替代率为 34.5%，表明日本政府将由此面临较大的聚合长寿风险。由于日本传统的企业补充养老计划为待遇确定型计划，因而这些企业也会面临较大的长寿风险，但由于日本引入缴费确定型的企业补充养老计划，那么未来企业的长寿风险将会减少，个人因此承担的个体长寿风险增加。而养老保障体系中第三支柱基本是保险公司的个人和团体年金产品，且这些产品是日本寿险市场的主要组成部分，那么日本保险公司面临的长寿风险也比较大。

（二）聚合长寿风险管理（政府的长寿风险应对策略）

（1）推迟退休年龄。日本政府数次调整退休年龄政策，并对男女的退休年龄做了不同的调整。20世纪80年代，日本政府将退休年龄从55周岁延长至60周岁；20世纪90年代，将女性退休年龄从58周岁推迟到60周岁，并提出"人人可以工作到65周岁"的口号；2000年，日本政府提出将退休年龄从60周岁提高至65周岁，即从2013年开始，每3年提高1岁，男性退休年龄的调整工作从2013年至2025年，而女性则是2018年至2030年。

（2）提高养老金缴费率。为了应对人口老龄化给养老金支付带来的压力，日本政府从2004年起提高"厚生养老金计划"的缴费率，自2004年10月起政府将缴费率每年提高0.354%，直至2017年达到职工工资的18.3%，并固定在这一水平。同时，政府决定将缴费基础从月工资改为年收入，日本一些企业职工的年末、年中奖金相当数月工资，那么以年收入作为缴费基础自然大幅度增加了养老金计划的缴费金额。这些改革措施还包括延长养老保险金的缴纳时间，将参与者年龄从25岁降低至20岁；并扩大在职养老金制度的缴纳对象，65～69岁的公司职员也是在职养老金的缴纳对象。同时，日本政府还设立了养老金补交制度，2000年之前因没有保费负担能力而申请减免缴费的学生需在就业后10年之内补齐。

（3）降低国家养老金的替代率。2000年3月，日本国会通过了《厚生年金保险法》、《国民年金法》等多部养老金改革的法案，其中一项重要的内容就是将报酬年金部分降低5%。日本在提高缴费率的同时也逐步降低厚生养老金的替代率，到2023年，厚生养老金从目前占职工平均实际收入的59.3%逐年降低至50.2%。

（4）加大财政补贴。日本政府加大对国民年金的财政资助力度。2007 年 4 月之前，政府对国民年金的资金补助比例为 1/3，而 2007 年 4 月之后提高到 1/2。

（三）个体长寿风险管理

（1）养老保险。日本是全球第二大寿险市场，个人年金保险产品和团体年金保险产品是商业人寿保险市场的主体。但是 2007～2011 年，个人年金和团体年金的保费规模一直在减少，其在寿险市场总保费规模的占比逐年下降，2011 年仅为 23%（见表 7－17）。

表 7－17　2007~2011 年日本寿险业务结构　单位：10 亿日元

年份	个人寿险	个人年金	团体寿险	团体年金	其他	总保费收入
2007	14947	6577	1195	4060	241	27023
2008	16634	6670	1128	3737	5893	34063
2009	17641	6640	1133	3727	4973	34116
2010	20447	4802	1115	3812	4275	34454
2011	22734	4679	1114	3925	3835	36289

资料来源：Life Insurance Business in Japan 2011－12，CLAMC.

如表 7－18 所示，在个人年金业务中，固定年金的比例相当高，2011 年达到 82.6%。

表 7－18　2007~2011 年日本个人年金业务结构　单位：%

年份	固定年金占比	变额年金占比
2007	83.7	16.3
2008	82.1	17.9
2009	81.2	18.8
2010	81.8	18.2
2011	82.6	17.4

资料来源：Life Insurance Business in Japan 2011－12，CLAMC.

（2）住房反向抵押。日本是世界上老龄化最严重的国家之一，自然较早地开展了"住房反向抵押"金融产品的研究和探索实践。如表7-19所示，日本的住房反向抵押产品主要分为政府参与型和民营机构参与型两类，市场上已经有多家市政和福利机构、银行提供此类产品。基于政府是贷款人还是中介人的角色，政府参与型住房反向抵押产品又可进一步分为政府直接融资方式住房反向抵押和政府间接融资方式住房反向抵押。民营机构参与型包括由传统银行、信托公司等金融机构经营的住房反向抵押产品和房地产公司经营的"城市规划再开发"、"住宅重建"项目。

表 7-19   日本不同类型"住房反向抵押"金融产品

产品特征	政府参与型	民营机构参与型
贷款机构	政府	三井信托银行
贷款对象	65 岁以上的本市居民	已在三井信托银行办理了遗嘱信托产品的 60~80 岁的单身或夫妇
房产要求	各种房产、地产均可	自有产权住宅
贷款上限	土地时价的 80% 或高层住宅价格的 50%	自有住宅或占用土地的评估价值的 50%
支付方式	一次性或分期支付	与年龄挂钩、一次性支付、年金支付、随时支付
贷款期限	到借款人去世或贷款额度达到上限	到借款人去世
贷款利率	5% 的固定利率	浮动利率，在基准利率基础上加 1.5%
还款方式	变卖房产还贷或继承人还贷赎房	变卖抵押房产还贷
贷款用途	无限制	不能用作周转资金或投机目的

资料来源：江生忠，薄滂沱. 商业养老保险及其产业链延伸国际比较研究 ［M］. 天津：南开大学出版社，2015：123.

（3）长期护理保险。日本是世界上老龄化进程最迅速的国家。1970 年，日本 65 岁及以上老年人占比为 7%；仅仅过了 24 年，到 1994 年，65 岁及以上老年人占比就达到 14%。在此背景下，老年护理问题成为日本政府一直以来关注的重点。日本是实行社会性长期护理保险制度的典型国家。20 世纪 60 年代开始逐步构建老年护理制度。长期护理保险实施可分为三个阶段：第一阶段，1997 年颁布《长期护理保险法》，并于 2000 年 4 月实施；第二阶段，2003 年 4 月修订类型 1 的保费、长期护理费用，2005 年 6 月修订《长期护理保险法》的部分内容；第三阶段，2008 年 5 月修订《长期护理保险法》及《福利法》中部分涉及老年人的内容，2011 年再次修订长期护理保险制度。日本的长期护理保险由基础行政组织作为运营主体，并全面负责制度的具体实施。日本的长期护理保险是强制制度，所有 40 岁以上的人，无论收入水平、健康状况等都必须投保长期护理保险，并缴纳一定的保费。其中，65 岁及以上的老年人被定义为第一类被保险人；40～64 岁的老年人被定义为第二类被保险人，并且只有患有特定疾病的人才能得到长期护理保险提供的护理服务。第一类被保险人依据其收入水平缴纳不同等级的保费，第二类被保险人的缴费水平根据所投保的医疗保险系统设定。这一制度资金的筹集 50% 来源于民众所缴纳的保险费；另外的 50% 则来源于中央政府和地方政府的财政支出。日本长期护理保险的保障范围主要包括预防性长期护理服务和社会长期护理保险服务两个方面。老年人要得到护理服务，需要经过严格而具体的审查和认定。并且，护理保险对老年人的具体服务内容、时间以及费用的限额都做出了详尽的规定。

三、日本长寿风险管理经验总结

（一）引入养老金制度收支平衡机制

为了应对人口老龄化、保持养老金收支平衡，日本政府在 2004 年引入养老金收支平衡调整机制，通过工资增长率、物价指数和浮动调整率对养老金支出进行动态调整。日本政府每 5 年结合人口、经济状况、就业等多种因素，对养老金的收支平衡进行精算测评，以确定是否启动养老金给付的平衡调整机制。如果预期养老金出现年度赤字或支付缺口，则启动养老金的调整机制，否则取消调整机制。

（二）推行长期护理保险制度

20 世纪 90 年代以来，日本社会人口老龄化和少子化的现象极为明显。2000 年，日本政府为了有效解决老年人的生活和医疗问题设立了强制性的社会长期护理保险制度，成为社会养老保障体系中的重要组成部分。

第五节　智利的长寿风险管理与养老保障体系分析

一、智利养老保障体系概述

（一）人口老龄化状况

智利是拉美地区人口老龄化程度较为严重的国家。智利自 20 世纪 60 年代开始呈现人口老龄化加快趋势，养老保险缴费人员与养老金领取人员之比大幅下降：1960 年为 10.8∶1，1970 年为 4.4∶1，到 1980 年则仅为 2.2∶1。随着智利社会经济的发展，人口平均预期寿命的增加空间仍然可观。根据 2012 年联合国人口司的预测数据可知，智利人口平均预期寿命在 2015～2020 年将达到 81 岁，2095～2100 年将进一步增加到 91.6 岁（见表 7-20）。

表 7-20　2010～2100 年智利人口平均预期寿命预测值　　单位：岁

年份	2010~2015	2015~2020	2020~2025	2045~2050	2095~2100
智利人口平均预期寿命预测值	79.8	81.0	82.0	85.7	91.6

资料来源：联合国．世界人口展望：2012 年修订版［J］．2012.

如表 7-21 所示，根据 2012 年联合国人口司的预测数据可知，

2050 年，智利 60 岁及以上人口比重将上升至 31.3%，其中 80 岁及以上的高龄人口占比为 9.3%；这两项指标在 2100 年将分别达到 38.7% 和 16.2%。

表 7 - 21　2050 年和 2100 年智利人口年龄结构预测值

年份	2050				2100			
年龄区间（岁）	0 ~ 14	15 ~ 59	60 +	80 +	0 ~ 14	15 ~ 59	60 +	80 +
占比（%）	15.4	53.4	31.3	9.3	14.2	47.1	38.7	16.2

资料来源：联合国. 世界人口展望：2012 年修订版 [J]．2012.

（二）养老保障体系的基本内容

智利是一个富于创新的国家，也是目前 OECD 中唯一的拉美国家。智利在 1924 年就建立了社会保障体系，是拉美国家中第一个建立社会保障体系的国家。1980 年它推行了社会保障改革，建立了个人基金制。由于智利的养老保障体系改革具有彻底性，其 1980 年以前的养老保障体系与 1980 年改革后的养老保障体系存在明显差异。

1924 年建立的社会保障体系以现收现付制为基础，它广泛地覆盖了养老金、抚恤金、疾病补助和健康津贴。当时的社会保障体系没有覆盖全国，而是根据职业的类型划分为 3 个大的系统，包括蓝领工人、领薪金的雇员和公共部门的职员，又根据职业的具体类别分为约 50 个更小的子系统。各个系统内的职工群体的受益水平有很大的差异，对那些具有政治经济实力的群体过于慷慨。随着时间的推移，各系统间的不一致等其他弊端也越来越严重。1980 年以前，智利有 32 个独立的社会保障机构，各个机构受不同的法律规定制约。有 95% 的缴款份额集中于其中的三家机构：S. S. S.（65%）、EMPART（18%）和 CANAEMPU（12%）。在这 32 家社会保障机构中，共有上百种不同的社会保障制度安排，其中一些安排使某些群体享有特权，如"与薪金挂钩的养老金制"，它规定在职人员的养老金与其薪金同步调整，而且根据就业年限可提前退休，允许退休的起始年龄为 42 岁。

经过 1980 年的彻底改革以及之后的长期建设与发展，目前智利的养老保障体系主要由三部分组成：第一支柱为具有再分配功能的社会共济养老金计划；第二支柱为强制性私营养老金计划，实行个人账户制；第三支柱为个人自愿储蓄。其中，个人账户于 1981 年引入，采用的是缴费确定型；社会共济养老金计划是在 2008 年的养老金改革中所修改确立的。

1. 社会共济养老金计划

社会共济养老金计划实行现收现付制，资金完全由政府财政承担，包括两个主要养老金计划。一是最低养老金年计划，覆盖那些私营养老金积累额低于国家规定的最低养老金的人群。最低养老金包括退休养老金、残疾养老金和遗属养老金。领取养老金的法定年龄为女性 60 岁、男性 65 岁。除私营养老金积累额低于最低养老金标准外，领取最低养老金还需要满足其他条件，如缴费至少 20 年。最低养老金金额由法律规定，从中央预算资金中支出。二是建立在收入调查基础上的福利养老金计划，覆盖残疾人和年龄超过 65 岁的老人且收入低于最低养老金 50% 的人群。2012 年，智利基本养老金的额度相当于 139 美元。

2. 强制性的个人养老金计划

强制性的个人养老金计划是智利养老保障体系中的第二支柱，也是养老保障体系的主体，实行完全基金积累制，资金全部来源于雇员的个人缴费。这个个人养老金计划为缴费确定型计划，并实现市场化的运作，由养老金基金管理公司负责其运营管理。

（1）覆盖范围。强制性私营养老金计划覆盖 1983 年 1 月 1 日之后进入劳动力市场的私人和公共部门雇员，以及退出旧养老金体系的人员，并且为强制参加。但个体经营者、失业者、在非正规部门工作或那些由旧制度保障的人员不要求强制参加。

（2）资金筹集。按照法律规定，每个职工每月缴纳本人纳税月工资的 10%，存入所建立的个人资本积累账户，逐月积累。缴费以及个人账户资金余额的投资收入都是免税的。养老金领取则作为收入征税。从旧体系转移到强制性私营养老金计划的职工将收到认可券，来代表该雇员在旧体系下累计缴费应得的权益的价值。认可券的支付资金来源于政府财政预算。

（3）领取条件。领取养老金的法定年龄为女性 60 岁、男性 65 岁。但是，如果参保人个人账户中积累的资金余额超过最低养老金的 150%，同时超过其过去 10 年平均应税所得额的 70%，剩余部分可在工作期间自由支取。

（4）领取方式。当参保人员到养老金领取年龄时，他们可以选择以下三种养老金的领取方式。

第一，定期提取方式。参保人员退休后，个人养老保险基金账户中的资金由个人进行支配，个人养老基金账户中的资金按期发放，并随着物价变动而进行调整。这种养老金领取方式的优点是个人对基金账户上的资金有完全的所有权，但是参保人员必须自己承担长寿风险以及退休后还要承担养老保险基金的投资风险。

第二，生命年金方式。参保人员与专门的人寿保险公司签订合同，人寿保险公司每月发放固定金额的养老金，一直到参保人员死亡为止。这种方式是将参保人员账户上积累的资金转移到人寿保险公司，由人寿保险公司承担参保人员的长寿风险和投资风险，不过参保人员也失去了对个人养老保险基金账户上资金的所有权。

第三，延期的生命年金方式。参保人员与保险公司签订合同，到退休后的某个时间才开始进行生命年金方式的支付，在此之前，参保人员按月提取养老金，并承担养老基金投资风险，到期后再转入人寿保险公司，人寿保险公司以生命年金的方式向计划成员发放。

3. 个人自愿储蓄

第三支柱为享受税收优惠政策的个人自愿储蓄。根据规定，职工可以在法定的 10% 份额之上进行自愿增缴，建立自愿储蓄账户，以获得更多的退休金或者实现提前退休。与所缴纳的强制性私营养老保险金一样，职工缴纳的自愿性私营养老保险费也可以享受免税优惠，因此这部分缴费有上限约束，上限定期调整，目前的缴费上限为每年 2.7 万美元。职工可在其退休时，将全部或部分资金转入其强制性私营养老金计划的个人资本账户中，还可以在其工作期间随时领取（每年限 4 次）而不用等到退休时。但退休前领取需要征收特别税，并被视为当年的收入。

（三）养老保障体系的改革历程

1980 年以前的制度被称为智利旧养老保障制度，是一种起源于德国，推广于欧洲的保险模式，在智利逐步发展成为比较典型的现收现付养老保险体制。其基本内容如下：以现收现付制为筹资方式，由国家、企业、职工三方共同缴纳费用，即期缴费、即期支付，不足部分由国家负担，养老金不进行积累，实行代际之间的再分配。政府设立专门的社会保险账户，对养老金统一征收、统一发放、统一管理，但是不同机构之间的员工实行差别待遇。政府通过多个养老经办机构进行管理，并且根据这些工作类别的不同，强制要求个人加入一个机构。职工在退休后由政府提供一定数量的养老保险金，不足部分由政府财政收入予以补贴。

1973～1990 年，智利进入了军人统治的阶段。皮诺切特在经济上全盘接受美国输出的新自由主义经济模式。养老金改革是这一系列自由化新政的重要组成部分。1980 年开始，当时执政的军政府颁布了《第 3500 号法令》，对养老和医疗保险制度进行了彻底的改革，最大的特点就是改变了智利养老保险原有的现收现付制度，建立了完全积累制的个人账户制度。1981 年 5 月新制度正式实施，改革是以个人缴费为基础，实行完全积累的个人账户制，保险费完全由个人缴纳，雇主不需要承担供款义务，并建立了私人养老基金管理公司对基金进行管理，基金的营运引入竞争机制，对养老保险进行完全私有化的管理。这些基金公司可以使用这些资金进行各种投资，包括生产性投资、股票、债券等金融投资。另外，政府还成立了一个养老基金公司监督局对养老金管理公司进行监管，制定了严格的法律政策对这些管理公司的投资项目进行评估，基金管理公司不可以投资法律规定以外的金融项目。

2006 年，米歇尔·巴切莱特领导的社会民主党赢得了大选，养老金改革再度成为新政的重头戏。巴切莱特政府出台"团结养老金计划"，逐步取代之前的最低养老金政策。该计划于 2008 年正式实施，政策规定，对于在智利居住至少 20 年（必须包括退休前 5 年中的 4

年），同时家庭收入属于后60%范围内的智利居民（不是公民）在退休时都可以获得一份按月发放的基础养老金。这意味着"团结养老金计划"几乎覆盖了所有国民，低收入群体的老年人收入有了切实的保障。2012年，智利基础养老金的额度相当于139美元。

二、智利长寿风险管理状况分析

（一）长寿风险分析

在1980年改革前，智利旧的养老金制度采用现收现付模式，依靠缴费和其他财政补贴支付，基本没有对养老金做保值增值的投资管理，导致养老缴费负担高企，养老金支付压力巨大。随着人口老龄化的发展，这时候的智利政府因此面临严重的长寿风险。

1980年改革之后，新的养老保障体系主体是第二支柱的强制性个人养老金计划。由于这种计划是完全基金积累制的缴费确定型计划，致使目前个人面临严重的长寿风险。换言之，智利政府1980年的养老保障体系改革将政府面临的长寿风险通过建立个人养老金计划转移给了个人。与此同时，养老保障体系的第一支柱仍是政府全额财政支持的养老金计划，随着人口预期寿命的非预期增加，智利政府需配置更多的资金促使这个养老金计划正常运行。因此智利政府还会面临长寿风险。保险公司面临的长寿风险则来自年金产品，在智利保险市场中，寿险业尤其年金保险极为发达，保险公司将因此面临较大的长寿风险。

（二）聚合长寿风险管理

1. 政府应对策略

（1）加大财政补贴。智利政府为了防备人口老龄化和经济风险给养老金体系带来的未来支付缺口，在2006年建立了一个主权基金——智利养老金储备基金。这个主权基金的最初注资为6.04亿美元。此后，智利政府每年以GDP的0.2%~0.5%不等的水平向该基金持续融资。截至2013年7月，政府注资加上投资收益使得养老金储备基金的总规模超过70亿美元。相对于智利1700万左右的人口，这个用于国民养老的战略储备专项基金并不小。

（2）建立完全积累制的缴费确定型个人账户。智利旧的养老金制度采用现收现付制，随着人口老龄化的发展，智利政府面临巨大的长寿风险。通过1980年的改革，政府建立完全积累制的缴费确定型个人账户，将政府面临的长寿风险转移给个人。

2. 个体长寿风险管理

（1）提高投资收益率。智利的养老基金管理实现市场化运作。专门的私营养老基金管理公司将养老金作为资本投入运营，使之不断增值。智利的养老基金管理公司有多家，且个人可以自主选择养老基金管理公司管理个人账户中的资金。这种竞争压力迫使基金公司有效地管理基金，各基金公司之间在管理有序、服务周到、投资效益好、收费低等方面展开竞争，吸引顾客。在这种市场环境下，个人可以选择合适的养老基金管理公司管理个人账户中的养老金，从而提高个人账户中养老金的投资收益率。

（2）年金保险。智利是拉美保险业发达的国家之一。智利保险市场是一个高度发达、竞争和开放的市场，尤其是在寿险领域现有众多的保险经营主体，其中外资保险机构占有超过半数的市场份额。根据经济合作与发展组织的数据可知，2013年智利的年金保险保费收入达34.93亿元，占全部寿险业务保费收入的45%左右。

三、智利长寿风险管理经验总结

（一）设立缴费确定型养老保险计划的年金领取方式

个体长寿风险可以通过保险方式从个人转移至保险公司。在缴费确定型养老金计划中，个人都设立了独立的个人账户，其长寿所致的额外支出需个人独自承担，致使长寿的参与者失去生活保障，有可能最后寻求养老保险计划发起人的帮助。智利政府在缴费确定型养老金计划中设立了年金领取方式，个人可以利用个人账户中的资金购买年金来对冲长寿风险，将长寿风险转移至保险公司，从而降低个人所面临的长寿风险，提高养老保障体系中缴费确定型养老保险计划参与者管理个体长寿风险的效果。

（二）引入市场化运作模式，提高养老资产的投资收益率

智利新制度下的第二支柱引入专业养老基金管理公司，鼓励市场竞争，对养老金个人账户进行专业管理和投资，通过投资股票、债券等多种类型的金融产品提高养老金的投资回报。养老保险基金管理公司是从事养老保险基金投资、运营、管理和发放的私营公司。个人账户的所有者可以选择自主养老保险基金管理公司来管理自己个人账户中的资金，在不满意时也可以更换养老保险基金管理公司。养老保险基金管理公司将参保人账户中的资金汇集起来进行投资运作，以实现资金保值增值的目标。养老保险基金管理公司投资养老基金资产获得的投资收益率越高，就会有越多的人愿意将自己的养老保险账户交给该公司管理；养老保险基金管理公司运营的养老保险金越多，该公司就可以获得越多的管理费，从而使个人账户所有者与养老保险基金管理公司达到双赢。

（三）确立强制性的长期储蓄机制，建立个人账户

现收现付的养老金计划通常过分强调社会责任，容易使参与人形成依赖性，削弱个人自我储蓄防老的责任感。采用资金积累的个人账户制能够使个人建立对自己未来负责的观念，使长期储蓄成为制度。智利实行完全资本积累个人账户制的成功经验表明这种制度具有较大的可行性。智利养老保险最大的特点就是它的私有制，由于投保者可以自由选择他们的基金公司，也就意味着回报直接与自己的选择挂钩，再加上养老保险费用全由自己缴纳，所以强调了个人责任，政府在该制度中只需扮演最后责任人的角色，当个人养老金积累不足时予以补贴。此外，将资金交给私营公司运营，利用资本市场进行有偿运营，管理公司在价格、服务和投资业绩等方面进行竞争，有助于获得较高的回报率。从而，智利养老保险成为了社会保障私有化的一种成功典范。

第八章 长寿风险管理存在的问题、挑战以及政策建议

第一节 中国长寿风险管理存在的问题及挑战

一、中国长寿风险及其管理的发展现状与趋势

(一) 中国长寿风险及其管理的发展现状总结

从长寿风险识别与评估视角分析，我国政府面临的长寿风险主要源自城镇职工基本养老保险制度中的个人账户、城乡居民基本养老保险制度、机关事业单位养老保险制度以及作为长寿风险最后承担者的社会救助制度等多个方面。在"代表性个人"的重要假设前提下，通过实证分析可知，城镇职工基本养老保险制度和城乡居民基本养老保险制度中的个人账户所积累资金大约都仅够支付至75岁，假设人口平均预期寿命为80岁，城镇职工基本养老保险制度中代表性个人的个人账户长寿风险缺口可达323933.9元；而城乡居民基本养老保险制度中代表性个人的个人账户长寿风险缺口分别为6173.36元（年缴费额为100元时）和26592.92元（年缴费额为500元时）。此外，人口平均预期寿命每增加1岁，城乡居民基本养老保险制度中代表性个人的基础养老金部分长寿风险缺口也会增加一年的基础养老金给付金

额。我国企业由于实行的是完全积累制的缴费确定型年金计划，长寿风险将由参加年金计划的个人全部承担，企业并没有面临长寿风险。我国保险公司面临的长寿风险主要源自养老年金保险、长期护理保险等保险产品，尽管长寿风险会对这些保险产品产生重要影响，额外增加其10%～20%的经营成本，但是由于保险公司这部分产品所占市场份额有限且本身价格定价偏高导致保险公司并没有承担过多的长寿风险。我国居民个人中，农村居民个人较之城镇居民个人更易受到长寿风险的影响，且随着人口平均预期寿命的增加，无论是农村居民还是城镇居民所面临的长寿风险都将愈加严重。总而言之，从目前风险主体承担的长寿风险状况分析，我国政府和个人面临较为严重的长寿风险，保险公司面临的长寿风险较小，企业则没有。从长寿风险的应对角度分析，由于未充分认识长寿风险及其他因素的综合影响，各风险主体的风险管理方式基本以风险自留方式为主，并没有实现有效管理长寿风险的目的。

（二）中国未来长寿风险及其管理的发展趋势

长寿风险是一种长期积累形成的风险，目前我国政府和个人面临的长寿风险已然较为严重。2006 年发布的《中国人口老龄化发展趋势预测研究报告》指出，21 世纪的中国将是一个不可逆转的老龄化社会，并将中国人口老龄化发展趋势划分为三个阶段：从 2001 年到 2020 年是第一阶段，快速老龄化阶段；从 2021 年到 2050 年是第二阶段，加速老龄化阶段；从 2051 年到 2100 年是第三阶段，稳定的重度老龄化阶段。早在 1999 年，我国 60 岁及以上老年人口比例就超过10%，提前进入老龄化社会，目前也是世界老年人口最多的国家，约占全球老年人口总量的五分之一。2013 年 60 岁及以上老年人口比例为 13.9%，预计 2050 年将快速增加到 32.8%，2100 年将达到34.3%。高龄老年人口增长快速，2013 年 80 岁及以上老年人口仅为2260 万，2050 年可增加到 9040 万，2100 年将达到 1.2 亿。① 因此，随着长寿风险的进一步累积，未来我国长寿风险将会越来越严重。

---

① 联合国. 世界人口展望：2012 年修订版 [J] . 2012.

随着未来长寿风险越来越严重，不管是政府、保险公司、企业还是个人都需要综合运用多种风险管理方式管理长寿风险，其中资本市场转移方式、保险方式将是未来管理长寿风险的主要方式。英国、美国以及其他人口老龄化较为严重的发达国家和地区已开始探索并建立长寿风险转移市场，通过长寿风险证券化技术将政府、保险公司、企业面临的聚合长寿风险逐渐转移至资本市场。由于我国人口规模大且人口平均预期寿命增加较快，所面临的长寿风险比欧美国家更为严重，仅通过现有的风险管理方式无法有效管理长寿风险，因此资本市场转移方式也将是未来我国管理长寿风险的主要方式之一。

二、中国长寿风险管理存在的主要问题

（一）未充分认识长寿风险，风险主体的长寿风险管理意识较低

长寿是人们共同的追求之一，也是政府衡量社会经济发展水平、生活水平提高程度的重要指标之一。但是，人们在追求长寿并享受长寿带来的益处时常常忽略了长寿所带来的风险，即长寿风险。不管是政府、保险公司、企业还是个人在现阶段都未充分认识长寿风险的内涵，了解长寿风险所带来的严重影响。随着人口预期寿命的延长、人口老龄化程度的加深及社会抚养比的下降，城镇职工基本养老保险制度中个人账户面临的长寿风险加剧，长寿风险的资金缺口扩大。截至2011 年底，如果剔除财政补贴，全国城镇职工基本养老保险收不抵支的省份有 14 个，收支缺口达 767 亿元；个人账户记账金额约 24859亿元，但个人账户实有资金为 2703 亿元，空账金额高达 22156 亿元。① 尽管政府有关部门就所面临的人口老龄化问题提出了诸如延长退休年龄、做实个人账户、增加财政拨款、划拨国有资产增加全国社会保障基金、发行社会保障特定国债等建议，但这些措施能否有效管理长寿风险却无法确定。我国商业养老保险的规模在国家政策的引导下继续保持稳定增长，但市场份额较小且本身产品定价过高致使保险

---

① 郑秉文．中国养老金发展报告 2012 ［M］．北京：经济管理出版社，2012.

公司也未充分认识长寿风险并采取合适的风险管理方式。与此同时，对长寿风险认识的缺乏和"养儿防老"传统思想的存在致使我国居民个人也无良好的长寿风险管理意识。

（二）目前金融市场还不发达，管理长寿风险的方式较为单一

长寿风险管理涉及的主体和影响因素较多、范围较广且相互影响，是一个全过程、综合性的管理，这就要求所运用的风险管理方式多样化，单一的风险管理方式并不会达到有效管理长寿风险的目的。纵观我国政府、保险公司以及个人应对长寿风险的现状，由于未充分认识长寿风险，各主体仍然多运用风险自留方式进行管理，即各主体主动或被动地承担了长寿风险，并没有对所面临的长寿风险进行有效控制或转移。风险自留方式在长寿风险较小的初级阶段具有一定效用，但这种方式只能作为一种最为基本的风险管理方式，且存在风险效率较低、风险管理成本较高的问题。因此，对于长寿风险这种影响因素众多、存在较大不确定性的风险，仅运用单一的风险管理方式，难以实现对长寿风险的有效管理。

风险转移方式的运用需要相对发达的金融市场，包括保险市场、资本市场、债券市场等。中国金融市场是伴随经济体制改革逐步建立与完善的，具有起步晚、建设时间短等特点，限于建立初期特定的国情和内外部环境状况，尽管现今取得了较大成就，但仍存在金融市场结构不平衡、金融投资产品特别是长期金融产品极其匮乏、潜在系统性风险较大等主要问题。中国债券市场的占比率较低，资本市场的容量仍然不够，金融投资工具并不丰富，投资渠道和选择也相对稀少。不完善的金融市场使得利用资本市场转移方式管理长寿风险的理论研究和实践都还处于探索阶段，也在一定程度上迫使政府、保险公司和个人只能运用风险自留方式管理长寿风险。

（三）死亡率数据缺乏，死亡率及其趋势难以合理估测

我国死亡率数据极其缺乏。目前有关人口专业数据的年鉴仅一部，2006 年以前称之为《中国人口统计年鉴》，2007 年后变更为《中国人口和就业统计年鉴》；除此之外，《中国卫生年鉴》、《中国性别统计资料（1990 - 1995）》以及《中国统计年鉴》也包含部分死亡率数

据。自 1949 年新中国成立以来，我国仅在 1953 年、1964 年、1982 年、1990 年、2000 年、2010 年进行了六次全国范围内的人口普查，1990 年后的三次人口普查分别统计了全国城市分年龄、性别的死亡人口状况，全国镇分年龄、性别的死亡人口状况，以及全国农村分年龄、性别的死亡人口状况。除历次人口普查的死亡率数据包含 0 ~ 105 岁，平常年份的死亡率数据仅包含 0 ~ 90 岁。此外我国的统计口径、标准和方法也会时常发生变化，致使所公布的人口死亡率数据并不连续且可靠性不够，如缺失 1991 年、1993 年等多个年份的死亡率数据。尽管我国保险业很早就已存在，但中间停顿过一段时间，直至 1980 年才恢复，因此保险业的死亡率数据既不够丰富也不全面。我国保险业直至 1995 年才编制第一张真正意义上反映我国被保险人群死亡率的经验生命表《中国人寿保险业经验生命表（1990 – 1993）》；并过了十年后即 2005 年才编制第二张保险业生命表《中国人寿保险业经验生命表（2000 – 2003）》。较为精确的死亡率预测必须建立在全面、可靠且连续的死亡率数据基础上，我国目前死亡率数据的严重缺乏将导致政府、保险公司甚至个人难以合理估测死亡率发展趋势，进而影响长寿风险的管理效果。

三、中国长寿风险管理面临的挑战

（一）长寿风险分担机制的建立

长寿风险管理是一个系统工程，需要政府、保险公司、企业、个人多方合作才能达到有效管理的目的，单靠某一主体，不管是政府、企业保险公司还是个人都无法解决这个问题。虽然在长寿风险管理问题上，政府有着不可推卸的责任，但不可能承担全部长寿风险责任，因此如何更好地在政府、保险公司、企业和个人之间分配长寿风险是解决问题的关键。目前，我国政府和个人的长寿风险责任过大，保险公司承担的长寿风险责任较小，企业甚至没有直接承担长寿风险责任。因此，建立政府、保险公司、企业、个人四方合理的长寿风险分担机制，以实现对长寿风险的有效预防、分担、控制和转移将是未来长寿风险管理的重要挑战。

（二）个人账户的做实与养老保险制度转轨成本的处理

西方经济学理论分析表明，个人账户实行完全积累制具有减缓人口老龄化冲击影响的功能，但是这种功能的发挥必须具备一定的前提条件：一是投资收益率需高于萨缪尔森所提出的生物回报率①，二是具有一定发展程度的资本市场。除此之外，个人账户实行完全积累制不仅能够强化个人积累，也能提高民众的储蓄率。政府短视的情况在世界各国普遍存在，我国自然也不例外。同时，我国是社会主义国家，"国家利益大于一切"的思想一直存在，一些地方政府可以随意安排甚至支配个人账户的资金，导致个人账户大部分只是实行名义上的分账管理。但是个人账户既然是一种完全的个人积累，个人需承担完全责任，那么个人账户资金首先就必须与政府可支配的资源划清界限，政府不可挪用这部分资金以作他用。换言之，即使政府存在支付基础养老金的困难，个人账户的资金也应正常发放和使用。更为重要的是，个人账户的长寿风险若要得到有效管理，就必须首先做实个人账户。只有做实个人账户，政府才能运用风险控制方法或风险转移方法将长寿风险转移给市场或个人。

个人账户是我国社会基本养老保险制度的重要组成部分，并在制度设计之初明确规定实行完全积累制并且进行实账积累。但是由于我国实行统账结合的制度，随着人口老龄化进程的加快和转轨成本无法在短时期内得到有效处理，致使本应分账管理的个人账户资金常被政府挪用以支付当前社会统筹的基础养老金发放。如表 8 - 1 所示，截至 2012 年底，城镇职工基本养老制度中个人账户的累计记账额为 29543 亿元，空账额却达到 26044 亿元，累计记账额中空账额比例达到 88%。尽管政府每年投入大量财政资金做实个人账户，使得空账额的增长速度低于做实账户的资产增长速度，但其绝对规模却逐年扩

---

① 生物回报率，在养老保险的财务制度中是工资增长率和劳动力增长率的综合。萨缪尔森假设一种经济在没有资本存量的前提下，如果生物回报率大于利率，现收现付制在长期运作中仍然是有成本优势和较高收益率的。但是在现实经济中，资本存量是存在的，而且从长期来看，资本的边际产出大于工资增长总额的增长率。

大，已然成为天文数字。加之长寿风险对个人账户造成的直接影响巨大，若无有效措施实施，个人账户的空账额数目将更加庞大。因此，做实个人账户、尽快处理好养老保险制度的转轨成本是目前政府管理长寿风险中的重要挑战之一。

表 8 - 1 2007～2012 年全国城镇职工基本养老保险个人账户资产

年份	个人账户累计记账		基金做实累计结余		累计空账情况	
	记账额 （亿元）	增长 率（%）	做实额 （亿元）	增长 率（%）	空账额 （亿元）	增长 率（%）
2006	9994	—	—	—	—	—
2007	11743	17.50	786	—	10957	—
2008	13837	17.83	1100	39.95	12737	16.25
2009	16557	19.66	1569	42.64	14988	17.67
2010	19596	18.35	2039	29.96	17557	17.14
2011	24859	26.86	2703	32.56	22156	26.19
2012	29543	18.84	3499	29.45	26044	17.55

资料来源：郑秉文．中国养老金发展报告 2012 ［M］．北京：经济管理出版社，2012；中国养老金发展报告 2013 ［M］．北京：经济管理出版社，2013.

（三）资本市场的完善

聚合长寿风险是一种系统性风险，无法通过风险分散降低或消除，但可以通过风险转移手段进行转移，而进行风险转移最为关键的前提因素是存在发达的资本市场，使资金能够达到长期保值增值的目的。通过发达的资本市场政府、保险公司等聚合长寿风险主体才能够将长寿风险进行有效转移。英国、美国能够较好应对长寿风险的重要前提就是这两个国家的资本市场均极为发达。

我国资本市场是在 1978 年改革开放以后才逐步建立与完善的，经过三十多年的发展，已经成为我国市场经济的重要组成部分，乃至世界上重要的资本市场。截至 2012 年 8 月末，我国是世界第四大股票市场、第三大债券市场和连续两年商品期货市场成交量居第一位的市场。"十一五"期间，我国资本市场累计融资约 2.5 万亿元，约占资本市场建立 20 年来融资总额的一半，股市市值在全球排名从"十一五"之前的世界第 13 位跃升至第 3 位。① 基于我国改革开放后较高的经济平均增长速度和资本相对稀缺的背景，中国资本市场的回报水平也应较高。但是中国资本市场制度建设的不足却严重限制了资本回报向投资人的流动，包括信息披露制度不健全、资本市场监管不足、退市制度执行度低、法律制度不健全等。与此同时在不完善的制度背景下，资本逐利的执着和冒险、信息不对称导致的欺诈以及我国股票投资者的投机心态等多种因素的综合影响，使得我国的资本市场类似"圈钱"市场，而不是"回报"市场，长期投资者的利益无法得到有效保障。"根据有关统计数据计算可知，如果每年定投上证指数，自1991 年到 2011 年的 20 年间，平均年回报率为 5.22%，而在 2001 ~2011 年的平均回报仅为 1.95%，分别低于同期 6.405% 和 7.155% 的全球债券指数回报。"② 因此，如何完善资本市场是长寿风险得以有效管理的重要前提，也是目前我国管理长寿风险所面临的重要挑战。

第二节　国外长寿风险管理的
政策经验

　　长寿风险是人口老龄化社会中极其重要的风险之一，预期寿命的增加是引致长寿风险和人口老龄化的共同关键因素，但人口老龄化的形成在预期寿命增加的同时还需伴随着人口生育率的下降，从而针对人口老龄化的政策建议也可用于管理长寿风险，针对长寿风险的政策建议同样可以在一定程度上应对人口老龄化带来的挑战。政府、企业、保险公司以及个人是管理长寿风险和应对人口老龄化所带来的挑战中不可或缺且相互作用的社会主体，因此为了达到整体的管理效果，需从不同的主体角度分别提出适宜的政策建议。他山之石，可以

---

① 资料来源：国研网统计数据。
② 孙昊，于勇. 中国资本市场的高回报在哪里？［J］. 上海证券报，2012 – 07 – 20.

攻玉。国外长寿风险管理的政策经验可给我国长寿风险管理带来诸多启示。

一、针对政府的政策经验

从公共政策的角度分析，人口老龄化是一个可长期预测的趋势，因此能够事先预防其不良后果。然而，政府不能也不应该认为其必须承担社会养老保障体系所有的资金缺口，而应该提出建设性的解决方案，如一个长期规划和一个稳定的财政救助框架。因此，政府可以在考虑不同国情的前提下采纳以下政策建议。

（一）提高退休年龄

显而易见，人口结构变化对社会保障体系的约束性越来越明显，其最终结果大部分体现在个人和社会对于退休年龄的选择上。为了维持公共养老金计划的可持续性，如何平衡退休年龄和预期寿命显得尤为重要。在发达国家和地区，由于老年人口具有良好的身体素质和文化素质，实行提高退休年龄的政策有着较大的可行性。但是，目前退休年龄与预期寿命增加趋势之间的不匹配严重影响着代际关系，如何解决这一问题已刻不容缓。从经济学的视角分析，提高法定退休年龄至少有以下两点优势：一是公共财政的压力有所缓解；二是税收收入和社会保障缴款有所增加。

（二）降低养老金待遇水平

大多数国家的养老金是基于收入建立的，其养老金水平取决于人们的已工作年限和过去的收入水平，并根据相关通货膨胀率予以调整。人们退休之后，养老金也会周期性随着生活成本的提高而相应增加。因而，改变这些关键要素的一点或几点都能达到降低养老金待遇水平的目的。意大利的长寿风险管理政策不仅提高了退休年龄，而且增加了缴费的最低年限；在降低高收入者退休金待遇水平的同时避免带给低收入者额外的缴费负担。

（三）提高养老金缴费水平和缴费税率

按照传统养老金的设计机制，上升的养老金待遇水平会被上升的养老金缴费率所覆盖，两者大致同步。但是随着养老金缴费税率达到经济发展所能承受的最大值，这种增收节支措施越来越无法维持。

（四）取消提前退休的激励措施

在过去的数十年间，不少政府为了达到改善年轻人就业前景的主要目的，实施鼓励人们在法定退休年龄前退休的激励措施。但是在有关实证中，由于有效的劳动人口数量并不是固定不变的，因而通过鼓励提前退休来改善年轻人就业前景的结论被证明是错误的。总之，在很多地方实际的退休年龄明显低于官方的法定退休年龄。越来越多的政府意识到鼓励提前退休的措施之于预期寿命增加所带来的问题并无多大作用，因而开始逐步取消此类激励措施。

（五）提供鼓励退休后继续工作的激励措施

政府需要对退休的理解有所改变，应该将退休视为一个缓慢过程，而不是达到法定退休年龄后，工作的突然结束即为退休。一般来说，退休者一旦确认可以领取某个退休金后，继续工作的激励就会大幅降低。而继续工作意味着能为公共退休金计划提供额外的税收支持，放弃未来少许抑或根本没有的退休金补偿性支付的权利。因此，消除阻碍继续工作的抑制措施将会是应对全球老龄化挑战的关键。

（六）提供有助于私人机构参与的制度框架

政府作为退休类风险的最终承担者，对鼓励私人机构参与风险管理有着极强的动机，可以尝试通过以下方式实现这一目的：

（1）提供支持社会保障体系第三支柱中自愿养老金储蓄的税收激励措施。

（2）实施强制性的职业养老金计划或私人养老金计划用于减少逆向选择（预期寿命高于平均寿命水平的人更愿意购买长寿保护类产品）。

（3）要求不同水平的养老金计划设置最低年金比例以便降低长寿风险。

（4）提供精确、及时的死亡率数据（日益重要的公共目标）以便降低保险公司管理长寿风险的不确定性。

（5）提高人们的退休财务意识（预期的养老金权利，预期寿命以及第一支柱养老金的不足）以便鼓励增加个人养老金储蓄等。

（6）加大和深化发行长期（30年及以上）债券和通货挂钩债券的力度以便提高年金保险公司套期保值的机会。

（七）提高劳动参与水平

目前，仍有大量15～64岁的人们，特别是女性仍未参与工作。任意就业率的上升都将直接降低退休者/劳动者比率，进一步缓解养老体系的财政压力。在某些国家，女性的劳动参与率仅为男性的一半，因此提高女性的劳动参与率显得极其重要。当然，实现这个目标不仅需要在某些方面做出实质性改善，如儿童培育等，而且需要对女性继续参与工作的社会态度有所改变，特别是其孩子年龄较小的女性。

（八）提高生育率

人口老龄化是生育率降低和预期寿命增加这两个主要因素共同作用的结果，因此一些政府相信，采取适当激励措施鼓励女性多生育，促进生育率基本接近人口更替水平能够有效降低老龄化风险。这些激励措施包括发放更高的家庭补助、给予更多的税收优惠以及增加更多的托儿所等。

（九）鼓励移民

大部分国家的经验显示，移民的平均年龄低于移入国居民的平均年龄。因此，鼓励移民的政策有助于降低移入国的人均年龄和人口抚养比。

二、针对企业与保险公司的政策经验

（一）重估企业的风险承受能力

由于以下三点因素，私人职业养老金计划有必要重新估算：一是不断变化的资本市场形势（较低的投资收益与较高的市场波动率共存）；二是预期寿命的不断增加；三是大量企业的退休金计划从待遇确定型模式转向缴费确定型模式。

（二）企业应考虑利用风险转移手段和保险手段来维持待遇确定型计划

企业应对长寿风险、投资风险和通胀风险进行审慎定价，积极寻求保险公司的专业指导，充分利用保险公司管理长寿风险和死亡风险的专业能力，转移和管理企业提供的养老金计划中的相关风险。

（三）企业应充分挖掘"银发工人"的工作潜能

预期寿命的增加、身体状况的改善、物质需求的下降以及文化素质的提高等因素的综合作用使得人们年老后继续工作成为可能，加之目前人口老龄化现象日益严重以及公共养老金计划相对较低的退休金现状，越来越多的人愿意在达到退休年龄后仍然参与工作。与此同时，日本、德国等一些国家尽管选择提前退休的民众较少，但是劳动人口占总人口的比例却在一直降低。此类现象在人口老龄化较为严重且经济较为发达的国家比较平常，由于这些国家劳动人口的老龄化程度速度较快，退休年龄也一再提高。而这不可避免地对企业管理提出了挑战，即如何继续保持员工较高的生产力。企业可从以下几个方面进行尝试：

（1）对年老的劳动者进行职业培训，开发他们的持续生产力。这些措施包括提供额外的培训、内部轮岗以及对工作环境的适应性训练等。

（2）制定更具吸引力的横向职业规划，如提供适当的企业顾问岗位等。年老劳动者工作经验相当丰富，特别是某些技术工种类劳动者，已在长期工作实践中总结了大量经验教训，这对企业来说是一笔巨大的无形资产，因此聘任这些工作能力强且工作资历长的年老劳动者有助于企业保持较高的劳动生产率。

（3）改变过去以年龄为基础的补偿机制，逐步形成以工作绩效为基础的补偿机制。

（4）对于保险公司而言，随着预期寿命的增加，政府和企业的退休负债以每年数万亿元的速度增加，给寿险业带来了巨大的发展机遇。保险业是管理风险的专业机构，拥有丰富的风险管理知识和技术、大批的风险管理专家、大量的历史数据和相关数据，并且有着较强的风险分散能力，如保险公司产品之间就能实现长寿风险与死亡风险的自然对冲等，因此保险公司乃至保险业理所当然成为长寿风险管理的最佳管理主体之一。寿险公司已销售的个人年金类产品也被证实能较好管理个人长寿风险。但是，目前长寿风险敞口过大并逐年扩大。2010年，仅养老金资产的全球长寿风险敞口约为19.3万亿美元（OECD，2011）[1]，而2010年世界前十六大寿险市场的全部寿险风险资产约为1.3万亿美元（Swiss Re，2011）[2]。尽管全球保险业需谨慎评估保险市场吸收长寿风险的承受能力，但是可在以下方面进行尝试以期促进整个社会的长寿风险管理。

（四）保险公司应积极促进创新型风险管理手段发展

目前，巨额保险资金与全球长寿风险敞口之间存在的不匹配现象恰好为资本市场作为长寿风险的最终吸收者直接参与长寿风险管理提供了有利条件，保险公司可通过专业的养老金投资策略、保险风险证券化等创新型风险管理手段向资本市场转移长寿风险。

（五）保险公司应优化保险产品设计和定价

从消费者的视角分析，一种年金产品是否受到市场青睐很大程度上取决于这种产品的成本效率，即是否具有价格优势。保险公司可通过重新定价长寿风险、降低行政和销售成本、更注重迎合消费者个性化需求等多种方式和手段达到目的。除此之外，保险公司在提高年金产品欢迎度方面更是大有可为，包括提供更简洁的文字描述、更清晰的产品特征等。

（六）保险公司应重新审视现有的业务模式

现有的大多数年金产品都包含针对长寿风险和金融市场风险的双重保护，而目前低迷的资本市场（处于历史低点的投资报酬率）以及新的偿付能力资本要求使得这种相结合的风险保护措施越来越难以持续。同时，某些激进的去风险策略将会对保险公司产生不利影响，不利于保险公司继续保持优于银行等其他金融机构在风险保护方面的独特竞争优势，因此保险公司需谨慎管理金融市场风险。这些可行的策略包括套期保值手段和再保险的广泛使用，以及限制投保人投资决策

① OECD. Pension markets in focus ［J］. Issue 8, July, 2011, Paris: OECD Publishing.
② Swiss Re. World insurance in 2010, Premiums back to growth—Capital increases ［J］. Sigma 2011, 2, Zurich: Swiss Re.

的权利等。

（七）保险公司应教育社会大众关于长寿的代价

基于保险公司拥有出色的精算技术和定价能力，保险公司在全球人口老龄化日益严重的背景下通过教育社会大众关于长寿的代价从而得到公众的信任进而从中盈利。这些措施包括向保险消费者和社会大众描述目前社会养老保障体系中四大支柱的运行状况以及这四大支柱之间的相关联系，使得他们充分认识与了解长寿的代价。

三、针对个人的政策经验

从目前的改革趋势分析，退休责任开始从政府、企业向个人转移，从而个人将面临越来越高额的未来养老支出，承担越来越重大的自我长寿风险管理责任。个人可从以下多个方面有所变化以便积极应对新的情况。

（一）个人应接受自我管理风险的现实并积极应对

现行防范老年相关风险的传统社会养老保障体系随着人口老龄化进程的快速推进已然面临较大支付危机，政府和企业承担的责任越来越大导致提供的相关计划无法持续运行，个人应当及时意识到此种状况，继而根据实际情况积极制定并实施多种战略以便更好地管理个人所面临的老年相关风险。

（二）个人应探寻多支柱的个人养老保障体系

个人应当意识到目前社会养老保障体系中的第一支柱（即公共养老金计划）由于人口结构的变化和财政状况的恶化变得越来越不可持续，同时也应当意识到未来第二支柱（即职业年金计划）可获得的资金将持续降低并可能因企业结束待遇确定型计划而大幅降低。因此，个人应当考虑如何强化第三支柱（即个人储蓄计划等）和第四支柱（如退休后通过学习额外技能基于企业特定工作条件下在到达法定退休年龄后延长工作等）来获取足够的收入维持年老后的支出。

（三）个人应强调储蓄以应对未来支出

目前经济合作与发展组织（Organization for Economic Co-operation

and Development，OECD）中国家的平均替代率（退休后养老金收入水平与工作时工资收入水平之间的比重）已经接近60%。但一些国家如英国的平均替代率远远达不到这个平均值。个人收入中用于自愿性养老金计划的缴费比例不仅取决于这个养老金缺口，而且取决于领取养老金的年龄、预期寿命等其他因素。换言之，为了维持退休后的正常生活水平，个人需强调储蓄以弥补退休后养老金收入的不足。

（四）个人应积极管理个体长寿风险

每个人都能对冲其所面临的长寿风险。个人可以通过购买年金产品有效降低个体长寿风险，尤其是所购买的年金产品同时能防范健康风险和通货膨胀风险。

第三节　中国长寿风险管理的政策建议

一、推进政府有效管理长寿风险的政策建议

（一）推进金融知识和风险管理知识的教育，提高长寿风险管理意识

民众通常对重大的风险没有感性认识，反而过于关心那些浮于表面的风险，仅靠研究人员通过学术论文或统计数据方式揭示风险无法有效提高民众对风险的认知和了解，当民众不重视风险时，他们既不会采取合理措施管理自己的风险，也不会对处置这些风险的制度和措施给予支持，甚至在风险暴露和加剧时慌乱行动从而引起整个社会动荡。而在民众中推行金融知识、风险管理知识的教育具有典型的外部性，从经济学角度分析可视为一种准公共品，从而政府推动这方面的教育具有一定可行性。

长寿风险是一种长期积累形成的重大风险，又由于国内对此的学术研究刚起步以及不存在专门的统计数据，使得我国民众对此的认识

与了解极其有限。计划经济体制长期运行使民众习惯于政府、企业承担风险责任的观念，以及资本市场的不发达使得民众对自身面临的长寿风险没有清晰的认识，对个体风险和群体风险也没有概念，自然不会形成对政府、个人、企业进行风险管理的全局观念，也不会选择合适的方式管理风险。因此，我国政府、各金融业监管部门以及各金融业行业协会与学会可以适当向民众揭示所面临的长期重大风险（如长寿风险），这并不是向民众传递负面或消极的消息，而是强调这些长期重大风险确实十分重要。同时，介绍一些能够实际操作的风险管理工具以帮助民众降低风险的严重程度。这些教育内容不但包括长寿风险、生命表相关的风险管理教育，提高民众自我管理长寿风险的意识和能力；而且包括金融投资类的教育，如怎样选择金融理财产品、当前与未来的金融市场发展形势等方面，鼓励民众为自己年老后的生活积累足够的金融资产，从而避免其所面临的长寿风险。目前，世界各国政府和社会组织都十分重视发展面向普通民众的金融知识和风险管理知识教育。

（二）完善死亡状况数据的收集与处理，推动长寿指数构建

全面、完整、准确、及时、连续的人口死亡状况数据是成功预测人口死亡率和生存率、制定长寿风险指数、构建长寿风险资产证券化产品、发展长寿风险转移市场的先决条件。死亡率数据的收集应该具有地方化特征，我国幅员辽阔，自然环境、经济发展水平、公共卫生条件存在较大差异，因此人口死亡状况也存在较大差异。目前，我国仅从城市、镇、农村方面加以区分，而国外死亡状况数据范围已经覆盖不同职业、不同地区、不同年龄段，我国这般细化的死亡率数据基本没有。针对中国人口死亡状况数据严重缺失的现状及老龄化快速发展的趋势，政府有关部门需完善人口死亡状况的数据收集和处理办法，及时公布相关死亡状况数据。政府可以借鉴发达国家成立专门的死亡率数据机构（如英国的 CMIB），对死亡状况数据进行系统化管理，全面收集与整理分析死亡状况数据，并定期公布历史数据和预测数据（年或季度），组织研究死亡率预测相关的手段和方法并与相关保险公司、企业、个人等风险主体共享死亡率数据。

长寿指数是长寿债券定价、发行的依据。有效的长寿指数需要消除具体投资组合和人群的差异，同时依然保留不能有效分散的长寿风险。就地域和社会人口统计因素而言，长寿指数覆盖面应尽可能广泛，同时还需要尽可能地接近参考它的投资组合，把基差风险降到最低。只有这样，该指数才能成为公平交易和风险转移的理想市场基准，并实现长寿风险的合理市场定价。EIB/BNP 长寿指数债券失败的原因是多方面的，其中重要原因是债券设计的不足。如 Blake 和 Burrows 所言，金融机构提供的长寿指数缺乏公信力，难以被市场接受。

参考我国资本市场不发达，政府严格监管的现状，应由政府部门出面构建死亡率指标或长寿指数，以推进相应市场形成。同时，政府也可以通过完善死亡率表来提高长寿问题的透明度。为了正确定价年金产品，保险公司有必要清楚了解未来的长寿趋势。由于基本上很难预测整个年金产品合同期间的预期寿命，所以有必要获得具体群体目前和未来的预期寿命信息。通过提供及时、准确的死亡率数据，政府可以帮助保险公司更为可靠地评估将来的死亡率趋势。尽管了解保险公司承担的长寿风险是保险公司自己的责任，但是更高的透明度将降低因为死亡率趋势不确定性而增加的风险溢价。

（三）促进金融市场的进一步完善，逐步建立长寿风险转移市场

完善的金融市场是风险转移方式得以运用的关键。金融市场的完善离不开发达的债券市场。随着长寿风险的累积，市场需要大量有效期超长的债券，以便构造套期保值投资组合，尤其是递延年金需要期限长达 50 年甚至更长的债券以满足年金化支付期间的现金流管理需要。尽管很多工业化国家开始发行 30 年期的政府债券，但市场容量仍然不足，50 年期的债券更是少见。目前，我国的超长期债券也较为少见，从而政府可以尝试发行超长期的国债促进长期债券市场的发展。

金融市场的完善离不开良好金融消费环境的营造，金融消费者的正常权益能够得到有力保护是金融市场快速发展的重要前提。政府可以对金融机构公布的财务报表、研究报告、重大事项告知书、信息披露报告等相关信息的真实性、完整性、可靠性和及时性进行监管并对

金融机构的违规行为进行处罚，以保护金融消费者的合法权益，进而调动民众参与金融活动的积极性。

金融市场的完善离不开创新保护机制。金融业的核心竞争力在于金融产品的创新。由于我国的知识产品保护意识较低，相关法律法规并不完善，以及金融产品创新难以界定，导致金融机构特别是保险机构推出的金融产品得不到有效保护。由于金融产品创新并不会带来过多的利润，若一家金融机构的新产品刚面市，即被市场上其他竞争对手相继模仿甚至抄袭，将会造成金融机构的开发成本难以回收，最终阻碍金融市场的壮大。

从未来的长寿风险管理趋势分析，通过资本市场转移长寿风险将是管理长寿风险的重要方式，它可以使政府、保险公司、企业将长寿风险转移给最有承担能力的市场参与者。目前，国外的长寿风险转移市场正在发展中，长寿交易的流动性有限且交易成本高，也无标准化规定。但是一旦有具流动性的市场来对该长寿风险进行定价和交易，对于个人、保险公司和政府的个人财务规划、养老保险计划设计、保险产品设计就可能变得更加个性化、低成本、有吸引力并易于获得。因此，我国政府也可尝试逐步建立长寿风险转移市场。

（四）建立长寿风险的预警机制，完善长寿风险的监管制度

长寿风险是长期积累形成的重要风险，它具有的金融性风险、社会性风险、系统性风险以及长期性风险的特征会对社会多个主体乃至整个社会带来巨大影响。这种风险积累至某种程度一旦爆发，通常后果极为严重且难以在短时间内加以处理。例如，长寿风险会对保险公司产生重大影响已毋庸置疑：尽管现阶段我国保险公司所面临的长寿风险不大，但随着未来年金保险、长期护理保险等保险产品需求的快速增加，保险公司面临的长寿风险也会有所增大；如果保险公司继续关注保费规模的增加，忽略其自身的风险管理，那么保险公司将更易受到长寿风险的冲击，并最终影响金融稳定和社会稳定。因此，政府应尽早建立长寿风险的预警和监管机制，对各个主体所面临的长寿风险进行长期监控，提前预防长寿风险的过度集聚所带来的巨大负面效应。而且长寿风险预警机制的建立也有利于各主体充分认识长寿风

险，并尽早采取措施加以防范。

保险监管部门应重视长寿风险对整体保险业偿付能力产生的重大影响，明确保险业中长寿风险所涉及的产品、部门并衡量相应风险程度，制定合理的长寿风险偿付能力资本指标。例如，欧盟保险监管机构提出并于 2013 年正式生效的 Solvency Ⅱ 中就对长寿风险偿付资本做出了基本指导。现行的长寿风险偿付能力资本是由欧洲保险和职业养老金监事委员会提出的 QIS 5（The Fifth Quantitative Impact Study），在规定压力测试中死亡率应减少 20%（Zugic R. et al.，2010）。我国第二代偿付能力监管制度也已提出长寿风险相关的监管制度，但是仍有待进一步改善。除此之外，保险监管部门应加快修订相关精算办法，有效降低由于不合理精算方法所导致的资产损失，如放宽保险公司计提有关法定责任准备金的精算规定等。与此同时，保险监管部门也可运用多种方式或者采取合理措施来减少信息的不对称，从而提高保险公司信息的透明度。总而言之，政府部门应加快完善长寿风险的监管机制，尽快制定一整套长效的监管机制，能够持续监管保险公司所面临的长寿风险，确保保险公司的稳健经营。

（五）建立长寿风险管理的长效合作机制，促进精算技术的提高

长寿风险管理是一个系统性工程，各风险主体的风险管理行为不仅影响各自的长寿风险管理效果，也会影响其他主体的长寿风险管理效果。政府管理长寿风险除了运用风险自留方式外，风险转移方式将是未来其较为可行的选择。从我国目前社会保障体系的改革趋势来看，政府会逐步淡化其责任主体的角色，这样不可避免地会增加保险公司、个人或企业的责任。因此，政府应积极建立长寿风险管理的长效合作机制，合理分担各主体的长寿风险责任，并在一个整体的长寿风险管理框架下进行长寿风险管理的合作，以达到有效管理长寿风险的共同目的。

精算技术是制定基本养老保险计划、退休金计划以及定价保险产品的重要技术。基本养老保险制度中缴费率、缴费方式等重要因素的确定都依赖于精算技术，甚至基本养老保险计划的稳定经验也离不开精算技术的保驾护航。精算技术对保险公司的重要性更是不言而喻，

保险产品的设计、保险公司的资产负债管理等多种行为都必须建立在一定的精算基础上。发达国家的精算学已经发展百余年，但我国由于保险业发展较晚，精算学研究和精算制度建设方面起步更晚。我国的精算教育始于1988年南开大学招收的第一届中美联合培养的精算研究所，一直到1995年10月颁布的《中华人民共和国保险法》才确立寿险精算的法律基础①。到目前为止，我国的精算技术水平仍然不高且专业的精算人才极其缺乏，因此我国政府应支持精算学的理论和实践研究，着力培养大批专业的精算人才，大力推进精算学的发展，促进我国精算水平快速提高。

（六）制定多种支持性政策，提高其他主体承担长寿风险的能力

虽然政府由于其特殊的地位必须承担长寿风险，但是政府并没有责任也没有能力承担全部的长寿风险，因此应通过制定税收、财政、老年就业等多种支持性政策，提高保险公司、企业以及个人承担长寿风险的能力。

政府应尽快研究制定系统的税收优惠政策，鼓励个人、保险公司或是企业积极参与长寿风险的共同管理；尽快制定财政补贴机制，对拥有较高风险管理能力的保险公司给予适当补贴，调动其积极性，使之主动承接政府和个人转移的部分长寿风险；并尽快在全国范围内推广税收递延型个人养老保险，鼓励个人通过保险方式转移长寿风险。

老年人口并不完全是依赖性人口，一个有能力、有品德且有一定健康条件的老年人身上仍蕴藏着巨大的潜力，还能够对社会经济的发展做出贡献，甚至继续获取财产性收入继而提高个人管理长寿风险的能力。政府可以制定相关政策使老年人口通过再社会化转变自身的社会角色，尽快建立和完善老年人再就业的权利保障政策，让老年人在法定退休后仍然可以合法继续工作：如鼓励企事业单位返聘已退休的高级技术人员、资深研究人员等；鼓励某些工作岗位招聘符合一定条

---

① 1995年10月颁布的《中华人民共和国保险法》第一百一十九条规定：经营人身保险业务的保险公司必须聘用经金融监督管理部门认可的精算专业人员，建立精算报告制度。

件的老年人，如传达、停车场的管理人员、出租车司机（日本已实现）、公共服务部门的咨询人员、社会工作的调解人员、仓储保管人员等，即发展适合老年人的第三产业；加大财政投入，提高老年教育水平，满足老年人口在业的需求。

（七）完善社会保障体系，提高保障资金的投资收益率

我国目前的社会保障体系建设仍不完善，在现有制度可持续运行风险加大的同时仍然面临保障不足的现状，特别是覆盖农村的社会保障制度。政府应进一步完善我国的社会保障体系，提高农村居民的社会保障水平，并积极探索解决现有社会保障制度不可持续运行问题的方法。现阶段我国政府承担的长寿风险责任过大，所面临的长寿风险主要源自社会保障体系的社会基本养老保险制度和社会救助制度。在人口老龄化的大背景下，不少国家和地区都开始改革社会保障体系以适应现有的经济社会和人口发展状况。我国政府也可以坚持建设与完善多支柱养老保障体系，提高第二、第三支柱的比例；坚持发展缴费确定型的私人养老金计划，推进个人账户的建立，并设立年金保险的领取方式；建立社会基本养老保险制度的自动平衡机制，通过调整社会基本养老保险制度的参数来降低长寿风险；推进养老保障基金运营的市场化，进一步放开保障资金的投资范围，促进投资收益率的提高。

（八）推迟法定退休年龄

从国外的长寿风险管理实践经验可知，提高法定退休年龄是管理政府面临的长寿风险最为普遍、有效的一种风险控制方式。中国现行的法定退休年龄是根据 1951 年颁布的《劳动保险条例》确定的，并基本未作调整①，而当时我国的人口平均预期寿命不高，从而导致目前我国法定退休年龄和领取养老金的年龄相较于美国、日本、欧洲以

---

① 中共中央组织部、人力资源和社会保障部：《关于机关事业单位县处级女干部和具有高级职称的女性专业技术人员退休年龄问题的通知》（组通字〔2015〕14 号），"党政机关、人民团体中的正、副县处级及相应职务层次的女干部，事业单位中担任党务、行政管理工作的相当于正、副处级的女干部和具有高级职称的女性专业技术人员，年满六十周岁退休；并于 2015 年 3 月 1 日执行"。

及其他经济合作与发展组织国家明显偏低。我国人口平均预期寿命的增加和居民身体健康状况的提升从生理上表明我国民众具备更长劳动年限的劳动能力。同时从个人角度分析，适当推迟退休年龄也对个人比较有利：一方面，劳动者的在职工资收入普遍高于养老金收入，推迟退休年龄可以增加个人整体收入；另一方面，个人缴费期限的延长会增加实行完全积累制的个人账户资金，自然也提高了退休后的个人账户养老金收入。通过这样的分析可在一定程度上减少民众对推迟退休年龄的抵触。尽管推迟退休年龄理论上具有一定可行性，但必须与其他因素综合考虑后才能实行。

二、推进保险公司有效管理长寿风险的政策建议

（一）提高精算水平，培养专业精算人才

保险公司的产品开发是一项对技术要求极高的工作，尤其是精算技术。处理投保人的长寿风险和平均寿命问题最核心的内容是利用人口统计知识，综合考虑利率、通货膨胀率、死亡率等因素，运用精算技术，对保险年金产品进行合理定价。在这个过程中，精算技术是最重要、最关键的一环。保险公司应重点支持精算部门的建设，引进国外先进的精算技术，聘请国外精算人员并加快本国精算人才的培养。

（二）提高保险产品创新能力，满足不同长寿风险管理需求

保险产品是保险业发展的基本要素，保险对经济社会发展和人民生活的服务最终体现在产品上。只有通过不断的产品创新，才能适应不断增长的长寿风险市场需求，保险的保障和风险管理功能才能得到充分的发挥和体现。作为金融服务行业，不断提高保险消费者感知和社会满意度是保险公司一切工作的出发点和落脚点。保险公司应真正树立"以客户为中心"的产品创新理念，以长寿风险市场需求为导向，推进自主创新，进一步提高保险产品和保险服务的创新能力。保险产品创新是一项综合性极强的工作，保险公司可以根据不同人群、不同地区、不同收入状况、不同风险偏好和不同风险程度

创新保险产品，优化保险产品结构，满足不同主体的长寿风险管理需求。

（三）提高风险管理的水平，强化风险转移技术

保障和风险管理是保险的本质功能，保险公司最为核心的竞争力主要体现在保险公司风险管理的水平上。精算技术和资产负债管理技术是反映保险公司风险管理水平的重要方面。保险公司应进一步提高自身风险管理水平，强化运用再保险市场、资本市场转移长寿风险的能力，积极管理长寿风险，增加保险公司的核心竞争力。保险公司也可以进一步设置投资、精算、资产负债匹配等方面的专业风险管理人员或部门，向风险管理的制度化和专业化逐步迈进。保险公司还可以一方面大力加强各业务环节中的风险防范与管理；另一方面集中精力处理某些高风险，如投资风险、长寿风险等，设置局部的风险管理专业架构，积极防御这些风险的巨大危害。

（四）加强保险的宣传力度，提高民众对保险的认同与支持

近年来，随着保险业的快速发展和影响力持续扩大，保险消费者对保险的作用和认识也有了明显提高，保险需求日益丰富和多样化。然而，由于一些传统观念、习俗的影响，人们更愿意通过个人财富积累和家庭成员供养应对未来养老支出而不是选择购买保险。同时，保险业在最初发展阶段实行粗放式经营模式，较为注重保险业的发展规模，致使保险公司重销售、轻服务的态势未有根本改变，甚至一些保险消费者在少数保险公司及其工作人员、保险代理人的误导下忽略了保险产品的保障功能，偏重保险产品的投资收益能力，一旦预期收益未达到合同设定值极易引发合同纠纷，从而对保险产品特别是长期的年金保险产品持怀疑态度，制约年金保险需求的释放。因此，保险公司可通过广告、典型保险事件宣传、强化保险服务等多种形式加强保险的宣传力度，扭转在民众心中保险不可靠的固有成见，让保险消费者深刻了解保险的本质，提高民众对保险产品在管理长寿风险作用上的认识。

三、推进个人有效管理长寿风险的政策建议

（一）充分认识长寿风险，提高个人的长寿风险管理意识

长寿是人们追求的共同理想和目标，但人们在追求长寿以及享受长寿带来的好处同时也不能忽略长寿所带来的风险。个人自我管理长寿风险作为个人生命周期内的经济收入再调节，是任何社会、任何时代都不可忽视的一种方式。个人首先要转变思想观念，注意个人养老资源的积累，不能一味地将经济收入花费至子女，年老后再依靠子女的反哺，而是需要强化个人自我管理意识，为自己准备一定数量的资金，并使之保值增值；其次要注意锻炼身体，进行健康储蓄，降低年老后的医疗费用支出。总而言之，由于我国长期运行计划经济体制和传统家庭养老观念的影响，我国广大民众习惯于依赖政府、企业、家庭来解决未来的养老保障需求。但随着市场经济体制的运行，个人责任逐步增大以及传统家庭保障功能弱化，个人面临的长寿风险随之日益严重。在这种情况下，个人更应充分认识长寿风险，了解长寿风险带来的严重后果，降低对政府、企业、家庭的依赖，提高个人的长寿风险管理意识。

（二）加强金融保险知识学习，提高个人长寿风险管理能力

长寿风险管理问题在一定程度上表现为各风险主体的资金是否合理跨时间、跨空间配置的问题，这正是金融的核心功能，从而是否具备丰富的金融保险知识成为长寿风险能否得到有效管理的关键。个人是管理长寿风险的最终责任主体，只有加强自身金融保险知识学习，了解多样化的金融工具，形成较好的长寿风险管理意识，才能提高个人长寿风险管理能力，进而降低个人所面临的长寿风险。

（三）增加法定退休后的工作时间，提高退休后的收入水平

个人退休后拥有足够的资产和收入是降低长寿风险的关键。工作期间越长，退休期间越短，个人退休后的资产就有可能越充裕。根据中国目前的退休制度，退休年龄是法定的，也就是说这是一个固定的

年龄，它完全取决于政府的相关规定。目前，我国现行的法定退休年龄为男性 60 岁，女工人 50 岁、女干部 55 岁或 60 岁①。大部分居民个人在法定退休后仍然具备继续工作的能力，因此个人可自愿推迟退休，强化自我工作能力，拓宽退休后的收入渠道，以便提高个人退休后的收入水平。

---

① 中共中央组织部、人力资源和社会保障部：《关于机关事业单位县处级女干部和具有高级职称的女性专业技术人员退休年龄问题的通知》（组通字〔2015〕14 号），"党政机关、人民团体中的正、副县处级及相应职务层次的女干部，事业单位中担任党务、行政管理工作的相当于正、副处级的女干部和具有高级职称的女性专业技术人员，年满六十周岁退休；并于 2015 年 3 月 1 日执行"。

参考文献

中文文献：

［1］艾蔚．人口老龄化背景下长寿风险管理方法的探讨［J］．海南金融，2010（11）．

［2］艾蔚．基于金融衍生工具视角的长寿风险管理［J］．保险研究，2011（3）．

［3］艾蔚．基于 Lee-Cater 模型的养老保险个人账户缺口研究［J］．保险研究，2012（2）：104－112.

［4］蔡正高，王晓军．对长寿风险及其债券化的探讨［J］．统计教育，2009（4）．

［5］陈秉正，祝伟．长寿风险管理研究综述［J］．保险与风险管理研究动态，2009（9）．

［6］邓小平．邓小平文选（第三卷）［M］．北京：人民出版社，1993.

［7］段家喜．养老保险制度中的政府行为［M］．北京：中国社会科学文献出版社，2007.

［8］杜鹃．长寿风险与年金保险研究［J］．金融发展研究，2008（6）．

［9］傅亚平，王平．长寿风险对保险公司年金产品的影响及解决方案［J］．上海管理科学，2009（6）．

［10］高建伟，丁克诠．中国基本养老保险基金缺口模型及其应用［J］．系统工程理论方法应用，2006（1）：49－53.

[11] 郭金龙，周小燕．长寿风险及其管理综述［J］．金融评论，2013（2）：111－122.

[12] 国务院．国务院关于完善企业职工基本养老保险制度的决定（国发〔2005〕38号）［EB/OL］．中央政府门户网站，http：//www. gov. crl, 2005.

[13] 国务院．国务院关于建立统一的城乡居民基本养老保险制度的意见（国发〔2014〕8号）［EB/OL］．中央政府门户网站，http：//www. gov. crl, 2004.

[14] 国务院．国务院关于机关事业单位工作人员养老保险制度改革的决定（国发〔2015〕2号）［EB/OL］．中央政府门户网站，http：//www. gov. crl, 2015.

[15] 韩猛，王晓军．Lee-Carter模型在中国城市人口死亡率预测中的应用与改进［J］．保险研究，2010（10）．

[16] 侯立平．欧美养老保险改革及其启示［M］．成都：西南财经大学出版社，2008.

[17] 胡仕强，许谨良．长寿风险养老金体制与资本积累［J］．财经研究，2011（8）．

[18] 胡锦涛．高举中国特色社会主义伟大旗帜　为夺取全面建设小康社会新胜利而奋斗［EB/OL］//中国共产党第十七次全国人民代表大会报告．http://news. xinhuanet. com/newscenter/2007－10/24/content_ 6938568. htm, 2007.

[19] 胡锦涛．中国共产党第十八次全国人民代表大会报告［EB/OL］．http://news. xinhuanet. com/18cpcnc/2012 － 11/17/c _ 113711665. htm, 2012.

[20] 黄润龙，陈邵军．长寿的代价——老龄化对社会经济的影响研究［M］．北京：社会科学文献出版社，2011.

[21] 黄顺林，王晓军．基于VaR方法的长寿风险自然对冲模型［J］．统计与信息论坛，2011（2）：48－51.

[22] 黄顺林，王晓军，张颖．基于长寿背景下的企业年金风险评估［J］．统计与信息论坛，2012（12）：32－37.

[23] 江泽民. 中国共产党第十四次全国人民代表大会报告[EB/OL]. ht-
    tp：//news. xinhuanet. com/ziliao/2003 – 01/20/content_ 697148.
    htm，1992.

[24] 江泽民. 中国共产党第十五次全国人民代表大会报告[EB/OL].
    http：//news. xinhuanet. com/ziliao/2003 – 01/20/content _ 697189.
    htm，1997.

[25] 江泽民. 全面建设小康社会，开创中国特色社会主义事业新局
    面［M］//中国共产党第十六次全国人民代表大会文件汇编.
    北京：人民出版社（单行本），2002：1 – 56.

[26] 江泽民. 建立符合社会主义市场经济发展要求的社会保障体系
    ［M］//论社会主义市场经济. 北京：中央文献出版社，2006：
    425.

[27] 姜向群，杜鹏. 中国人口老龄化和老龄事业发展报告［M］. 北
    京：中国人民大学出版社，2013.

[28] 金博轶. 随机利率条件下保险公司长寿风险自然对冲策略研究
    ［J］. 保险研究，2013（5）：31 – 38.

[29] ［美］肯尼迪·布莱克，哈罗德·斯基博. 人寿与健康保险
    ［M］. 北京：经济科学出版社，2003.

[30] 李志生，胡凯. 多因素影响下的最优年金化时间决策［J］. 经
    济研究，2011（1）.

[31] 李杨等. 中国国家资产负债表2013——理论、方法与风险评估
    ［M］. 北京：中国社会科学出版社，2013.

[32] 列宁. 列宁全集［M］. 北京：人民出版社，1959：449.

[33] 李鹏. 1989 年政府工作报告［R］. http：//www. gov. cn/test/
    2006 – 02/16/content_ 200875. htm.

[34] 李鹏. 1993 年政府工作报告［R］. http：//www. gov. cn/test/
    2006 – 02/16/content_ 200926. htm.

[35] 李鹏. 1996 年政府工作报告［R］. http：//www. gov. cn/test/
    2006 – 02/16/content_ 201115. htm.

[36] 李鹏. 1997 年政府工作报告［R］. http：//www. gov. cn/test/

2006 – 02/16/content_ 201124. htm.

[37] 李鹏. 1998 年政府工作报告 ［R］. http：//www. gov. cn/test/
2006 – 02/16/content_ 201129. htm.

[38] 刘安泽, 张东. 浅议长寿风险对养老金计划的影响及管理方法
［J］. 上海保险, 2007 （2）.

[39] 刘云龙, 肖志光. 养老金通论 ［M］. 北京：中国财政经济出版
社, 2012.

[40] 卢仿先, 尹莎. Lee-Carter 方法在预测中国人口死亡率中的应用
［J］. 保险职业学院学报, 2005 （6）.

[41] 林建隆. 年金保险长寿风险证券化之研究 ［D］. 淡江大学硕士
学位论文, 2006.

[42] 陆坚, 夏毅斌. 发展年金保险市场　应对长寿风险 ［J］. 上海
保险, 2010 （11）.

[43] 马克思. 资本论 （第三卷） ［M］. 北京：人民出版社, 1975.

[44] 马克思, 恩格斯. 马克思恩格斯全集 （第五卷） ［M］. 北京：
人民出版社, 1958.

[45] 马克思. 哥达纲领批判 ［M］ // 中共中央马克思恩格斯列宁斯
大林著作编译局. 马克思恩格斯选集 （第三卷）. 北京：人民
出版社, 1966.

[46] 马克思, 恩格斯. 资本论. 书信集 ［M］. 北京：人民出版
社, 1976.

[47] 马克思, 恩格斯. 马克思恩格斯全集 （第 26 卷第 3 册）. 北
京：人民出版社, 1974.

[48] 马克思, 恩格斯. 马克思恩格斯全集 （第 20 卷） ［M］. 北京：
人民出版社, 1971.

[49] 马克思, 恩格斯. 马克思恩格斯全集 （第 19 卷） ［M］. 北京：
人民出版社, 1972.

[50] 毛泽东. 毛泽东选集 （第三卷） ［M］. 北京：人民出版社,
1991.

[51] ［英］尼古拉斯·巴尔, 彼得·戴蒙德. 养老金改革：理论精要

［M］．北京：中国劳动社会保障出版社，2013：307 - 311．

［52］［美］乔治·E. 瑞达．风险管理与保险原理［M］．北京：中国人民大学出版社，2012．

［53］秦桂霞，王永茂，张建业．关于长寿风险证券化的思考［J］．统计与决策，2008（14）．

［54］尚勤，秦学志，周颖颖．死亡强度服从 Ornstein-Uhlenbec 跳过程的长寿债券定价模型［J］．系统管理学报，2008（3）．

［55］孙祁祥，郑伟等．商业健康保险与中国医改——发展现状、国际经验与未来战略［M］．北京：经济科学出版社，2010．

［56］孙祁祥，郑伟等．中国养老年金市场——理论探讨、国际借鉴与战略构想［M］．北京：经济科学出版社，2013．

［57］田梦，邓颖璐．我国随机死亡率的长寿风险建模和衍生品定价［J］．保险研究，2013（1）．

［58］田玥．养老保险个人账户的长寿风险问题研究［D］．南开大学硕士学位论文，2009．

［59］王小平．保险支持以房养老研究［M］．北京：中国金融出版社，2014．

［60］王晓军，蔡正高．死亡率预测模型的新进展［J］．统计研究，2008（9）．

［61］王晓军，黄顺林．中国人口死亡率随机预测模型的比较与选择［J］．人口与经济，2011（1）．

［62］魏华林，宋平凡．随机利率下的长寿风险自然对冲研究［J］．保险研究，2014（3）：3 - 10．

［63］温家宝．第十一届全国人民代表大会第一次会议政府工作报告［R］．http：//www. gov. cn/test/2009 - 03/16/content_ 1260198. htm.

［64］温家宝．第十届全国人民代表大会第二次会议政府工作报告［R］．http：//www. gov. cn/test/2006 - 02/16/content_ 201193. htm.

［65］温家宝．第十届全国人民代表大会第四次会议政府工作报告［R］．http：//www. gov. cn/test/2009 - 03/16/content_ 1260216. htm.

［66］温家宝．第十一届全国人民代表大会第二次会议政府工作报告

[R]．http：//www. gov. cn/2010lh/content_ 1555767. htm.

[67] 温家宝．第十一届全国人民代表大会第四次会议政府工作报告
[R]．http：//www. gov. cn/2011lh/content_ 1825233. htm.

[68] 温家宝．第十一届全国人民代表大会第五次会议政府工作报告[R]．
http：//www. gov. cn/test/2012 –03/15/content_ 2067314. htm.

[69] 吴婷．长寿债券定价模型综述［A］．中国保险学会第二届学术
年会入选论文集（理论卷2）［C］．2010.

[70] 杨刚．Lee-Carter 框架下基于 Wang 变换的生存债券定价研究
［J］．湖南商学院学报（双月刊），2009（3）．

[71] 余伟强．长寿风险的证券化探索［J］．复旦学报，2006（5）：
664 –669.

[72] ［加］约翰·C. 赫尔．风险管理与金融机构［M］．北京：机
械工业出版社，2013.

[73] 中国保监会．养老保险国别研究及对中国的启示［M］．北京：
中国财政经济出版社，2007.

[74] 中国家庭金融调查与研究中心．中国家庭金融调查报告2012
［M］．成都：西南财经大学出版社，2012.

[75] 中国农业银行战略规划部，中国家庭金融调查与研究中心．中
国农村家庭金融发展报告2014［M］．成都：西南财经大学出
版社，2014.

[76] 谢世清．长寿风险的创新解决方案［J］．保险研究，2011
（4）．

[77] 谢世清．长寿风险证券化的理论研究动态［J］．保险研究，
2014（3）：71 –78.

[78] 谢世清．长寿债券的运行机制与定价模型［J］．财经理论与实
践，2014（188）：35 –39.

[79] 许谨良，周江雄．风险管理［M］．北京：中国金融出版
社，1998.

[80] 张颖，黄顺林．基于随机死亡率与利率模型下的生存年金组合
风险分析［J］．系统工程，2010（9）．

［81］郑秉文．中国养老金发展报告 2011 ［M］．北京：经济管理出版社，2011.

［82］郑秉文．中国养老金发展报告 2012 ［M］．北京：经济管理出版社，2012.

［83］郑秉文．中国养老金发展报告 2013 ［M］．北京：经济管理出版社，2013.

［84］邹家华．1991 年政府工作报告 ［R］. http：//www. gov. cn/test/2006 - 02/16/content_ 200903. htm.

［85］朱镕基．2000 年政府工作报告 ［R］. http：//www. gov. cn/test/2006 - 02/16/content_ 201153. htm.

［86］朱镕基．2001 年政府工作报告 ［R］. http：//www. gov. cn/test/2006 - 02/16/content_ 201157. htm.

［87］朱镕基．2003 年政府工作报告 ［R］. http：//www. gov. cn/test/2006 - 02/16/content_ 201173. htm.

［88］祝伟，陈秉正．个人年金产品蕴含的长寿风险分析——生命表修订的启示 ［J］．保险研究，2008 （3）.

［89］祝伟，陈秉正．动态死亡率下个人年金的长寿风险分析 ［J］．保险研究，2002 （2）.

［90］朱玲．中国社会保障体系的公平性与可持续性研究 ［J］．中国人口科学，2010 （6）：2 - 12.

［91］曾燕，郭延峰，张玲．基于长寿风险与 OLG 模型的延迟退休决策 ［J］．金融经济学研究，2013 （4）：84 - 93.

［92］［英］大卫·布莱克．养老金经济学 ［M］．北京：机械工业出版社，2014.

［93］谭中和，赵巍巍，张兴．主要国家和地区养老保障改革经验和发展趋势 ［M］．北京：中国劳动社会保障出版社，2013.

英文文献：

［1］Antolin, Pablo. Annuities and longevity risk ［R］. OECD/IOPS Global Forum on Private Pensions, Istanbul, Turkey, 7 - 8 November, 2006.

[2] Barrieu, P. and Albertini L. The handbook of insurance-linked securities [J]. Wiley Finance, 2009.

[3] Barrieu P., Bensusan H., El Karoui N., et al. Understanding, modelling and managing longevity risk: Key issues and main challenges [J]. Scandinavian Actuarial Journal, 2012 (3): 203 - 231.

[4] Bauer D., Boerger M. and Russ J. On the pricing of longevity-linked securities [J]. Insurance: Mathematics and Economics, 2008, 46: 139 - 149.

[5] Bauer D. An arbitrage-free family of longevity bonds [EB/OL]. Working Paper, 2006. http://www. uni-ulm. de/fileadmin/website_uni_ulm/mawi. mort/pdf/Models/20061101_FamofLongBonds_Bauer. pdf.

[6] Bayraktar E., Milevsky M., Promislow D. and Young V. Valuation of mortality risk via the instantaneous sharpe ratio: Applications to life annuities [J]. Journal of Economic Dynamics and Control, 2009, 33: 676 - 691.

[7] Biffis E. Affine processes for dynamic mortality and actuarial valuations [J]. Insurance: Mathematics and Economics, 2005, 37: 443 - 468.

[8] Biffis E. and Blake David P. Mortality-linked securities and derivatives [EB/OL]. 2009, http://ssrn. com/abstract = 1340409.

[9] Blake D. and Burrows W. Survivor bonds: Helping to hedge mortality risk [J]. Journal of Risk and Insurance, 2001, 68: 339 - 348.

[10] Blake D., Cairns A., Dowd K. and MacMinn R. Longevity bonds: Financial engineering, valuation, and hedging [J]. Journal of Risk and Insurance, 2006, 73: 647 - 672.

[11] Blake D., Cairns A. and Dowd K. Living with mortality: Longevity bonds and other mortality-linked securities [J]. British Actuarial Journal, 2006, 12: 153 - 228.

［12］ Blake D. Longevity risk hedging: The role of the private & public sectors ［EB/OL］. http: //www. oecd. org/daf/financialmarketsinsuranceandpensions/privatepensions/ – 41668550. pdf.

［13］ Blake D. , Boardman T. , Cairns A. J. G. and Dowd K. Taking the long view, Pensions Institute ［EB/OL］. Discussion Paper PI – 0909, 2009, http: //www. pensions-institute. org/workingpapers/ wp0909. pdf.

［14］ Booth H. Demographic forecasting: 1908 to 2005 in review ［J］. International Journal of Forecasting, 2006, 22: 547 – 581.

［15］ Booth H. and Tickle L. Mortality modeling and forecasting: A review of methods ［J］. Annals of Actuarial Science, 2008, 3: 3 – 43.

［16］ Brouhns N. , Denuit M. , and Vermunt J. K. A poisson log-bilinear regression approach to the construction of projected lifetables ［J］. Insurance: Mathematics and Economics, 2002, 31: 373 – 393.

［17］ Byrne Alistair, and Debbie Harrison. Is longevity risk a one-way market? ［EB/OL］. Summary of first international conference on longevity risk and capital market solutions, held on February 18, 2005, London (London: Pensions Institute) . http: //www. pensions-institute. org/conferences. html.

［18］ Cairns A. J. G. , Blake D. and Dowd K. A two-factor model for stochastic mortality with parameter uncertainty: Theory and calibration ［J］. Journal of Risk and Insurance, 2006, 73: 687 – 718.

［19］ Cairns A. J. G. , Blake D. and Dowd K. Pricing death: Frameworks for the valuation and securitization of mortality risk ［J］. ASTIN Bulletin, 2006, 36: 79 – 120.

［20］ Cairns A. J. G. , Blake D. and Dowd K. Modeling and management of mortality risk: A review ⌊J⌋ . Scandinavian Actuarial Journal, 2008 (2 – 3): 79 – 113.

［21］ Cairns A. J. G. , Blake D. , Dowd K. , Coughlan G. D. , Epstein D. , Ong A. , and Balevich I. A quantitative comparison of stochastic mortality models using data from England & Wales and the United States [J]. North American Actuarial Journal, 2009, 13: 1 – 35.

[22] Carriere J. F. Parametric models for life tables [J]. Transactions of the Society of Actuaries, 1992, 44: 77 – 99.

[23] Chen H. and Cumminus J. D. Longevity bond premiums the Extreme value approach and risk cubic pricing [J]. Insurance: Mathematics and Economics, 2010, 46 (1): 150 – 161.

[24] Currie I. D. Smoothing and forecasting mortality rates with P-splines [J]. Talk given at the Institute of Actuaries, 2006.

[25] Currie I. D., Durban M., and Eilers P. H. C. Smoothing and forecasting mortality rates [J]. Statistical Modelling, 2004, 4 (4): 279 – 298. http: //smj. sagepub. com/content/4/4/279. short.

[26] Cui J. Longevity risk pricing [J]. 2007.

[27] Coughlan Guy, Khalaf-Allah Marwa, Ye Yijing, Kumar Sumit, Cairns Andrew J. G., Blake David, and Dowd Kevin. Longevity hedging 101: A framework for longevity basis risk analysis and hedge effectiveness [J]. North American Actuarial Journal, 2011, 15 (2): 150 – 176.

[28] Cox Samuel H., and Lin Yijia. Natural hedging of life and annuity mortality risks [J]. North American Actuarial Journal, 2007, 11 (3): 1 – 15.

[29] Blake David, Courbage Christophe, MacMinn Richard, Sherris Michael. Longevity risks and capital markets: The 2010 – 2011 update [J]. September 2011.

[30] Dahl M. H. Stochastic mortality in life insurance: Market reserves and mortality-linked insurance contracts [J]. Insurance: Mathematics and Economics, 2004, 35: 113 – 136.

[31] Dahl M. and Moller T. Valuation and hedging of life insurance risks with systematic mortality risk [J]. Insurance: Mathematics and Economics, 2006, 39: 193 – 217.

[32] Daniel Ryan, and Matt Singleton. A window into the future: understanding and predicting longevity [J]. Sigma, 2011.

[33] Debonneuil E. A simple model of mortality trends aiming at universality: Lee-Carter cohort [EB/OL]. Quantitative Finance Papers, 2010, http: //arXiv. org: 1003. 1802/pdf.

[34] Delwarde A. , Denuit M. and Eilers P. Smoothing the Lee-Carter and Poisson log-bilinear models for mortality forecasting: A penalzed log-likelihood approach [J]. Statistical Modeling, 2007, 7: 29 - 48.

[35] Deng Y. Brockett P. L. and MacMinn R. D. Longevity mortality risk modeling and securities pricing [J]. Journal of Risk and Insurance, 2012, 79 (3): 697 - 721.

[36] Denuit M. , Devolder P. , and Goderniaux A. Securitization of longevity risk: Pricing survivor bonds with Wang Transforming in the Lee-Carter Framework [J]. Journalof Risk and Insurance, 2007, 74: 87 - 113.

[37] Denuit Michel, Haberman Steven, and Renshaw Arthur. Longevity-Indexed Life Annuities [J]. North American Actuarial Journal, 2011, 15 (1): 97 - 111.

[38] Dowd K. , Blake D. , Cairns A. J. G. , and Dawson P. Survivor Swaps [J]. Journal of Risk and Insurance, 2006, 73: 1 - 17.

[39] Dushi Irena, Friedberg Leora, and Webb Anthony. The impact of aggregate mortality risk on defined benefit pension plans [J]. Journal of Pension Economics and Finance, 2010, 503 (9): 481 - 503.

[40] Szymanoski Edward J. Risk and the home equity conversion mortgage [J]. Journal of the American Real Estate and Urban Economics Association, 1994, 22 (2): 347 - 366.

[41] Marceau Etienne, Gaillardetz Patrice. On life insurance reserves in astochastic mortality and interest rates environment [J]. Insurance: Mathematics and Economics, 1999, 25: 261 - 280.

[42] Bisetti Emilio, Favero Carlo A. Measuring the impact of longevity risk on pension systems: The case of Italy [EB/OL]. Working Paper, 2012, http://www.igier.unibocconi.it, 2012.

[43] Pitacco Ermanno, Denuit Michel, Haberman Steven. Modelling longevity dynamics for pensions and annuity business [M]. O. University Press, 2009: 268 – 270.

[44] Fong Joelle H. Y., Mitchell Olivia S., and Koh Benedict S. K.. Longevity risk management in Singapore's national pension system [J]. Journal of Risk and Insurance, 2011, 78 (4): 961 – 982.

[45] Forfar D., Mcgutcheon J. and Wilkie A. On graduation by mathematical formula [J]. Journal of Institute of Actuaries, 1988, 115: 1 – 149.

[46] Forfar D. O. and Smith D. M. The changing shape of English Life Tables [J]. Transactions of the Faculty of Actuaries, 1988, 40: 98 – 134.

[47] Gatzert N., Wesker. H. Mortality risk and its effect on shortfall and risk management in life insurance [J]. Journal of Risk and Insurance, 2012.

[48] Giacometti R., Bertocchi M., Rachev Svetlozar T. and Fabozzi F. J. A comparison of the Lec-Carter Model and AR-ARCH model for forecasting mortality rates [J]. Insurance: Mathematics and Economics, 2012, 50: 85 – 93.

[49] Guy C., David E., Amit S. and Paul H. q-Forwards: Derivatives for transferring longevity and mortality risk [J]. JP Morgan Pension Advisory Group, 2007.

[50] Coughlan G., Epstein D., Ong A., et al. Lifemetrics: A toolkit formeasuring and managing longevity and mortality risks [J]. Technical Document, 2007, 1 (1).

[51] Milevxky M. A. Promislow S. D., Young V. R. Killing the law of large numbers: Mortality risk premiums and the sharpe ratio [J].

Journal of Risk and Insurance, 2006, 73 (4).

[52] Hainaut D. and Devolder P. Mortality modeling with levy processes [J]. Insurance: Mathematics and Economics, 2008, 42: 409 – 418.

[53] Hainaut D. Multidimensional Lee-Carter model with switching mortality process [J]. Insurance: Mathematics and Economics, 2012, 50: 236 – 246.

[54] Helligman L. and Pollard J. The age pattern of mortality [J]. Journal of the Institute of Actuaries, 1980, 107: 49 – 75.

[55] Huang J., Yang S., Wang J. and Tsai J. T. The optimal product mix for hedging longevity risk in life insurance companies [J]. The Third International Longevity Risk and Capital Market Solutions Symposium, 2007.

[56] Hyndman R. J. and Ullah M. S. Robust forecasting of mortality and fertility rates: A functional data approach [J]. Computational Statistics & Data Analysis, 2007, 51: 4942 – 4956.

[57] Impavido Gregorio. Stress tests for defined benefit pension plans: A primer [R]. IMF Working Paper 11/29 (Washington: International Monetary Fund), 2011.

[58] International Monetary Fund. Global Financial Stability Report: The Quest for Lasting Stability [J]. April 2012.

[59] Clements B. J., Coady D., Eich F., et al. The Challenge of Public Pension Reform in Advanced and Emerging Economies [M]. International Monetary Fund, 2013.

[60] Jackson R., Howe N. and Peter T. Balancing tradition and modernity: The future of retirement in East Asia [M]. Washington D. C.: Centre for Strategic and International Studies (CSIS), 2012.

[61] Wang Jennifer L., Huang H. C., Yang Sharon S. and Tsai Jeffrey T. An optimal product mix for hedging longevity risk in life insurance company: The immunization theory approach [J]. Journal of Risk

and Insurance, 2010, 77: 473 - 497.

[62] Siu-Huang Li J., Cheuk-Yin Ng. A. Canonical valuation of mortality-linked securities [J]. Journal of Risk and Insurance, 2011, 78 (4): 853 - 884.

[63] Chan K. C., Karolyi G. Andrew, Longstate Francis A., Sanders Anthony B. An empirical comparison of alternative models of the short-term interest rate [J]. The Journal of Finance, 1992, 47: 1209 - 1227.

[64] Kerry McMullan, Daniel Wolongiewicz, and Matt Singleton. A mature market: Building a capital market for longevity risk [J]. Sigma, 2012.

[65] Kim C. A way of hedging mortality risk in life insurance product development [J]. Annual Conference of the Asia-Pacific Risk and Insurance Association, 2007.

[66] Kim C. and Choi Y. Securitizations of longevity risk using percentile tranching [J]. Journal of Risk and Insurance, 2011, 78: 885 - 905.

[67] Kisser Michael, Kiff John, Oppers S. Erik, and Soto Mauricio. The impact of longevity improvements on U. S. corporate defined benefit pension plans [R]. IMF Working Paper (Washington: International Monetary Fund), 2012.

[68] Lee Ronald, and Carter Lawrence R. Modeling and forecasting U. S. mortality [J]. Journal of the American Statistical Association, 1992, 87: 659 - 671.

[69] Lee Ronald, and Mason Andrew. Some macroeconomic aspects of global population aging [J]. Demography, 2010, 47 (1): 151 - 172.

[70] Li S. H., and Chan W. S. The Lee-Carter Model for forecasting mortality, revisited [J]. North American Actuarial Journal, 2007, 11: 68 - 69.

[71] Li Johnny Siu-Hang, and Hardy Mary R. Measuring basis risk in lon-

gevity hedges [J] . North American Actuarial Journal, 2011, 15 (2): 177 –200.

[72] Liao H. H. , Yang S. S. , and Huang I. H. The design of securitization for longevity risk: Pricing under stochastic mortality model with tranche technique [C] . The APRIA Conference, Taipei, 2007.

[73] Lin Y. , and Cox S. H. Securitization of mortality risks in life annuities [J] . Journal of Risk and Insurance, 2005, 72: 227 –252.

[74] Lin Y. , and Cox S. H. Securitization of catastrophe mortality risks [J] . Insurance: Mathematics and Economics, 2008, 42: 628 –637.

[75] Linfoot A. Longevity risk financing—A Reinsurer's Perspective [J] . World Risk and Insurance Economics Congress, 25 – 29 July 2010, Singapore, http: //www. genevaassociation. com.

[76] Loeys J. , Panigirtzoglou N. and Ribeiro R. M. Longevity: A market in the Making [J] . J. P. Morgan Global Market Strategy, 2007.

[77] MacMinn R. , Brockett P. and Blake D. Longevity risk and capital markets [J] . Journal of Risk and Insurance, 2006, 73: 551 –557.

[78] McMullan K. , Wolongiewicz D. and Singleton M. A mature market: Building a capital market for longevity risk [J] . Swiss Re, 2012.

[79] Mao H. , Ostaszewski K. M. , Wang Y. Risk analysis of mortality improvement: The case of Chinese annuity markets [J] . The Geneva Papers on Risk and Insurance-Issues and Practice, 2008, 33 (2): 234 –249.

[80] Milevsky M. A. and Promislow S. D. Mortality derivatives and the option to annuities [J] . Insurance: Mathematics and Economics, 2001, 29: 299 –318.

[81] Milevsky M. A. , Promislow S. D. , and Young V. R. Financial valuation of mortality risk via the instantaneous sharpe ratio: Applications to pricing pure endowments [R] . Working Paper, Department of Mathematics, University of Michigan, 2005, http: //arxiv. org/abs/ 0705. 1302.

[82] Milevsky M. A. , Promislow S. D. and Young V. R. Killing the law of large numbers: Mortality risk premiums and the sharpe ratio [J]. Journal of Risk and Insurance, 2006, 73: 673 – 686.

[83] Miltersen K. R. and Persson S. A. Is mortality dead? Stochastic forward force of mortality determined by no arbitrage [R]. Working paper, University of Bergen, 2005.

[84] Nowman K. B. Gaussian estimation of single-factor continuous time models of the term structure of interest rates [J]. The Journal of Finance, 1997, 52 (4): 1695 – 1706.

[85] Olivia S. Mitehell, John Piggott, Miehael Sherris. Financial innovation for an aging world [EB/OL]. NBER Working Paper 12444. http: // www. nber. org/papers/w12444.

[86] Organization for Economic Cooperation and Development (OECD). Issues note on longevity and annuities—Policy suggestions for developing annuities markets [J]. The 76 session of the Insurance and Private Pensions Committee, Paris, 1 – 2 December, 2005.

[87] Organization for Economic Cooperation and Development (OECD). Pensions at a Glance 2011: Retirement Income Systems in OECD and G20 Countries [EB/OL]. http: //www. oecd-ilibrary. org/finance-and-investment/pensions-at-a-glance-2011_ pension_ glance-2011-en.

[88] Oullette N. Smoothing mortality data and summarizing recenttrends at older ages in low mortality countries [J]. Presented at the Institute Louis Bachelier Conference: Longevity, Modeling an Interdisciplinary Approach, 2011.

[89] Pitacco E. Survival models in a dynamic context: A survey [J]. Insurance: Mathematics and Economics, 2004, 35: 279 – 298.

[90] Pitacco E. , Denuit M. , Haberman S. and Olivieri A. Modeling longevity dynamics for pensions and annuity business [M]. Oxford University Press, Oxford, 2009.

[91] Plat R. On stochastic mortality modeling [J]. Insurance: Mathematicsand Economics, 2009, 45: 393 – 404.

[92] Pollard J. H. Projection of age-Specific mortality rates [J]. Population Bulletin of the United Nations, 1987 (21/22): 55 – 69.

[93] Poterba James. The impact of population aging and financial markets [R]. NBER Working Paper 10851 (Cambridge, Massachusetts: National Bureau of Economic Research), 2004.

[94] Renshaw A. E., Haberman S., and Hatzoupoulos P. The modeling of recent mortality trends in United Kingdom male assured lives [J]. British Actuarial Journal, 1996, 2: 229 – 277.

[95] Renshaw A. E., and Haberman S. Lee-Carter mortality forecasting with age specific enhancement [J]. Insurance: Mathematics and Economics, 2003, 33: 255 – 272.

[96] Richards Stephen and Gavin Jones. Financial aspects of longevity risk [J]. The Staple in Actuarial Society, 26 October, 2004.

[97] Richter Andreas, and Frederik Weber. Mortality-Indexed annuities: Managing longevity risk via product design [J]. Discussion Paper 2009 – 14 (University of Munich, Munich School of Management); also published in North American Actuarial Journal, 2009, 15 (2): 212 – 236.

[98] Samuel H. Cox, Yijia Lin. Natural hedging of life and annuity mortality risks [J]. North American Actuarial Journal, 2007, 11 (3): 1 – 15.

[99] Schrager D. F. Affine stochastic mortality [J]. Insurance: Mathematics and Economics, 2006, 38: 81 – 97.

[100] Scotti V. Annuities: A private solution to longevity risk [J]. Sigma, 2007, 3.

[101] Sithole T. Z., Haberman S. and Verrall R. J. An investigation into parametric models for mortality projections, with applications to immediate annuitants' and Life Office Pensioners' Data [J]. Insurance: Mathematics and Economics, 2000, 27: 285 – 312.

长寿风险及其管理的理论和实证分析

[102] Stallard E. Demographic issues in longevity risk analysis [J]. Journal of Risk and Insurance, 2006, 73: 575 – 609.

[103] Swiss Re. World insurance in 2010, Premiums back to growth—capital increases [J]. Sigma, 2011, 2.

[104] Tamm K. and Dr Milka Kirova. Longevity risk and protection for Canada [J]. Swiss Re, 2011.

[105] Thatcher A. The Long-term pattern of adult mortality and the highest attained age [J]. Journal of the Royal Statistical Society, 1999, 162: 5 – 43.

[106] Tuljapurkar S. and Boe C. Mortality change and forecasting: How much and how little do we know? [J]. North American Actuarial Journal, 1998, 2: 127 – 134.

[107] United Nations Department of Economic and Social Affairs Population Division. World Population Prospects: The 2010 Revision, Volume II: Demographic Profiles [J]. New York, 2011.

[108] United Nations. World Population Prospects: The 2012 Revision [J]. Department of Economic and Social Affairs, Population Division, CD-ROM Edition (New York: United Nations).

[109] Venter G. G. Premium implications of reinsurance without arbitrage [J]. ASTIN Bulletin, 1991, 21 (2): 223 – 230.

[110] Visco I. Longevity risk and financial markets [M] // Balling Gnan and Lieman eds. Money, Finance and Demography: The Consequences of Ageing. Suerf Colloquium Volume, 2006: 9 – 30.

[111] Visco I. Retirement saving and the payout phase: How to get there and how to get the most out of it [J]. OECD Journal Financial Market Trends, 2009, 1: 143 – 160.

[112] Wang J. L., Huang H. C., Yang S. S., et al. An optimal product mix for hedging longevity risk in life insurance companies: The immunization theory approach [J]. Journal of Risk and Insurance, 2010, 77 (2): 473 – 497.

［113］ Wang S. A class of distortion operations for pricing financial and insurance risks ［J］. Journal of Risk and Insurance, 2000, 67: 15 – 36.

［114］ Wang S. A universal framework for pricing financial and insurance risks ［J］. ASTIN Bulletin, 2002, 32: 213 – 234.

［115］ Wong-Fupuy C. and Haberman. Projecting mortality trends: Recent developments in the UK and US ［J］. North American Actuarial Journal, 2004, 2: 56 – 83.

［116］ Yaari M. E. Uncertain lifetime, life insurance, and the theory of the consumer ［J］. The Review of Economic Studies, 1965, 32 (2): 137 – 150.

［117］ Yang S. S., Yue C. J. and Huang H. C. Modeling longevity risk using a principal component approach: A comparison with existing stochastic mortality models ［J］. Insurance: Mathematics and Economics, 2010, 46: 254 – 270.

［118］ Young V. R. Pricing life insurance under stochastic mortality via the instantaneous sharpe ratio: Theorems and proofs ［J］. Insurance: Mathematics and Economics, 2008, 42: 691 – 703.

［119］ Zelenko Ivan. Longevity risk hedging and the stability of retirement systems: The chilean longevity bond case ［EB/OL］. World Bank Presentation given at the Seventh International Longevity Risk and Capital Markets Solutions Conference, September 8 – 9 (London: PensionsInstitute), 2011, http: //www. cass. city. ac. uk/_ data/ assets/pdf_ file/0017/113264/Pres_ Zelenko. pdf.

［120］ Zugic R., Jones G., et al. Longevity ［J］. CRO Forum 2010.